U0339207

The Hughston Clinic
Sports Medicine Field Manual

休士顿诊所运动医学
现场诊治手册

主　编　〔美〕柴帕·L.贝克
副主编　〔美〕弗雷德·弗朗德利
　　　　　　约翰·M.汉德森
主　译　徐卫东　陆　伟　陈世益
副主译　何　涛　朱伟民　贾震宇
主　审　张自杰

天津出版传媒集团

天津科技翻译出版有限公司

著作权合同登记号:图字:02－2015－159

图书在版编目(CIP)数据

休士顿诊所运动医学现场诊治手册/(美)柴帕·L.贝克(Champ L. Baker)主编;徐卫东等译.—天津:天津科技翻译出版有限公司,2017.1

书名原文:The Hughston Clinic Sports Medicine Field Manual

ISBN 978－7－5433－3636－0

Ⅰ.①休…　Ⅱ.①柴…　②徐…　Ⅲ.①运动医学－手册　Ⅳ.①R87－62

中国版本图书馆CIP数据核字(2016)第235339号

授权单位:The Hughston Foundation, Inc.
出　　版:天津科技翻译出版有限公司
出 版 人:刘 庆
地　　址:天津市南开区白堤路244号
邮政编码:300192
电　　话:(022)87894896
传　　真:(022)87895650
网　　址:www.tsttpc.com
印　　刷:天津市银博印刷集团有限公司
发　　行:全国新华书店
版本记录:635×940　32开本　13.5印张　300千字
2017年1月第1版　2017年1月第1次印刷
定价:88.00元

(如发现印装问题,可与出版社调换)

将我们的灵感和知识献给所有的运动员。

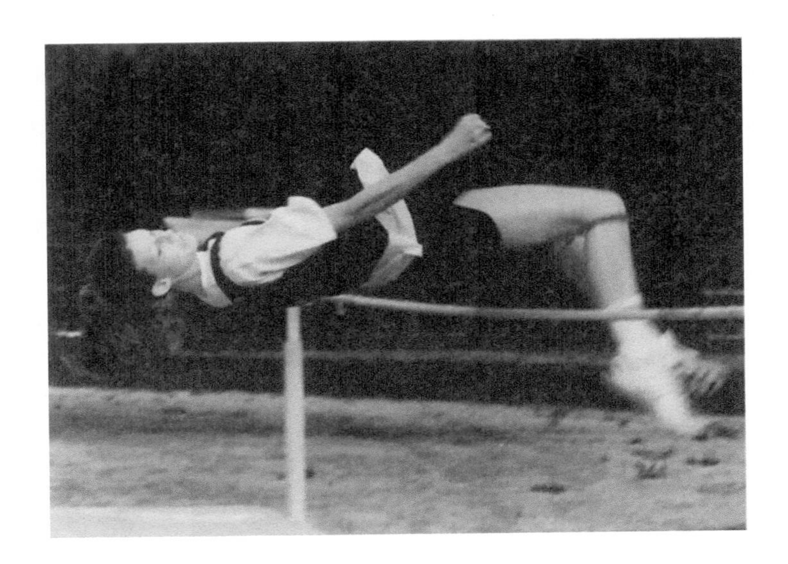

致　谢

我要感谢休士顿诊所的医生、研究人员和工作人员的贡献，他们的工作浓缩在了这本书里。我还要感谢杰克·休士顿博士，他对体育及运动医学的终身研究启迪了我们所有人。

在这本书的实际撰写中，我要感谢丹·费伯精细的工作，在他的努力下《休士顿诊所运动医学》(*The Hughston Clinic Sports Medicine Book*)浓缩成了这本简明的手册形式。他的写作成果得到了莱斯莉·耐施特的进一步编撰，以及帮助定义条目的范围，使之更有意义。

特别要提到的是威廉姆斯和威尔金斯的达琳·库克。数月之前当第一次讨论《休士顿诊所运动医学》书籍时，她就想到了这本手册。这种更小的、便于“场边”阅读版本的想法首先来源于她，我们很高兴能够使之付诸实现。同时，威廉姆斯和威尔金斯的沙龙·池纳也仔细指导了本书出版的过程。

特别要感谢卡罗尔·凯帕斯、朱迪·巴尔和尤尼·爱哈特，他们为本书提供的插图和照片几乎跟原图一样好。

柴帕·L.贝克

译者名单

主　译　徐卫东　陆　伟　陈世益

副主译　何　涛　朱伟民　贾震宇

主　审　张自杰

译　者　(按姓氏汉语拼音顺序排序)

陈　康　陈洁琳　陈世益　段　莉　冯文哲

顾洪生　何　涛　贾震宇　李　皓　李文翠

柳海峰　陆　伟　欧阳侃　彭亮权　王大平

徐卫东　张　睿　赵　喆　周文钰　朱伟民

编者名单

James R. Andrews, M.D.

Clinical Professor of Orthopaedics and Sports Medicine, University of Virginia Medical School, Charlottesville, Virginia

Clinical Professor, Department of Orthopaedic Surgery, University of Kentucky Medical Center, Lexington, Kentucky

Orthopaedic Surgeon, Alabama Sports Medicine and Orthopaedic Center, Birmingham, Alabama

Richard L. Angelo, M.D.

Assistant Clinical Professor of Orthopaedics, Team Physician, UW Huskies, University of Washington

Washington Orthopaedics and Sports Medicine, Kirkland, Washington

Michael J. Axe, M.D.

Co-Director, All Sports Clinic of Delaware, Newark, Delaware

Champ L. Baker, Jr., M.D.

The Hughston Clinic, P.C., Columbus, Georgia

Clinical Assistant Professor of Orthopaedics, Tulane University School of Medicine, New Orleans, Louisiana

Karl Lee Barkley II, M.D.

Family Practice, University Family Physicians, Charlotte, North Carolina

Team Physician, Davidson College, Davidson, North Carolina

Gene R. Barrett, M.D.

Mississippi Sports Medicine and Orthopaedic Center, Jackson, Mississippi

Major Kenneth B. Batts, D.O.

Director, Primary Care Sports Medicine, Family Practice Department, Tripler Army Medical Center, Honolulu, Hawaii

Paul W. Baumert, Jr., M.D.

Primary Care Sports Medicine, Kaiser Permanente, Overland Park, Kansas

Thomas N. Bernard, Jr., M.D.

Anderson, South Carolina

James L. Beskin, M.D.

Peachtree Orthopaedic Clinic, P.A., Atlanta, Georgia

Assistant Clinical Professor of Orthopaedics, Tulane University School of Medicine, New Orleans, Louisiana

Kenneth M. Bielak, M.D.
Assistant Professor, Department of Family Medicine, Graduate School of Medicine, University of Tennessee Medical Center at Knoxville, Knoxville, Tennessee

Turner A. Blackburn, Jr., P.T., A.T.,C., M.Ed.
Cofounder and Director, Berkshire Institute of Orthopedic and Sports Physical Therapy, Inc., Wyomissing, Pennsylvania
Adjunct Assistant Professor, Physical Therapy Program, University of Miami School of Medicine, Miami, Florida

James R. Bocell, Jr., M.D.
Clinical Professor, Department of Orthopaedic Surgery, Baylor College of Medicine, Houston, Texas

Thomas A. Boers, P.T., M.T.
Rehabilitation Services of Columbus, Columbus, Georgia

Mark R. Brinker, M.D.
Director of Orthopaedic Research, Department of Orthopaedic Surgery, University of Texas Medical School at Houston, Houston, Texas

Andrew A. Brooks, M.D.
Cedars-Sinai Medical Towers, Los Angeles, California

Douglas G. Browning, M.D., A.T.,C.
Assistant Professor in Family Medicine and Associate in Surgical Sciences-Orthopedics/Sports Medicine, Bowman Gray School of Medicine of Wake Forest University
Associate Team Physician, Wake Forest University, Winston-Salem, North Carolina

Michael E. Brunet, M.D.
Professor of Orthopaedic Surgery, Tulane University School of Medicine, New Orleans, Louisiana

Robert R. Burger, M.D.
Associate Director, Queen City Sports Medicine
Team Physician, Xavier University, The College of Mt. St. Joseph, Wilmington College
Volunteer Clinical Instructor, Department of Orthopaedic Surgery, University of Cincinnati, Cincinnati, Ohio

J. Kenneth Burkus, M.D.
The Hughston Clinic, P.C., Columbus, Georgia

Peter D. Candelora, M.D.
Consulting Staff, Shriners Hospital, Tampa, Florida

Chairman, Department of Surgery, Northbay Hospital, New Port Richey, Florida

William G. Carson, Jr., M.D.
Clinical Assistant Professor of Orthopaedic Surgery, University of South Florida College of Medicine, Tampa, Florida

Peter M. Cimino, M.D.
Omaha Orthopedic Clinic & Sports Medicine, P.C., Omaha, Nebraska

Massimo Cipolla, M.D.
Clinica Valle Giulia, Rome, Italy

Clark H. Cobb, M.D.
Faculty, Family Practice Residency Program, Co-Director, Primary Care Sports Medicine, Martin Army Hospital, Fort Benning, Georgia
Clinical Associate Professor of Family Practice, Uniformed Services University of the Health Sciences, Bethesda, Maryland

Mervyn J. Cross, MB., BS., M.D., F.R.A.C.S., F.A.Ortho A.
Crows Nest, New South Wales, Australia

Walton W. Curl, M.D.
Associate Professor of Orthopaedic Surgery, Bowman Gray School of Medicine of Wake Forest University
Director of Wake Forest University Sports Medicine Unit, Winston-Salem, North Carolina

Kenneth E. DeHaven, M.D.
Professor and Associate Chairman, Department of Orthopaedics, Director of Athletic Medicine, University of Rochester School of Medicine and Dentistry, Rochester, New York

R. Todd Dombroski, D.O.
Director of Primary Care Sports Medicine, Madigan Army Medical Center, Fort Lewis, Washington

Scott Dye, M.D.
Assistant Clinical Professor of Orthopaedic Surgery, University of California San Francisco, San Francisco, California

William Etchison, M.S.
Director of Industrial Relations and Wellness, Hughston Sports Medicine Foundation, Inc., Columbus, Georgia

Fred Flandry, M.D., F.A.C.S.
The Hughston Clinic, P.C.
Chairman, Department of Surgery, and Chief, Section of Orthopaedic Surgery, The Medical Center Hospital, Columbus, Georgia

Clinical Associate Professor, Department of Orthopaedic Surgery, Tulane University School of Medicine, New Orleans, Louisiana
Adjunct Assistant Professor in Small Animal Surgery and Medicine, College of Veterinary Medicine, Auburn University, Auburn, Alabama

Robert S. Franco, M.D.
First Coast Medical Group
Medical Director, Riverside Hospital Sports Medicine Program
Chairman, Riverside Orthopaedic Foundation, Jacksonville, Florida

Vittorio Franco, M.D.
Clinica Valle Giulia, Rome, Italy

Hugh A. Frederick, M.D.
Associate Attending Physician, Orthopaedic Surgery, Baylor University Medical Center, Dallas, Texas

Gerard T. Gabel, M.D.
Assistant Professor, Department of Orthopaedic Surgery, Baylor College of Medicine, Houston, Texas

Angelo Galante, M.D.
Staff Physician, Athleticare and Health Care Plan
Team Physician, Buffalo Blizzard, Buffalo Stampede, and Canisius College Ice Hockey, Buffalo, New York

Sandra Gibney, M.D.
Family Practice Resident, Medical Center of Delaware, Newark, Delaware

Joe Gieck, Ed.D., A.T.,C., P.T.
Head Athletic Trainer, Professor, Curry School of Education
Associate Professor, Orthopaedics/Rehabilitation, University of Virginia, Charlottesville, Virginia

John M. Graham, Jr., M.D.
Orthopaedic Surgeon, Charleston Orthopaedics, P.A.
Team Physician, College of Charleston
Clinical Instructor, Medical University of South Carolina, Charleston, South Carolina

Brian Halpern, M.D.
Medical Director/Chairman of the Board, Sports Medicine, New Jersey
Assistant Attending Physician, Sports Medicine Department, Hospital for Special Surgery
Assistant Attending Physician, New York Hospital, Cornell Medical Center, New York, New York

Clinical Assistant Professor, Sports Medicine, Robert Wood Johnson Medical School, University of Medicine and Dentistry of New Jersey, New Brunswick, New Jersey

James R. Harris, M.D.
Azalea Orthopedic and Sports Medicine Clinic, Tyler, Texas

David Harsha, M.D.
The Sports Medicine Institute of Indiana, Indiana Surgery Center, Indianapolis, Indiana

Jon M. Hay, M.Ed., A.T., C.
Head Athletic Trainer, Georgia Southwestern College, Americus, Georgia

John M. Henderson, D.O.
Director, Primary Care Sports Medicine, The Hughston Clinic, P.C., Columbus, Georgia

Jack H. Henry, M.D.
Clinical Professor of Orthopaedic Surgery, Columbia Presbyterian Medical Center, New York, New York

David L. Higgins, M.D.
Assistant Clinical Professor, Georgetown University School of Medicine, Washington, D.C.
Assistant Professor, Uniformed Services University of the Health Sciences, Bethesda, Maryland

Anne Hollister, M.D.
Adult Neuro Trauma Division, Rancho Los Amigos Medical Center, Downey, California

Kenny Howard, A.T.,C.
The Hughston Clinic, P.C., Auburn, Alabama

Tanya L. Hrabal, M.D.
Emergency Room Physician, Jacksonville, Florida

Jack C. Hughston, M.D.
Chairman of the Board, The Hughston Clinic, P.C., Columbus, Georgia
Professor Emeritus, Tulane University School of Medicine, New Orleans, Louisiana

Stephen C. Hunter, M.D.
The Hughston Clinic, P.C., Columbus, Georgia

Mary Lloyd Ireland, M.D.
Assistant Professor, College of Medicine (Orthopaedics), Department of Family Practice, Orthopaedic Consultant to Sports Teams, University of Kentucky

Director, Kentucky Sports Medicine Clinic, Lexington, Kentucky
Orthopaedic Consultant to Sports Teams, Eastern Kentucky University, Richmond, Kentucky

Joseph G. Jacko, M.D.
Southwest Orthopedic Institute, Dallas, Texas

Kurt E. Jacobson, M.D., F.A.C.S.
The Hughston Clinic, P.C., Columbus, Georgia

William D. Jones, P.T., C.S.C.S.
Human Performance and Rehabilitation Center, Columbus, Georgia

David M. Kahler, M.D.
Assistant Professor, Department of Orthopaedic Surgery, University of Virginia, Charlottesville, Virginia

Lee A. Kelley, M.D.
Peachtree Orthopaedic Clinic, P.A., Atlanta, Georgia

Gary Keogh, M.D., M.R.C.G.P., D.A., M.L.C.O.M., M.R.O.
Pennington, New Jersey

David B. Keyes, M.D.
Clinical Assistant Professor of Orthopaedic Surgery, University of Miami
Active Staff, Baptist Hospital of Miami
Courtesy Staff, South Miami Hospital, Miami, Florida

Bernard G. Kirol, M.D.
Nalle Clinic, Charlotte, North Carolina

Daniel R. Kraeger, D.O., A.T.,C.
Medical Director, Southern Wisconsin Sports Medicine Center
Medical Director, Mercy Sports Medicine Center, Janesville, Wisconsin

Robert E. Leach, M.D.
Professor of Orthopaedic Surgery, Boston University Medical School
Editor, American Journal of Sports Medicine, Boston, Massachusetts

Mark J. Leski, M.D.
Associate Professor of Family Practice, Director of Sports Medicine, Department of Family and Preventative Medicine, University of South Carolina, Columbia, South Carolina

Steven D. Levin, M.D.
Midwest Sports Medicine and Orthopaedic Surgery, Elk Grove Village, Illinois

Stephen H. Liu, M.D.
Assistant Professor, Department of Orthopaedic Surgery, University of California Los Angeles School of Medicine
Team Physician, UCLA Athletics, Los Angeles, California

Rene K. Marti, M.D.
Professor and Chairman, Orthopaedic Department, University of Amsterdam, Amsterdam, Netherlands
Chief Consultant, Klinik Gut, St. Moritz, Switzerland

David F. Martin, M.D.
Assistant Professor of Orthopaedic Surgery, Bowman Gray School of Medicine of Wake Forest University
Wake Forest University Sports Medicine Unit
Team Physician, Guilford College, Winston-Salem, North Carolina

Joseph A. Martino, M.D.
Cumming, Georgia

George M. McCluskey, Jr., L.A.T., PT
Rehabilitation Services of Columbus, Inc., Columbus, Georgia

George M. McCluskey III, M.D.
The Hughston Clinic, P.C., Columbus, Georgia
Clinical Assistant Professor, Department of Orthopaedic Surgery, Tulane University School of Medicine, New Orleans, Louisiana

Leland C. McCluskey, M.D.
The Hughston Clinic, P.C., Columbus, Georgia

Frank C. McCue III, M.D.
Alfred R. Shands Professor of Orthopaedic Surgery and Plastic Surgery of the Hand
Director, Division of Sports Medicine and Hand Surgery
Team Physician, Department of Athletics, University of Virginia, Charlottesville, Virginia

Craig C. McKirgan, D.O.
Orthopaedic Surgeon, Center for Orthopaedics and Sports Medicine
Team Orthopaedic Surgeon, Indiana University of Pennsylvania, Indiana, Pennsylvania

Thomas K. Miller, M.D.
Clinical Assistant Professor of Orthopaedic Surgery, University of Virginia, Roanoke Program
Roanoke Orthopaedic Center, Roanoke, Virginia

Michael A. Oberlander, M.D.
Coastal Orthopaedic and Sports Specialists
Director, Sports Medicine, Health and Fitness Institute, Concord,

California

Dianne Bazor Olszak, P.T.
Birmingham, Alabama

Arnold R. Penix, M.D.
Cincinnati, Ohio

William W. Peterson, M.D.
Memorial Clinic, Olympia, Washington

Robert M. Poole, M.Ed., P.T., A.T.,C.
Director, Human Performance and Rehabilitation Center, Inc., Atlanta, Georgia
Clinical Professor of Physical Therapy, North Georgia College, Dahlonega, Georgia

Julie A. Pryde, M.S., P.T., A.T.,C.
Coordinator, Health and Fitness Institute, Center for Sports Medicine
Instructor, Department of Physical Therapy, Samuel Merritt College
Consultant, Intercollegiate Athletics, Saint Mary's College of California, Walnut Creek, California

Giancarlo Puddu, M.D.
Professor of Orthopaedics, University of Roma "La Sapienza," Rome, Italy

Reynold L. Rimoldi, M.D.
Las Vegas, Nevada

Lawrence D. Rink, M.D., F.A.C.C.
Clinical Professor of Medicine, Indiana University School of Medicine, Bloomington, Indiana

Lucien M. Rouse, Jr., M.D.
Assistant Professor, Department of Orthopaedics, Section of Athletic Medicine, University of Rochester School of Medicine and Dentistry, Rochester, New York

Carlton G. Savory, M.D.
The Hughston Clinic, P.C., Columbus, Georgia

Todd A. Schmidt, M.D., F.A.C.S.
The Hughston Clinic, P.C., Atlanta, Georgia

Alberto Selvanetti, M.D.
Clinica Valle Giulia, Rome, Italy

Robert M. Shalvoy, M.D.
Clinical Instructor in Orthopaedic Surgery, Brown University Program in Medicine

Director, Ortho Sports New England, Providence, Rhode Island

Herbert L. Silver, P.T., E.C.S.
Physical Therapist, Human Performance and Rehabilitation Center, Inc., Atlanta, Georgia
Clinical Faculty, Department of Physical Therapy, North Georgia College, Dahlonega, Georgia

Patricia L. Skaggs, M.D.
The Hughston Clinic, P.C., Auburn, Alabama

Robert S. Skerker, M.D.
The Rehabilitation Institute, Morristown Memorial Hospital, Morristown, New Jersey

Patrick A. Smith, M.D.
Team Physician, University of Missouri
Clinical Assistant Professor of Surgery, University of Missouri School of Medicine, Columbia, Missouri

Robert O'Neil Snoddy, Jr., M.D.
Suwanee, Georgia

Tarek O. Souryal, M.D.
Director, Texas Sports Medicine Group, Dallas, Texas

Gregory W. Stewart, M.D.
Assistant Professor, Section of Physical Medicine and Rehabilitatior Louisiana State University School of Medicine
Clinical Assistant Professor, Department of Orthopaedics, Tulane University, New Orleans, Louisiana

Laura Stokes, M.S.
Columbus, Georgia

Timothy B. Sutherland, M.D.
Alabama Sports Medicine and Orthopaedic Center, Birmingham, Alabama

William R. Sutton, M.D.
Wilmington, North Carolina

Suzanne Tanner, M.D.
Assistant Professor, Department of Orthopaedics and Pediatrics, University of Colorado Health Services Center, Denver, Colorado

Nancy J. Thompson, M.P.H., Ph.D.
Assistant Professor of Behavioral Science and Epidemiology, Rollins School of Public Health, Emory University, Atlanta, Georgia

Paula R. Tisdale, O.T.R.
Staff Therapist, Sundance Rehabilitation Center, Columbus, Georgia

David Tremaine, M.D.
Director, Foot and Ankle Center at Anderson Clinic, Arlington, Virginia
Clinical Assistant Professor of Surgery, Uniformed Services University of the Health Sciences, Bethesda, Maryland

Hugh S. Tullos, M.D.
Baylor College of Medicine, Houston, Texas

John Turba, M.D.
President, Queen City Sports Medicine and Rehabilitation, Cincinnati, Ohio

Tim L. Uhl, P.T.
Director of Physical Therapy, The Human Performance and Rehabilitation Center, Columbus, Georgia
Adjunct Instructor of Clinical Physical Therapy, University of South Alabama, Mobile, Alabama

John Uribe, M.D.
Associate Professor, Chief, Sports Medicine Division, Department of Orthopaedics, University of Miami, Miami, Florida

Niek van Dijk, M.D.
University of Amsterdam, Amsterdam, Netherlands

J. William Van Manen, M.D.
Richmond, Virginia

Geoffrey Vaupel, M.D.
Medical Director, Institute for Sports Medicine, Davies Medical Center, San Francisco, California

W. Michael Walsh, M.D.
Clinical Associate Professor of Orthopaedic Surgery, University of Nebraska College of Medicine
Adjunct Graduate Associate Professor, School of Health, Physical Education and Recreation, Team Orthopaedist for all sports, University of Nebraska–Omaha, Omaha, Nebraska

Keith Webster, M.A., A.T.,C.
Director of Sports Relations, Hughston Sports Medicine Foundation, Inc., Columbus, Georgia

Steven H. Weeden, B.A.
Medical Student, University of Texas Medical School at Houston, Houston, Texas

Barry L. White, P.T., M.S., E.C.S., R.E.P.T.
Physical Therapist, Clinical Electrophysiologic Specialist,
Rehabilitation Services of Columbus, Columbus, Georgia

Franklin D. Wilson, M.D.
The Sports Medicine Institute of Indiana
Community Hospitals of Indianapolis Inc.
Assistant Professor of Orthopaedics, Indiana University Medical Center, Indianapolis, Indiana
Neutral Team Physician, National Football League

中译本序言

运动医学是一门体育与医学相融合的学科，主要研究与体育运动有关的医学问题，旨在提高运动损伤的预防、治疗和康复水平，从而提升训练水平和运动成绩。21世纪以来，随着国内经济和社会的持续快速发展，我国的体育发展水平迅速提高，同时国民对体育健身运动的参与度也越来越高。自国务院正式颁布《全民健身计划纲要》以来，我国已拥有世界上最庞大的体育运动参与群体。但是目前国内运动医学的发展与国外还存在相当大的差距，因此其已成为新时期国家着眼重点发展的学科。

正如本书主编贝克博士所言，运动医学的核心是深入赛场，而非实验室。正是出于这样的考虑，《休士顿诊所运动医学现场诊治手册》应运而生。作为著名的休士顿诊所运动医学系列书籍中的精华，该书涵盖了赛场中有关赛前准备、常见运动伤诊治、并发症处理及康复等各方面的知识，是一本能够切实让所有从事运动赛事相关人员都从中获益的好书。

本书的主译徐卫东教授、陆伟教授、陈世益教授以及其他参译人员均是长期从事运动医学和相关学科的临床专家。其中，徐卫东教授是中华医学会运动医疗分会常委，上海市医学会运动医疗分会候任主任委员，上海体育大学人体运动科学院的博士生导师，同时也是上海市体育运动局特聘的医疗专家，常年为国家和地方的许多运动员、部队官兵诊治伤病，使他们得以重返赛场和训练场，再创佳绩。因此，全体译者具有运动医学领域的丰富经验，将能充分保证本书的翻译质量。

我认为,不断学习世界上最先进的经验和理念,是年轻医生得以在运动医学领域迅速成长的必经之路。衷心希望本书能够给予广大从事运动医学工作的青年医生一些启发,从中有所收获,不断发展和壮大我们的运动医学学术队伍,使我国的运动医学水平逐步走向世界前列。中国是体育大国和体育强国,但我们的运动医学发展仍与世界先进水平存在较大差距。作为医学工作者,我们必须加倍努力为我国的运动医学事业贡献毕生精力。

中华医学会运动医疗分会主任委员

中译本前言

最近,中华医学会运动医疗分会受国家卫生计生委医政医管局的委托,组织全国的相关专家起草《二、三级医院运动医学学科建设与管理指南》和《运动医学医师培训大纲》等规范性文件,进一步落实国务院有关大力发展运动医学、提高国民身体素质的精神,为我国运动医学的加快发展,带来了崭新的机遇和挑战。

我国的运动医学事业虽然从历史上可追溯到几千年以前,但是现代运动医学事业的发展仅仅有40年左右的历史。特别是近20年,运动医学事业有了突飞猛进的发展,已经成为我国医学发展的重点方向之一。

但是,运动医学领域的专著数量相对其他学科而言,应该说还是比较少的。本书由美国休士顿诊所的著名运动医学专家柴帕·L.贝克博士主编,由100多位各类运动医学和体育相关的专家共同撰写,内容全面深入,叙述简洁明了,读来通俗易懂。本书第一版发行于1996年,至今20年仍畅销不衰。我们希望通过翻译这本世界上最经典的运动医学著作,将其精华介绍给国内从事运动医学的同道,以提高国内的运动医学诊治水平和现场救治能力。希望本书能够对从事运动医学专业的同仁们,特别是从事运动医学学科研究的年轻学者们有所帮助。

本书的翻译出版得到了主编柴帕·L.贝克博士的大力支持,尤其是休士顿诊所张自杰博士的大力帮助。他们力图将休士顿诊所在运动医学领域多年的临床技巧和成功经验介绍给中国读者,对于他们的真诚帮助我们深表敬意和感谢。

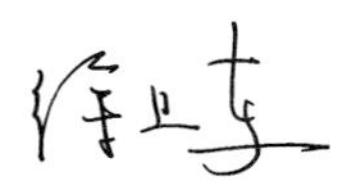

中国人民解放军第二军医大学附属长海医院

前言

真正的运动医学展示才华的地方是在赛场边或更衣室里，而不是在实验室里。科学研究是运动损伤诊疗的一个部分，不过在运动医学的领域中，实验室是在赛场上。这本书基于休士顿诊所的研究成果和经验，以期指导运动医学医务人员的工作。

运动医学涵盖了运动员的全面诊治及康复过程，本书试图帮助运动医学专业的人员积极投身于运动损伤和疾病的治疗。本书用简明的形式提供了基本的知识，帮助诊断是否受伤或患病，并制订了大部分运动员常见问题的治疗方案。通过阅读本书，你可以学会如何与运动员及其父母讨论诊断、预后及治疗方法，以便使他们在最短时间内安全地恢复运动。

为了补充本书的知识，读者可以阅读《休士顿诊所运动医学》，它们包括了相同的专题，但是更详尽，也包括其他运动员医护人员感兴趣的专题。

柴帕·L.贝克

目　录

第1章

综述

队医提供的服务涵盖职业性、高校、中学及娱乐性运动,也包括特殊运动员的比赛。有组织的专业队医往往和比赛团队签订合同,并关心运动队每名队员的情况。在休闲性运动中,医生可以成为一名感兴趣的观众或给予支持的家长。由于特殊运动队员受健康影响风险较高,所以比赛主办方通常会要求医生全程参与比赛。

运动医学团队

1. 有合同的队医、其他医生、运动教练和治疗师。

2. 运动教练在医生和治疗师的支持下带领运动队,在队医的指导和监督下工作,并要拓展医生的服务范围。

损伤综合护理计划

在共同工作中,这些专业人士制订了全面的损伤护理计划,包括以下内容:

1. 伤害预防计划,以减少潜在的问题(例如,确保比赛场地安全,教导运动员正确的适应性训练,采取适当的预防措施以防止可能致命的中暑等)。

2. 合理、准确地评估损伤的类型和严重程度。

3. 适当的急救,包括应急预案和损伤治疗。

4. 确定运动员是否以及何时能够重返赛场。

5. 当提示需要专业诊疗时,要通过医疗专家网络或职业健康联盟转送受伤的运动员。

6. 通过有效的康复方案尽快恢复运动员比赛,并把再损伤的风险降至最低。

7. 教育和咨询(例如,有关健康问题的研讨会)。

医疗设备

运动教练的首要责任是把大多数的医疗设备带到赛场。教练的工具包包括修理设备用的备件、治疗轻伤及满足应急需求的设备(表1-1)。

表1-1 队医在运动比赛时手边应备的物品

胶带(各种尺寸和类型的胶带、胶带垫片、胶带粘片、胶带去除器等)
剪刀
伤口包扎包
创可贴(各种尺寸)
纱布棉垫(无菌)和纱布卷
弹性绷带(各种尺寸)
手套(无菌和非无菌)
吊带
拐杖
塑料冰袋(确保冰随时可用)
冷疗器
夹板
压舌板(无菌和非无菌)
咬合棒
止血钳
笔形电筒

(待续)

(续表)

耳镜/检眼镜
缝合包,包括消毒剂(乙醇、聚维酮碘等)、局部麻醉剂、注射器和各种型号的针(针头、注射器和麻醉剂,必须确保放在医生工具包里安全的地方)
温度计
手术刀柄和刀片
戴隐形眼镜需要的洗眼液和生理盐水
小镜子
牙科包
抗生素软膏和粉
过氧化氢
涂药棉签(无菌)
眼罩
加压袖带(压力带、弹力带等)
蜂蜇包,包括肾上腺素注射器
纸袋(用于过度通气)
衬垫(各种尺寸,用于训练或竞技中防止伤害)
从橄榄球头盔取下面罩的设备(例如,断线钳、"教练的天使"等)
急症信息表(每名运动员都需要)
信息卡,包涵了应急预案的信息:救护电话的位置、可用的911服务、可用的救护车服务、可达赛场的救护车等。
急救设备:心肺复苏需要的面罩及保持气道通畅的设备、听诊器、血压计
急救设备(可以和当地救护服务相结合):脊椎板、担架、沙袋、硬颈托、氧气

注:该清单并没有包括全部。为了满足特定需求,可以增加或减少一些项目。如生物医学废弃物容器和用于防止血源性病原体传播的消毒液等项目可以自行决定。数量的多少根据运动比赛参加的人数来确定。一定要确保应急设备有专人负责。应检查处理足球运动员头部或颈部损伤的程序。

队医可以检查库存,并建议教练的工具包中应该准备的设备,提供用于检查和治疗竞技过程中可能出现的紧急情况所需的其他物品。这些项目中可以包括诊断仪器和在紧急情况下的生命急救设备。

如果体育赛事中有救护车,运动医学团队可能不需要提供所有的急救设备。在场边训练有素以及装备良好的救护人员,能大大提高运动医学团队的能力。

比赛之前,运动医学团队要确认场地和通信服务的通畅性(如手机或有线电话、广播等),以便根据需要获得更多的支持。

与比赛相关的要求

在赛场上,教练是运动医学团队的主要成员。任何人身伤害等问题首先由教练进行检查,多数情况下教练能自行处理,并会根据需要要求医生的帮助。医生在处理损伤时,会与教练紧密合作,充分发挥他们各自的优势,为受伤的运动员提供最佳的初期治疗。

在大多数情况下,由运动队的医生检查和处理赛场上的常规外伤,进行分流,并控制关键问题。一名受伤的球员是否能重返赛场,取决于损伤对球员以后的影响和进一步损伤的可能性。

严重的伤害可能需要医生在比赛现场即刻解决危及生命和肢体的问题,如急性中暑、神经系统突发事件中的头部和脊椎损伤、严重的骨科损伤、心脏和肺功能窘迫。由于这些情况罕见,所以队医需要知道附近哪里有合适的医院和急诊室。

中学的要求

综合的运动医学团队对于任何中学体育项目都是必需的,且符合学生运动员的最大利益。虽然中学和娱乐性运动组织一般没有复杂的运动医学团队,但是他们仍然可以通过医生志愿者和教练的密切配合来有效解决医疗问题。

每所中学都应该有一个详细的规划,为受伤的学生运动员提供最佳的护理。理想的方案包括一名专职教练作为现场指导,并与有资质的医生团队紧密合作,同时应得到学校管理方和家长的全力支持。

中学项目的关键人员

参与建立、运行和检查综合运动医学计划的关键人员包括:

1. 学校管理人员,必须承诺在学生参加竞技体育和课外活动时提供最好的医疗服务。

2. 父母和运动促进俱乐部的成员,他们往往是学校建立运动医学计划的推动力,也是为获得必要的设施、装备和设备而筹集资金的重要来源。

3. 队医(由学校行政部门甄选),提供医务护理和监督,应当充分了解有关的特殊要求和运动医学的现行要求。

4. 每天在"一线"工作的现场指导者,是比赛成功的关键,主要对学校负责,在多数情况下要与队医密切合作,现场指导应该是一名全职的、符合国家资质的教练。

现场指导的职责

1. 与学校管理人员共同制订政策和程序。
2. 组织运动前体检。
3. 协调诊疗的范围。
4. 准确记录损伤和治疗。
5. 督促医生对受伤运动员的最新状况做出判断。
6. 保证供应和库存在预算范围内运作。
7. 与医生更新和修改要求。

(何涛 徐卫东　译)

第 2 章

运动员赛前检查

运动前的初步筛选和检查

1. 符合参与运动的法律和保险要求。
2. 确定运动员的一般健康状况。
3. 评估运动员的生理功能水平。
4. 评估参与者的生理成熟度。
5. 明确限制或禁忌参赛的要求。
6. 检查可能诱发损伤的情况,要求针对这些损伤进行康复。
7. 根据基本要求确定受伤的运动员何时可以恢复运动。
8. 提供健康教育的机会。

法律规定

法律规定依据不同地区和不同竞技水平而有所不同:

1. 检查频率通常有明确规定,通常是每年一次。
2. 具体形式可以根据情况而定,标准的形式尚需确定。
3. 可以划定不能参与运动的标准。
4. 运动员的父母参与医疗急救可能需要授权。
5. 确定执行检查的卫生保健提供者。

6. 未成年人检查必须经家长同意。

对于参与运动的调查结果和建议应仔细记录。然而,医生对于参加运动的建议不是最终决定。最终的决定权在运动员或运动员的父母。

检查的要求

1. 理想的情况下,在赛季的几个星期前开始安排检查,以便改进检查的状况或进行康复。

2. 可以单独,或者以办公系统、组队或工作站的形式进行检查。

3. 办公系统检查

(1)优点:除了符合参赛要求外,比较隐秘,病史更容易采集,能拉近检查者和运动员的关系,以及能对运动员做更全面的医疗保健。

(2)缺点:费用较高,需要更多的时间,而对于提供者的要求更多。

4. 组队或工作站的形式

(1)时间效率非常高,可显著降低成本。

(2)允许教练、训练员和其他运动人员参与。

(3)客观,需要大量的协调工作。

病史

检查过程中最重要的部分是询问病史(表 2－1),应收集运动员父母的相关信息。运动员被问及的内容包括:

1. 一般健康、内科疾病、药物治疗、过敏、免疫接种、手术史以及住院情况。

2. 个人和心血管疾病家族史(如劳力性晕厥、胸痛、气短)。

3. 肌肉骨骼的损伤史及其现状。

4. 神经损伤史(特别是任何导致脑震荡的伤害)。

5. 中暑或冻伤史。

6. 月经史和女运动员可能怀孕的情况。

表2－1 田径体检的病史问题

患病
你目前因患病在就诊吗？
你是否曾经有过：
哮喘或呼吸急促？
过敏？
支气管炎？
癫痫病？
肝炎？
单核细胞增多？
糖尿病？
中暑或抽筋？
贫血？
疝气？
过高或过低的血压？
溃疡？
过度出血的倾向？
镰状细胞疾病或性状？（只有黑人）
你容易疲倦吗？
你曾经有过胸痛或呼吸困难，或训练时出现症状吗？
你有经常或反复背痛或酸胀吗？
你有经常或反复头痛吗？
你是否曾经被告知有心脏杂音、心律失常或任何心脏疾病？
你是否曾经晕倒（无意识的）？
你的任何家庭成员有过“心脏病发作”“心脏疾病”或50岁前死亡吗？
你戴眼镜或隐形眼镜吗？
你的一只眼睛是失明或弱视吗？
你是否有听力问题？
你是否有义齿或部分义齿？
你是否抽烟或嚼烟？
男：你有过鞘膜积液吗？
你是否缺少一个睾丸？

（待续）

（续表）

女:你有怀孕史吗?

你有没有月经失调?

药物

你正在服用药物吗?

你对药物过敏吗?

损伤

你有过脑震荡、癫痫或抽搐吗?

你有没有损伤过以下部位:

颈部?

鼻子?

喉咙?

眼睛或耳朵?

头部、手臂或肩膀?

膝、踝或腿部?

胸部或背部?

腹部或胃部?

手术

你做过任何外科手术或操作吗?

你是否缺少任何器官(眼、肾、肺等)?

请记录任何肯定的答案。

体格检查

1. 测量身高、体重、静息时脉搏;如果时间允许,检查运动后脉率和血压;检查视觉和牙齿状况。

2. 检查皮肤、头、眼、耳、鼻、咽喉、心脏、肺、腹部和生殖器。

3. 检查肌肉骨骼系统主要关节的活动度、稳定性和灵活性;还可以包括专门的灵活性、强度、力量、速度、耐力和身体结构等试验。

实验室筛查

美国儿科学会不建议行实验室筛查（尿液分析、血红蛋白测定或结核菌素试验）。

通关

通关可能是医生在运动前检查中最困难、最重要的决定，然而实际上很少有人在检查中被取消参与资格。

为了帮助确定运动员是否应该被允许参加某项运动，美国儿科学会运动医学委员会根据运动强度和运动损伤的可能性，提出了建议指南（表2－2和表2－3）的准则。运动项目分类如下：

1. 接触性/冲撞性。
2. 有限接触性/冲击性。
3. 非接触性（剧烈、中度剧烈或不剧烈）。

最终的考核决定

限于1～3项选择：

1. 无限制通关。
2. 有限通关（继续全面评估或康复）。
3. 对于某些特定项目或类别不能通关（即取消资格）。

如果需要额外的评估和康复，直到完成全部评估才能进行。应限制运动员参与运动，如果运动员需要服用药物，要注意这一点并通知现场指导，以确保这种药物在场。

当发现特殊的问题可能会限制通关时，要考虑以下几点：

1. 运动员或其他参与者的受伤风险在增加吗？
2. 如果运动员能够安全地进行疾病的治疗，治疗期间应该允许其参与限制的运动吗？
3. 如果某项运动不能通关，还有什么活动运动员可以安全地参与？

4. 最后，请记住基于初筛检查的建议只是医生的建议，而最终决定权仍属于运动员或其父母。

表2－2　运动项目分类

接触性/冲撞性	垒球
拳击	壁球，手球
曲棍球	排球
橄榄球	**剧烈的非接触性**
冰球	健美操
长曲棍球	帆板
武术	击剑
柔道	田径：
足球	铁饼
摔跤	标枪
有限接触性/冲击性	铅球
棒球	跑步
篮球	游泳
自行车	网球
跳水	径赛
田径：	举重
跳高	**中度剧烈的非接触性**
撑杆跳高	羽毛球
体操	冰壶
赛马	乒乓球
滑冰（冰上或轮滑）	**不剧烈的非接触性**
滑雪：	射箭
越野	高尔夫球
高山速降	射击
水上	

（American Academy of Pediatrics：Recommendations for participation in competitive sports. Reproduced by permission of Pediatrics. 81:737, 1988.）

表 2－3 参与竞技体育的建议

	接触性		非接触性		
	接触性/冲撞性	有限接触性/冲击性	剧烈	中度剧烈	不剧烈
寰枢椎不稳	否	否	是 *	是	是
急性疾病 †					
心血管问题					
心肌炎	否	否	否	否	否
高血压					
轻度	是	是	是	是	是
中度 †					
重度 †					
先天性心脏疾病 ‡					
眼部疾病					
一只眼睛缺失或功能丧失 §					
视网膜脱落 ‖					
腹股沟疝	是	是	是	是	是
单肾	否	是	是	是	是
肝大	否	否	是	是	是
肌肉骨骼疾病 †					
神经系统疾病					
严重的头部或脊柱创伤史，反复震荡，或开颅手术史	†	†	是	是	是
抽搐症					
控制良好	是	是	是	是	是
控制不佳	否	否	是 ¶	是	是 **
卵巢缺失 1 个	是	是	是	是	是
呼吸系统疾病					

（待续）

（续表）

	接触性		非接触性		
	接触性/冲撞性	有限接触性/冲击性	剧烈	中度剧烈	不剧烈
肺功能不全	††	††	††	††	是
哮喘	是	是	是	是	是
镰状细胞性状	是	是	是	是	是
疔疮，疱疹，疥疮	‡‡	‡‡	是	是	是
脾大	否	否	否	是	是
睾丸缺失或未降	是 §§	是 §§	是	是	是

* 游泳：没有蝶泳、蛙泳或潜水。

† 需要单独评估。

‡ 有轻度疾病的患者允许全程体育活动；中度或重度疾病的患者，或是术后患者应在运动前由心脏病专家进行评估。

§ 使用美国材料测试学会授权的护眼设备的运动员允许参与大多数运动，但是必须根据个人情况来决定。

‖ 咨询眼科医生。

¶ 没有游泳或举重。

** 无射箭或射击。

†† 如果分级压力测试过程中氧供状况令人满意，可以允许比赛。

‡‡ 没有有垫体操、武术、摔跤或接触性运动，直至不具有传染性。

§§ 一些运动可能需要保护杯。

(Reproduced with permission of Pediatrics – Vol 81. pg 738. Copyright 1988.)

不允许参加体育运动的疾病

寰枢椎不稳

1. 有寰枢椎不稳的运动员不得参加任何接触性/冲撞性项目、有限接触性/冲击性项目，或者需要颈椎反复用力过伸或过屈的运动项目。

2. 如果存在寰枢椎不稳的运动员有任何神经系统体征或症状，则禁忌剧烈运动。

急性疾病

1. 急性病期间参加运动会有以下风险：

（1）病情恶化或传染给他人。

（2）脱水或其他体温异常问题。

（3）感染较严重的并发症，如心肌炎。

因此，发热性疾病期要限制体育活动。

2. “颈部以上”的症状（鼻塞或流鼻涕、打喷嚏、喉咙沙哑）：可以谨慎参与活动。

3. 发热或“颈部以下”的症状（肌痛、干咳、呕吐、腹泻）：不宜运动。

心血管异常

1. 高血压

（1）年轻运动员正常血压的上限还不明确，一个标准是：

年龄 10～12 岁为 125/80mmHg（1mmHg = 0.133kPa）；

年龄 13～15 岁为 135/85mmHg；

年龄超过 15 岁的青少年为 140/90mmHg（即成人的标准）。

（2）有严重的不能控制的高血压（舒张压 > 115mmHg）或靶器官受累的运动员，不能参加竞技体育。

（3）高血压控制良好并且无靶器官疾病的运动员，可以参与中高动力和低静力需求的项目。

（4）高血压控制良好但有左心室肥厚或肾功能损害的运动员，可参加低强度的运动项目（保龄球、高尔夫球）。

2. 杂音

（1）良性的、功能性的心脏杂音不必禁止参与体育运动。

（2）各种用力活动（深吸气、Valsalva 动作和蹲立活动）可以区分病理性或良性杂音。

(3)二尖瓣脱垂不必限制运动员参与运动,除非伴有以下任何一项:

a. 中度至重度二尖瓣关闭不全;

b. 二尖瓣脱垂相关的猝死家族史;

c. 运动后晕厥、胸痛或心律失常加剧的病史。

(4)进一步检查任何可疑的杂音并推迟通关。

3. 肥厚型心肌病

(1)肥厚型心肌病是年轻运动员猝死最常见的原因。

(2)肥厚型心肌病患者如有下列情况,则不宜参加竞技体育:

a. 左心室显著肥大或左心室流出道显著梗阻;

b. 心律失常;

c. 晕厥史;

d. 有肥厚型心肌病的亲属中有猝死史。

4. 其他

(1)对于有心律失常或其他心血管异常的运动员的通关原则参照第16届贝塞斯达(Bethesda)运动员心血管病大会。

(2)如果在完整评估之后心血管状态仍然存在问题,可咨询心脏病专家。

视力障碍

1. 运动员最佳矫正视力单眼<20/50(0.4)视为独眼功能正常,禁止参加不能有效佩戴护眼设备的项目。

2. 独眼的运动员可以参加其他眼损伤风险很高的运动项目(如足球、棒球、壁球),但要佩戴符合标准的护眼设备。

3. 最终是否参与运动,应根据个人潜在的风险和长期的严重后果,并与有关各方讨论后决定。

腹股沟疝

1. 运动员无症状腹股沟疝不需要限制任何活动。

2. 有症状的疝气可能会影响活动,可以个别评价。

肾脏畸形

1. 有异常孤立肾的运动员不应该参与接触性或冲撞性运动。

2. 有正常单肾的运动员可以参与,但应告知其潜在的风险和丧失孤立肾功能的长期后果:透析、移植。

肝大和脾大

1. 肝大或脾大已经超过肋骨,在接触性或冲撞性运动中有损伤的风险,需要限制参与。

2. 限制巨脾症运动员参与剧烈的非接触性运动,因为即使轻微的外伤也会导致脾破裂。

肌肉骨骼疾病

1. 检查运动员的肌肉骨骼疾病史,如肿胀或其他炎症、活动度、与健侧相比较的肌力,以及受伤部位的功能检查。

2. 骨折:在决定通关时考虑位置、类型以及进一步损伤的风险。予以石膏或夹板固定来保护骨折或许可行。如果不确定,要咨询矫形外科医生。

神经系统疾病

1. 脑震荡

(1)最常见的头部外伤:脑震荡。

(2)还没有普遍公认的准则,但科罗拉多州运动医学委员会制订的运动中脑震荡的处理基本标准,可以帮助确定运动员的通关选择。

2. 神经麻痹

(1)既往有灼痛或叮刺史(神经根或臂丛神经麻痹),如果运动员完全没有症状且体格检查正常,则无须限制参与。

(2)单个赛季里有复发性神经麻痹,或者伴有短暂四肢瘫痪的颈椎脊髓神经麻痹者需要进一步检查病史。

3. 癫痫发作

(1)控制良好的癫痫发作的运动员通关不受限制,只要参与运动项目本身并不会引发癫痫。

(2)难以控制的癫痫发作的运动员不得参加接触性或其他有潜在风险的运动,直到1个月之内无癫痫发作,内科和神经系统表现稳定。

妇科疾病

1. 经过进一步评估,可以清除确有饮食失调、闭经或骨质疏松症的女选手。

2. 单个卵巢者不受限制。

肺部疾病

1. 如果有适当的治疗且症状稳定,哮喘不是禁忌证。

2. 但是,有更严重的肺功能不全者可能会限制活动。

镰状细胞性状与相关疾病

1. 不必限制有镰状细胞性状的运动员参与运动。

2. 有镰状细胞疾病和显著贫血者通常要限制运动量。

皮肤科疾病

感染性皮肤病(疖疮、疱疹、脓疱病、疥疮)患者不能参加接触性运动,直到不再具有传染性。

睾丸畸形

1. 不鼓励单睾丸功能的运动员参与接触性或冲撞性运动。

2. 如果清楚地理解风险并有符合要求的防护杯,或许可以参加。

3. 告知有睾丸未降的运动员做进一步评估。

人类免疫缺陷病毒(HIV)

1. 虽然在运动中HIV传播的风险非常低,但是目前尚无研究直接评估该种风险。

2. 随着数据越来越多，可以提出关于 HIV 患者参与运动的具体建议。

合格检查的主要目标

1. 尽量减少由于运动带来的损伤。
2. 提高运动成绩。
3. 确定影响运动成绩的弱点。

合格检查的次要目标

1. 评估个人目标能否实现。
2. 有助于激励运动员。
3. 提供健康咨询的机会。
4. 评估赛季前调理方案的成功性。
5. 提供特定运动的运动员要求，以及和运动员相匹配的运动。
6. 解释运动需求和骨骼肌肉适应性的关系。

一般原则

1. 在工作站筛选的健康体检中，每年进行体能评估，至少赛季前 6 周开始。
2. 测试方法应该简单易行、便于测量、重复性好且价格便宜。
3. 测试方法应该非常近似运动项目或者实际竞技中的活动。

与体育相关的人体测量的特征

1. 与标准生长曲线表比较身高和体重，以确定生长发育异常。
2. 身体素质（一般健康指标）是确定某些体育项目成功的重要因素。皮肤皱襞测量（方便、重复性好、价格便宜、准确）也许是在赛前的体能评估中测算身体素质最全面的方法。

能力参数或运动能力

1. 肌力:产生最大的力。

2. 体力:产生力量和速度。

3. 肌肉耐力:重复次数。

肌力、体力和耐力对于跑、跳、举重和投掷等基本动作很重要。这些指标的绝对测试包括已知质量的位移情况或对所有运动员使用相同的载荷。相对测试包括和每名运动员的最大力量成比例的自己的体重或使用额外载荷的位移情况。

4. 灵活性:在正常活动范围内活动关节的能力,用量角器很容易测量。

5. 速度:单位时间内移动身体的能力,和肌力与体力密切相关。

6. 有氧耐力:经过较长时间规律锻炼大肌群的能力。

7. 无氧耐力:移动大肌群的能力,至少1分钟,但一般不超过2分钟。

8. 敏捷性:结合速度、力量和灵活性,能迅速改变方向的能力。

9. 平衡性:人体协调的神经肌肉反应,以便在不断变化视觉、触觉或运动刺激时保持准确的定位。

10. 反应时间:对刺激做出反应的能力。

检查结果的解释

1. 评估团队和个人相对于规范标准和同行的表现。

2. 在解释结果时,要根据其运动(表2-4)的要求描述每名运动员的强项和弱项。

3. 提出建议以便发现弱点或不足之处。

4. 但要认识到在合格检查中充分的良好表现并不意味着技能,而技能并不能保证在运动场上的成绩。

表2-4 各种体育运动最重要的功能要求

项目或位置	绝对肌力	相对肌力	绝对体力	相对体力	有氧耐力	有氧-无氧耐力	肌肉耐力
橄榄球							
攻击后卫	是		是	是		是	
防守后卫	是		是	是		是	
内边线	是		是	是		是	
接球手				是		是	
边锋	是		是	是		是	
边中卫	是		是	是		是	
四分卫				是		是	
棒球			是	是		是	是
篮球				是	是	是	
足球				是	是	是	
曲棍球				是	是	是	
摔跤	是	是	是	是	是	是	是
击剑				是		是	是
田径:跑步							
100 米				是		是	
200 米				是		是	
400 米						是	
800 米						是	
1500 米					是		
2000 米					是		
5000 米					是		
10 000 米					是		
马拉松					是		

（待续）

（续表）

项目或位置	绝对肌力	相对肌力	绝对体力	相对体力	有氧耐力	有氧 - 无氧耐力	肌肉耐力
田径项目							
铅球			是	是			
铁饼			是	是			
链球			是	是			
撑竿跳高				是			
跳高				是			
跳远				是			

（Berger，R. A.：Applied Exercise Physiology，Philadelphia，Lea & Febiger，1982，pp. 238 –268.）

（何涛　徐卫东　译）

第 3 章

运动员环境医学

热相关疾病

劳力性热射病是运动员的常见病，疾病诱发因素详见表3－1。

表3－1　热疾病的易感因素

内因性	外因性
年龄（极端）	温度增高
脱水	湿度增加
肥胖	无风
运动	无云雾遮蔽
低钾血症	不准确的温度信息
饮酒	
中午吃饭过多	
心脏病	
汗腺问题	
药物*	
热损伤史	
晒伤	

*增加内源性产热的药物（三环抗抑郁药、安非他命、LSD、PCP、可卡因等）或影响散热的药物（抗胆碱能药、抗组胺药、利尿剂、三环抗抑郁药、β受体阻滞剂）与风险增加有关。

轻度热疾病

轻度热疾病包含热水肿、热手足抽搐、热厥、红痱和热痉挛（表3-2）。严重晒伤也考虑为常见的热损伤。

常见的主要症状包括：

1. 头痛。
2. 呕吐。
3. 头晕。
4. 皮肤痉挛。
5. 肌肉抽搐。
6. 寒战。
7. 疲劳。
8. 意识淡漠。

大部分燥热引起的疾病至少有以上主诉，然而有些衰竭并无征兆。

体格检查：

1. 高热。
2. 面红。
3. 心动过速。
4. 呼吸急促。
5. 少尿。
6. 反射亢进。
7. 瞳孔散大。
8. 低血压。
9. 脱水。

更严重的病例，患者可能会经历：

1. 精神状态的改变。
2. 癫痫。
3. 昏迷。

表3－2 轻度热疾病的特征

热水肿	良性的和自限性手足肿胀，通常在适应环境最初的几周可见，可采用冷却、抬高患肢以及在必要时进行轻微挤压。应该避免使用利尿剂
热抽搐	手足痉挛（可继发于随体温升高而出现的过度换气）
热厥	随着血管收缩频率和静脉血容量的降低，体温升高，脱水也能起到一定作用，但大量的液体可能不需要
红痱	当汗腺毛孔堵塞或腺体本身发生肿胀时，身体部位有斑丘疹和红斑疹，适当的清洁即可
热痉挛	负重肌肉群痉挛（特别是下肢和腹部），而全身肌肉未受影响。通常与机体缺盐有关。治疗往往需要补钠（0.1%钠盐口服或者0.9%生理盐水静脉滴注）

热衰竭和热射病

然而，热衰竭和热射病在发病初期很难区分，因为多器官系统功能紊乱的体征和症状，尤其是热射病可能在数小时或数天内并不明显。但是，一旦在24小时内出现肾脏、神经或肝脏损伤，即可作为热射病的早期诊断。在热环境中，除非有其他明显的诱因，否则健康人在运动期间出现衰竭可考虑热射病。记住，体温低并不能排除热射病。

早期处理

1. 立即启动快速降温，在最初30～60分钟内，尽量降温至39℃左右。
2. 尽快将患者送至医院。
3. 输氧，监测体温，建立静脉通道。
4. 不需过度静脉输液，因其可导致低钠血症和肺水肿。

院内处理

1. 首要任务:确保呼吸道通畅,并进行呼吸和血液循环监测。

2. 通过以下方式快速冷却(0.15℃/min)至39℃。

(1)冰浴或自来水浴;

(2)用水喷洒;

(3)应用冰袋;

(4)或者除去限制性服装后,喷冷雾冷却患者。

喷雾或风扇的方法快速且容易,是首选方法。

3. 采取措施,以预防降温后出现的过度低温或无监测的反弹高热。

4. 获得实验室常规检查、胸片、EKG结果:体温调节功能机制异常至少持续数天时间。

可能出现的实验室检测异常

1. 过度换气引发的呼吸性碱中毒和体温升高。

2. 糖酵解和乳酸堆积导致代谢性酸中毒。

3. 高血糖或低血糖。

4. 早期低钾血症。

5. 晚期高钾血症。

6. 体内水平衡状态和补液治疗导致钠离子发生范围较大的波动。

7. 磷酸盐、钙离子和镁离子水平降低。

8. 肝功能检查结果和胆红素水平升高。

9. 白细胞计数可能升高,但是血小板可能降低。

10. 低凝血酶原血症和低纤维蛋白原血症可能导致弥散性血管内凝血(DIC)。

11. 长时间耐力运动后,肌酸磷酸激酶水平显著升高。

12. 24~48小时后,转氨酶显著升高。

13. 出现酮体、蛋白和肌红蛋白的浓缩尿。

表3－3 热衰竭和热射病的鉴别

	热衰竭	热射病
体温	<39℃	>40℃
精神状态变化	无	有
出汗	有	通常没有,但可能很多

热射病可能的并发症

1. 中枢神经系统紊乱:意识模糊、昏睡、抑郁、易怒、精神错乱、癫痫、小脑功能障碍、昏迷。

2. EKG 短暂传导紊乱。

3. 低心排血量、窦性心动过速、心肌梗死、快速性心律失常,特别是在降温阶段。

4. 肺循环阻力增加、肺水肿、急性成人呼吸窘迫综合征、弥散性血管内凝血或吸入性肺炎。

5. 肾性或肾前性的氮质血症。

6. 25% 的劳力性热射病患者会发生急性肾功能不全。

7. 肝功能异常。

8. 胃肠功能紊乱:恶心、呕吐、腹泻、应激性溃疡或出血。

9. 凝血功能紊乱。

并发症的治疗

1. 早期并发症:迅速冷却和积极补液。

2. 急性肾功能不全:补液、速尿和甘露醇。

3. 对利尿剂无反应、无尿、尿毒症或高钾血症:透析。

4. 充血性心力衰竭:病情危重者采取中心监测和多巴胺(避免用 α 激动剂)。

5. 心律失常:建立高级心脏救助方案。

6. 躁狂症患者:苯二氮镇静剂(避免采用物理方法抑制)。

7. 颤抖和癫痫发作:地西泮镇静剂。

8. 退热剂治疗热相关性疾病无效，并且损害受损的肝脏、肾脏或胃肠道器官。

预后良好

1. 患者被迅速撤离，并转移至具有较好医疗设施的场所。
2. 体温迅速降低。
3. 体液得到迅速补充。
4. 癫痫和其他并发症得到控制。

预后不良

1. 起始体温 >41℃。
2. 持续高热。
3. 昏迷超过 2 小时，或在体温降至正常后持续昏迷。
4. 少尿、肾功能不全、高钾血症和天冬氨酸转氨酶水平 >1000IU。

热病患者的注意事项

轻度热射病的运动员（无终末器官损伤或功能紊乱）应该：

1. 避免跑步、跳跃运动、长时间站立或步行，举起的物体超过 5 磅（1 磅≈0.454 千克）以及任何的重体力劳动。
2. 避免处于不利的环境条件超过 72 小时。
3. 在训练时如果体重降低 5% 或更多，应避免剧烈活动。
4. 摄取大量的液体和食物。

重症的运动员（终末器官损伤或实验室指标严重异常）应该：

1. 72 小时内遵循上述注意事项。
2. 在接下来的 90 天，气温低于 30℃ 以下时以自身的速度和步幅锻炼（表 3－4）。
3. 在恢复日常活动前进行评估。

表3－4　与气温相应的推荐运动水平

气温	运动
15.6℃	无需预防
19℃～21℃	水、盐及食物充足情况下无需预防
22℃～24℃	推迟运动，避免登高
24℃	轻度运动，适度休息
27℃	不登高，不运动
28℃	只进行必要的剧烈运动，谨慎防护
30℃	对于不适应气候的人群，取消所有运动，即使休息，也应避免暴露在阳光下
31.5℃	仅限适应气候、身体健壮者适度运动

(Yarhrough. B. E., Hubbard, R. W.: Heat related illness. In Management of Wilderness and Environmental Emergencies. 2nd Ed. Edited by P. S. Auerbach and E. C. Geehr. St. Louis, C. V. Mosby, 1989.)

热病的预防措施

1. 适应：耐力训练。

(1)在给定的温度下提高出汗速度。

(2)在给定的机械压力下降低机体内部温度。

(3)增加血浆容量。

(4)降低热储量。

即使在冷环境下，如果维持体液平衡并且避免造成热损伤的因素，强烈的间歇训练比轻度至中度训练更能提高热耐受。

2. 环境适应：每天3～4小时，持续10～14天，在热环境下进行训练可产生以下效果：

(1)心率减慢，直肠温度下降，自感用力度下降。

(2)血浆容量和出汗率上升。

a. 降低生理紧张度。

b. 提高热环境下的运动能力。

c. 降低某些热疾病的发生率。

然而：

a. 即使在适应环境之后，如果数天或数周不活动，这种适应能力也会逐渐丧失。

b. 运动员在短时间内接到通知参加比赛时，很难适应环境，这与物理环境条件是没有关联的。

c. 适应环境并不能保证运动员对热疾病产生免疫能力。

3. 补液

(1) 训练和适应环境不能降低对水的需求。

(2) 口渴：提示机体极度缺水。

(3) 2% ~3% 的轻度脱水会降低 15% ~20% 的工作能力；脱水 4% 可能降低 30% 的工作能力。

(4) 每丢失 1L 水：

a. 直肠温度上升 0.3°C。

b. 心输出量下降 1L/min。

c. 心率每分钟增加 8 次。

(5) 在热锻炼之前、期间和之后，通过饮水来维持体液平衡（凉至冷饮摄入最好）。

(6) 如果锻炼超过 90 分钟，需要补充适量的水、碳水化合物和电解质饮料。

(7) 推荐摄入：

a. 在运动前 15 ~20 分钟：400 ~600mL 的冷水，4% ~8% 的碳水化合物和电解质饮料。

b. 在运动中：每 15 ~20 分钟摄入 200 ~300mL 上述饮料。

c. 在运动后：至少补充丢失量的 80%。

4. 预防途径

(1) 活动量的大小，用温度计指示的温度（表 3 -4）作为参考。

(2) 改变着装。

(3) 改变作息周期。

(4) 饮用足够的液体。

(5)喷水冷却。

(6)改变锻炼时间,以避开炎热天气。

(7)教育运动员、教练、监督员和父母关于适应环境、体液补充、合适的着装和疑似热相关疾病的早期诊断和治疗。

儿童热损伤

儿童热相关损伤的风险相对更高,因为他们:

1. 能更快从环境中获取热量。
2. 发汗较慢。
3. 对固定的运动量产热代谢更高。
4. 比成人更难适应环境。
5. 体重与体表面积比更大。
6. 肾小管过滤速率更慢。
7. 对热损伤的前期症状感受和判断缺乏经验。

女性热损伤

1. 在经黄体期,长时间运动或暴露在热环境中,热调节能力会有所降低。

2. 然而,在对热环境适应性方面,女性和男性几乎没有差别。

冷损伤

寒冷能影响中枢神经系统、心脏、肺及肌肉等。皮肤、肌肉和四肢首先受影响,导致循环系统功能下降以保护人体核心温度。这将导致肌肉僵硬、神经传导时间增加和运动功能下降。冷损伤更易导致身体的二次损伤。

易发因素

1. 保暖不够或湿的衣物。
2. 风寒因素。
3. 纬度。
4. 空气湿度。
5. 损伤。
6. 饮酒、年龄因素、营养不佳、疲劳程度或药物影响。
7. 吸烟或衣服过紧。

体温过低:体温 <35℃。

轻度体温过低:体温在 32℃ ~35℃,表现为精神状态的改变。

严重体温过低:体温 <32℃,后果严重者导致心血管和中枢神经系统的变化。

心室颤动风险增加。

对药物的反应能力下降。

血流缓慢、血液黏度增加影响精神状态。

低温症状和体征

1. 畏寒,对运动失去兴趣。
2. 运动能力受影响,决策能力下降,嗜睡。
3. 不能唤醒。
4. 身体检查:心动过缓、高血压、肌肉僵硬及瞳孔散大。

早期治疗

1. 轻度低温

(1)将患者从寒冷的环境移至温暖的环境。

(2)除去所有湿的衣物。

(3)在易发生热量丧失的部位(颈、腋窝、腹股沟)增加保暖物品。

(4)若无保暖物品,则需一人躺在患者身侧进行供暖。

(5)若患者清醒,则予以饮水补水。

2. 严重低温

(1)温暖患者。

(2)撤离至有仪器设备的地方进行治疗。

(3)开始心肺复苏(CPR)之前,确认每分钟的脉搏(由于血管收缩、心动过缓以及呼吸过浅且无规律,有可能探测不到脉搏)。

预后不良的因素

1. 体温 <28℃或等于周围环境温度。

2. 溺水超过 50 分钟。

3. 危及生命的损伤。

4. 发生到进行处理的时间超过 4 小时。

冻伤

冻伤是身体对极度寒冷的反应,常常发生于直接冷冻和缺血性血管改变。身体易感部位包括鼻子、耳朵、足部、手指及阴茎。深度冻伤直至完全解冻通常很难从表面上辨识。

1. 表面或Ⅰ度冻伤

(1)冻伤的皮肤上出现白斑,但皮肤仍然柔软并且按压后有弹性,能恢复。

(2)伤处通常能够愈合并且没有永久性后遗症。

2. Ⅱ度冻伤

(1)出现大疱,温暖 24 小时后出现水肿。

(2)7 ~ 10 天水疱变干,留下黑色硬痂,3 ~ 4 周脱落,露出红色皮肤。

3. Ⅲ度及Ⅳ度冻伤

(1)温暖后严重冻伤部位仍维持寒冷并且呈斑驳样。

(2)几天或几周后出现小的黑色疱(有时候不会出现)。

(3)出现水肿,然后缓慢消退。

(4)超过3～6周,水肿干化,坏死组织自行清理。

治疗

1. 仅当不会有再冻伤的危险时才能温暖冻伤区域。
2. 如有需要可给患者服用镇静剂,并治疗代谢性酸中毒、低氧以及低血压。
3. 卧床休息直到水肿消退,水疱变干。
4. 在脚趾间铺上羊绒线,防止被水浸软。
5. 延迟无菌焦痂切开术直到焦痂开始脱落再进行。
6. 必要时进行破伤风免疫治疗。
7. 禁止使用尼古丁等药品。
8. 使用抗生素。
9. 尽快进行关节活动度训练(ROM)。

冻疮

冻疮是由于低温和高湿度引起的,这种因神经循环系统变化产生的表面损伤,能够快速痊愈。

体征和症状

1. 皮肤炎。
2. 发痒。
3. 皮肤溃疡。
4. 慢性炎症。

战壕足病是由于湿足长时间(12小时)暴露在0℃～10℃下造成的。

冷损伤的预防

1. 防止热量散失。

(1)多穿衣物(羊绒、羊绒化纤品、聚丙烯织物或帽子)。
(2)外套(GoreTex、尼龙或60～40号布料)。
(3)面罩、巴拉克拉法帽或者滑雪用围巾。
(4)保护头部的帽子。
(5)用滑雪眼镜保护眼睛。
(6)聚丙烯手套和足部保暖物品(GoreTex或尼龙)。
2. 增加产热。
3. 可能的话进行室内热身。
4. 寒冷天气下延长热身时间。

高原病

海拔高度1500～3000m即被认为是高海拔。海拔在3500～5500m则属于较高海拔。极高海拔则是海拔在5500m以上。

与高海拔相关的疾病或综合征可根据严重程度分为：

1. 轻度,极少致残,不致命
(1)高原性全身水肿。
(2)高原性视网膜出血。
(3)高原性肛门排气。
(4)紫外线性角膜炎。
(5)高原性喉痛。
2. 致残但不致命
(1)急性高山病。
(2)慢性或亚急性高山病。
(3)高原性退变症。

急性高山病

急性高山病是高原疾病中最常见的,极少发生在海拔2440m以下,大多数人到3050～3660m时才出现症状。

症状

1. 头痛。
2. 疲倦。
3. 厌食症。
4. 莫名不安。
5. 虚弱。
6. 呼吸困难。
7. 排尿减少。
8. 最初24～48小时面部发热、发红。
9. 耳鸣、眩晕。
10. 入睡困难,常感虚弱,怪梦。

临床表现

1. 呼吸急促。
2. 心动过速。
3. 潮式呼吸。
4. 共济失调。

治疗

1. 轻度至中度患者(缓解症状)
(1)休息。
(2)轻淡饮食。
(3)流质饮食。
(4)头痛用镇痛药。
2. 重度患者
(1)快速转移至低海拔地区。
(2)补充氧气,尤其在睡眠状态时。
(3)药物治疗:地塞米松首次8mg,然后每6小时1次,每次4mg。
预防:可在中等海拔(1830～2440m)地区逗留2～4天以慢速适应

气候改变,然后逐步攀登到高海拔处。

可能的预防药物

1. 乙酰唑胺 250mg(或者缓释剂型 500mg/d),每 6 ~ 12 小时 1 次,攀登前 1 ~ 2 天开始服用,并在高原持续服用 2 天或 2 天以上;轻度使用利尿剂,保持充足的供水。

2. 地塞米松 4mg,每 6 小时 1 次。

3. 合并服用 250mg 乙酰唑胺(每天 2 次)和 4mg 地塞米松(每天 1 次),相比单独使用更有效。

高原性脑水肿

高原性脑水肿是一种威胁生命的高原病,影响约 1% 的高原旅行者,通常发生在海拔 3660m 以上。

临床表现(进行性神经性症状)

1. 躯体共济失调,疲倦,感觉迟钝,重至昏迷。

2. 头痛,恶心,呕吐。

3. 感觉异常,复视,眩晕。

4. 卒中样局灶性神经功能障碍(如头部神经异常、失语症、轻偏瘫)。

5. 眼底检查视网膜出血及视神经乳头水肿。

6. 12 小时内失去知觉,但通常需要 1 ~ 3 天才发生。

治疗

1. 关键:早发现,预防进一步发展。

2. 一旦发现症状,及时快速下山。

3. 若可行,静脉注射、肌内注射或口服地塞米松 4 ~ 8mg,之后每 6 小时服用 4mg。

4. 若条件许可,补充氧气。

5. 撤离,到医院进行积极治疗。

预后:如实施了上述步骤,预后良好。

高原性肺水肿

高原性肺水肿是一种严重威胁生命的高原病,通常发生在攀登到2500m以上的前2~4天,开始于到达高原的第二个晚上。

早期预警信号

1. 运动能力下降。
2. 即使在休息状态仍呼吸急促。
3. 疲惫。
4. 虚弱。
5. 头痛,厌食,疲倦。
6. 干咳,咳痰。
7. 发绀。
8. 发声困难。
9. 进行性退化:精神状态改变,共济失调,意识下降。

临床表现

1. 低热。
2. 严重者心动过速且呼吸急促。
3. 单侧或双侧啰音。
4. 心电图(EKG)改变与急性肺动脉高压及右心衰竭一致(如右轴偏移、右束支阻滞、肺心病及右心室肥大)。
5. 平均肺动脉压升高,具有轻度到中度毛细血管嵌入压的肺血管阻力增加。
6. 胸部X线片符合非心源性肺水肿。
7. 动脉血气(ABG)分析:严重缺氧,低碳酸血症,换气过度导致的急性呼吸性碱中毒。

治疗

1. 快速下山到低海拔地区。

2. 吸氧 6～12L/min。

3. 重症患者及时住院，以心源性肺水肿处理。

4. 对易感人群做预防措施或作为紧急补充。每 8 小时服用硝苯地平 20mg。

（段莉 陈洁琳 王大平 译）

第4章

头部和面部损伤

颅脑损伤的病理生理学

颅骨和大脑受伤的方式一般为以下两种之一：

1. 冲击伤：一个物体撞击静止但可移动的头部，在撞击点下方造成最大的脑损伤。

2. 对冲性损伤：移动的头部撞击不动的物体，通常在撞击点相反的一侧造成最大的脑损伤。

脑损伤由旋转（成角）或平移（直线）的力量造成。

(1)旋转力→剪切力→意识丧失。

(2)平移力→压缩力→颅骨骨折、颅内血肿、脑挫伤而非意识丧失。

(3)大脑忍受压缩力的能力比张力或剪切力更强。

(4)大脑损伤的程度与头部受撞击时的位置和运动有关。

颅脑伤为局灶性或弥漫性。

局灶性脑损伤

脑挫裂伤

1. 无法界定区域的小出血、坏死和水肿。

2. 最常发生于加速－减速（平移）力（例如，当运动员的头部撞击地面时）。

3. 典型对冲性损伤的结果：脑功能的局部损失，产生压迫邻近脑组织的包块。

颅内血肿

1. 发生在大脑深部。

2. 通常由作用于头部较小面积的暴力导致。

3. 症状由血肿的大小和位置决定。

（1）意识水平下降。

（2）持续性严重头痛。

（3）失忆。

硬脑膜外血肿

1. 是颞部颅骨骨折导致脑膜中动脉撕裂的结果。

2. 局灶性头部损伤多数有潜在的生命危险，即使及早发现和治疗也会有高死亡率和致残率。

3. 迅速扩大的血肿压迫会导致死亡，因为血肿会引起脑疝。

4. 典型性表现

（1）受伤时意识丧失，经不同时间后清醒。

（2）然后迅速恶化：剧烈头痛和意识水平下降。

（3）可在 15～30 分钟出现昏迷和死亡。

5. 然而，只有 12%～33% 的患者有典型的表现，所以无症状者也不能排除诊断。

6. 大脑损伤通常不明显，如果血肿及时发现并手术治疗，神经系统功能可以完全恢复。

硬脑膜下血肿

1. 损伤导致大脑和硬脑膜之间的桥静脉撕裂或脑实质裂伤。

2. 急性表现

（1）短暂的或者完全丧失意识。

(2)受伤的昏迷运动员一般是持续昏迷。

(3)出血及相应的肿胀产生的肿块扩大会引起恶心、呕吐、抽搐和轻偏瘫。

(4)由于脑疝压迫脑干和颅神经,导致同侧眼上睑下垂或瞳孔扩张。

3. 亚急性表现

(1)慢性出血和较轻的实质损伤会导致病变发展 1 ~3 天。

(2)起初颅脑损伤的症状往往不明显。

(3)一般性的头痛、头晕、思维混乱、记忆力减退和人格改变。

(4)如果运动员没有稳定恢复,应怀疑硬脑膜下血肿。

4. 治疗:迅速清除血肿可能是减少严重并发症和死亡的最佳方法。

5. 预后

(1)死亡率高达 70% 。

(2)只有 11% 的患者恢复工作。

(3)恢复接触性运动的可能性极小。

弥漫性脑损伤

脑震荡

1. 最常见的脑部损伤,有时最难识别。

2. 外伤引起的精神状态改变。

3. 标志:思维混乱和失忆,伴或不伴有意识丧失。

4. 根据伤后意识丧失或失忆,或两者兼有的持续时间进行严重程度分级(表 4 –1)。

5. 恢复运动的建议处理原则是根据脑震荡后思维混乱、失忆和意识丧失的程度决定(表 4 –2)。

弥漫性轴索损伤

1. 弥漫性轴索损伤表现为更严重的脑功能障碍。

2. 有持续的创伤性昏迷,意识丧失达数小时。

3. 往往会导致神经、心理或性格障碍。

表4-1 脑震荡分级量表

分级	症状
Ⅰ级(轻度)	思维混乱 没有失忆 无意识丧失
Ⅱ级(中度)	思维混乱 失忆 无意识丧失
Ⅲ级(重度)	意识丧失

(Adapted from Colorado Medical Society: Report of the Sports Medicine Committee: Guidelines for the management of concussion in sports (revised). Denver: Colorado Medical Society, 1991.)

表4-2 脑震荡后重返赛场的要求

分级	第一次脑震荡	第二次脑震荡	第三次脑震荡
Ⅰ级(轻度)	无症状时,至少20分钟后可以返回	终止比赛/训练;至少1周无症状后或许可以返回	终止赛季;至少3个月无症状或许可以返回
Ⅱ级(中度)	终止比赛/训练;1周无症状后可以返回	考虑终止赛季,但是1个月无症状或许可以返回	终止赛季;如果无症状,或许下个赛季可以返回
Ⅲ级(重度)	终止比赛/训练,到医院就诊;连续2周无症状后可返回赛场1个月;条件允许,1周无症状后可以返回	终止赛季	无论分级如何,如果CT或MRI结果和脑震荡或颅内损伤一致,则停止1个赛季

(Adapted from Colorado Medical Society: Report of the Sports Medicine Committee: Guidelines for the management of concussion in sports (revised). Denver: Colorado Medical Society, 1991.)

赛场处理的一般原则

1. 假设每一名主诉颈部疼痛、麻木、无力或瘫痪意识丧失或有意识的运动员均有颈椎损伤，除非能证明是其他问题。稳定脊柱，直至进行放射学检查。

2. 检查ABC（气道、呼吸、循环）。

3. 执行基本的神经系统功能检查。

（1）使用AVPU方法（Glasgow昏迷量表）来判断意识水平：A，清醒；V，响应言语刺激；P，响应疼痛刺激；U，意识丧失。

（2）判断瞳孔的对称性和对光的反射。运动员瞳孔不对称散大且意识丧失提示小脑幕疝，要立即予以强力通气并转送至医疗机构。

4. 评估运动员的其他伤害，如果头皮完整性破坏，要查看是否有颅骨骨折。颅骨骨折的表现是关节后血肿（Battle征）、鼻漏、耳漏、眶周淤血（熊猫眼）和鼓室积血。

5. 如果运动员仍有意识或迅速恢复意识，或者排除了颈椎损伤，可以把伤者带到场边观察或重新检查。

（1）确定对时间、人物、地点的定位，失忆和思维混乱的表现，观察步态。

（2）无症状的运动员无论是在休息还是运动时均无头痛、思维混乱、眩晕、定向障碍、注意力不集中或记忆障碍。

（3）有持续症状的运动员不能返回赛场。

（4）有癫痫发作、局灶性神经系统症状或者精神状态恶化的运动员，要立即转送医疗机构。

脑震荡后遗症

1. 症状（如头痛、头晕、烦躁、疲倦、记忆力减退、注意力不集中及决策迟缓）持续数天至数月者即可诊断。

2. 一些症状在运动后会加重。

3. 进行 CT 或 MRI 检查,以排除颅内病变。

4. 除了休息没有特别治疗方法。

5. 使用神经精神测试,以监测康复。

6. 有脑震荡后遗症的运动员直到休息和运动时所有症状都消失,才能返回赛场。

二次冲击综合征

当首次头部受伤仍有症状时,再次轻微颅脑损伤会迅速导致脑水肿(常常是致命的)。

颅脑损伤的预防

1. 运动员在某些接触性运动(如足球、拳击、曲棍球、冰球)中应戴防护帽。

2. 头盔的类型

(1)气动口袋优于带式悬架。

(2)应完好并正确安装。

(3)更换损坏的头盔。

3. 戴适合的牙套也可以减少脑震荡。

4. 规则的变化(如禁止用头盔撞人等动作)可以帮助减少头部和颈部损伤。

5. 加强颈部肌肉力量也可以减少头部受伤的数量和严重程度。

面部损伤

面部损伤在球类或用球拍的运动中尤其常见,也包括高速、直接接触性运动(如拳击、空手道)。虽然有许多类型的损伤,但大多数损伤涉及眼睛、耳、鼻和牙齿。

眼外伤

眼睛受伤后需要立即引起注意,并要做进一步检查(由眼科医生),包括:

1. 视力模糊。
2. 视野丧失。
3. 刺痛。
4. 重影。
5. 眼球外转运动异常。
6. 瞳孔异常。
7. 眼睑或眼球割伤或贯通伤。
8. 视力异常。

角膜擦伤

1. 由眼睛划伤或异物引起。
2. 症状:流泪,畏光,疼痛。
3. 用荧光浸渍纸条确诊。角膜外皮层缺陷表现为:

(1)在普通光线下呈现明亮的绿色。

(2)在钴蓝灯下呈现亮黄色。

4. 治疗

(1)局部应用抗生素和无菌敷料垫包扎,予以充分镇痛,并且每 24 小时重新检查,直至完全恢复。

(2)小心取出异物。

(3)不要修补隐形眼镜造成的擦伤,以防感染性角膜炎。

(4)切勿使用局部麻醉剂,因为感觉丧失可能会导致溃疡。

眼烧伤

1. 一般是由于太阳暴晒所致,最常见于水上和冰雪运动,其紫外线灼伤结膜。化学烧伤不常见。

2. 最常见的症状:疼痛和畏光。

3. 治疗

(1)全身止痛药和局部皮质类固醇止痛。

(2)化学烧伤要大量冲洗。

(3)不要局部应用抗生素。

前房积血

1. 眼睛前房会积聚游离的血液,是与体育相关的最常见的内眼损伤。

2. 表现

(1)最初,血液会扩散,出现前房混浊。

(2)瞳孔不规则(扩大)和对光反射迟缓。

(3)视力模糊。

3. 治疗

(1)绝大多数前房积血数日之内会解决。

(2)避免剧烈活动,并卧床休息,床头抬高。

(3)局部应用类固醇或睫状肌麻痹剂,以减少不适感。

(4)抗纤维蛋白溶解剂消散凝血块。

(5)住院治疗,并咨询眼科医生。再出血通常在初次出血后 2 ~ 5 天。25% ~ 35% 的患者另一只眼睛也有损害。

4. 并发症:晚期青光眼、白内障、角膜血染和再出血。

眼部撕裂伤

1. 常见的运动伤害很容易修复。

2. 然而,三个方面需要特别的处理并且可能要就诊。

(1)跨越眼睑边缘的撕裂伤。

(2)伤及眼睑内 1/3(可能包括泪腺区)。

(3)角膜撕裂伤,可能导致眼球破裂。

结膜下出血

1. 结膜血管损伤,导致结膜下出血。

2. 通常无需处理,10～14天后可消退。

3. 排除相关损伤,如眼球破裂。

眼后部损伤

1. 钝伤会导致:视网膜脱离、视网膜水肿、脉络膜破裂及出血。

2. 体征和症状:主诉感觉光线闪烁或光线昏暗,瞳孔反射减退或对光反射减退。

3. 可危及视力,需要及时转诊至眼科医生。

耳部损伤

耳廓血肿

1. 未经处理的耳廓血肿(直接耳外伤所致)会导致菜花耳,进而会导致畸形。

2. 防止畸形的治疗

(1)冰敷。

(2)无菌条件下抽吸血肿。

(3)加压包扎,以防止再积血:耳的火棉胶夹板或塑形支具,或使用纽扣的贯通缝合进行压迫,支具固定5～7天。

(4)如果需要切开引流,要应用预防性广谱抗生素。

(5)运动员24小时不得参加运动,不能患侧朝下睡。

中耳炎(游泳耳)

1. 细菌和真菌引起的感染。

2. 体征和症状

(1)炎症、疼痛、流脓和瘙痒。

(2)急性疼痛,尤其是患侧朝下睡时。

(3)听力下降。

(4)流液。

(5)耳廓或耳屏的急性压痛和细小的红线。

3. 治疗

(1)适当的治疗可快速解决:皮质类固醇或硫酸多黏菌素(局部治疗前确保鼓膜完好)。

(2)严重病例:用3%的硼酸或5%的酯异丙酯。

(3)如果疼痛剧烈,可用镇痛药。

(4)运动员可能需要停止游泳。

4. 预防

(1)保持耳朵干燥,避免耳朵进水,戴耳塞和耳漏。

(2)耳道内不要用棉签。

(3)耳朵里永远不要有肥皂或洗发水。

(4)游泳后可酌情使用次铝醋酸溶液或乙醇滴液,以改变 pH 值。

(5)用婴儿油作为保护涂层。

鼻外伤

鼻出血

1. 在运动员,大多数鼻出血是外伤引起的。

2. 前鼻出血(90%的鼻出血)比较容易治疗。

(1)冰敷和压迫通常能止血。

(2)如果无效,用硝酸银棒或电灼笔烧灼。

(3)偶尔需要纱布填塞来控制出血。

3. 后路鼻出血通常更严重,血液会流到喉咙。

(1)对于轻微的鼻出血:

a. 抬高头部和用纱布、充气的导尿管或者用专门设计的鼻导管填塞。

b. 一旦出血得到控制,局部应用抗生素。

c. 24 小时不要擤鼻涕。

d. 2~3 天后重新检查,以查看鼻中隔血肿(在鼻中隔软骨和软骨膜间的积血)。

(2)对于显著的鼻出血:

a. 用4% ~10%的可卡因收缩血管。利多卡因麻醉后,用棉纱布填压5 ~10 分钟。

b. 用凡士林或碘仿纱布向后填塞鼻子。

c. 填塞72 小时,避免运动、饮用热饮料和淋浴,直到取出填塞。

d. 两周后重新检查。

e. 可能出现的并发症:鼻窦炎、中耳炎、咽鼓管阻塞和压力性鼻腔或鼻咽黏膜坏死。

f. 鼻骨骨折的大量出血,通常需要复位和包扎。

鼻骨骨折

鼻骨骨折从简单到复杂各不相同,取决于打击的力量和方向。正面打击的耐受性比侧面打击要好些。

1. 鼻骨骨折的症状

(1)鼻出血。

(2)鼻背肿胀。

(3)眼睛周围淤斑。

(4)压痛。

(5)畸形。

(6)捻发音。

(7)X 线片可见骨折。

2. 检查

(1)找出鼻出血的来源。

(2)排除鼻中隔血肿。

(3)通过引流减压来治疗鼻中隔血肿,鼻腔填塞以防止复发。

3. 治疗

(1)尽快充分复位。如果淤斑、肿胀明显,要先明确骨折诊断。

(2)复位的最长时间:儿童为4 天,成人为10 ~12 天。

(3)在局部麻醉或全身麻醉下复位。

(4)采用闭合复位治疗儿童和没有显著移位的单侧骨折,鼻夹板固定7~10天。

(5)当有显著中隔移位或维持复位困难时要切开复位。

牙齿脱落

1. 如果能迅速重新植入,完全脱落的牙齿可以存活。

2. 用流动自来水冲洗牙齿,以清除松动的碎片,但不要刷洗或处理牙龈表面。

3. 在将脱落的牙齿送往牙科医生的过程中,牙齿要保持湿润,可以纱布垫包裹,放在有牛奶、唾液或无菌生理盐水溶液的塑料容器中。

4. 重新植入后,脱落的牙齿依靠相邻的牙可稳定1~2周。

5. 镇痛,注射破伤风针,并应用抗生素。

(何涛 徐卫东 译)

第5章

胸部和腹部损伤

钝挫伤导致的严重的胸部和腹部损伤在运动中经常出现，一旦出现可危及生命。伤后运动员的表现可能会产生误导。因此，为了充分评估运动员的情况，要进行一系列的检查，直到疼痛缓解或明确诊断。

损伤机制

直接的打击：挫伤，骨折，脱位。

突然减速：内脏器官附着点处严重的剪切应力。

压缩力：胸膜腔内压或腹内压升高可以导致空腔脏器的压缩和实质性脏器破裂。

胸部钝挫伤

软组织损伤

1. 肌肉挫伤

(1)体征和症状

a. 明确的局部疼痛在受累局部活动时会进一步加剧。

b. 超过创伤区域的压痛。

(2)治疗

a. 伤后的最初 24 ~48 小时可以冰敷,并可加压。

b. 局部热敷可以帮助消除血肿。

2. 胸大肌撕裂伤

(1)体征和症状

a. 严重的放射到肩部和上臂的疼痛。

b. 被动外展和主动内收手臂剧痛。

c. 胸大肌可触及凹陷。

d. X 线片可显示胸大肌缺损阴影。

(2)治疗

a. 近端撕裂保守治疗。

b. 接近肌腱结合部的远端撕裂要手术修复。

3. 女性运动员的乳房挫伤

(1)体征和症状

a. 淤斑,疼痛,单侧乳房由于血肿增大。

b. 随后,创伤性脂肪坏死和类似恶性肿瘤的乳腺表现。

(2)治疗

a. 最初 24 ~48 小时冰敷。

b. 用绑带或胸罩进行支撑。

c. 直到肿胀和炎症消退,才能进行竞技活动。

(3)其他乳房挫伤

a. 支撑包膜破裂或假体破裂。

b. 假体囊膜破裂时,乳房柔软,有凹纹。

c. 假体破裂时,乳房逐渐或即刻瘪陷,肿块邻近乳腺。

d. 必要时手术修复。

骨折

1. 肋骨骨折

(1)通常是第 5 ~9 肋骨,在后角处冲击导致(薄弱点)。

(2)体征和症状

a. 显著疼痛,经常是胸膜性的,运动后加重。

b. 触压骨折处会引发疼痛。

c. 呼吸短促,由于疼痛或者多发性肋骨骨折导致的连枷胸引起。

(3)并发症:气胸、血胸、肺挫伤、肝和脾脏撕裂伤,以及肾损伤。

(4)第 1 ~3 肋骨骨折可能导致大血管或气管极度严重的损伤。

(5)诊断

a. 前后位胸片或前斜位肋骨摄片。

b. 50% 的骨折伤后即刻摄片时是显示不出来的,但 10 ~14 天后会变得明显。

c. 如果早期的 X 线片显示骨折,要进行吸气和呼气时的摄片,以排除气胸和血胸。

(6)治疗

a. 除非存在气胸或血胸,否则主要进行支持治疗:休息和药物镇痛。

b. 偶尔用肋间阻滞,进行短期镇痛。

2. 锁骨骨折

(1)体征和症状

a. 胸前疼痛。

b. 临床和影像学显示正常的锁骨轮廓中断。

(2)治疗:“8”字形固定。

3. 胸骨骨折

(1)少见,与暴力创伤有关。

(2)常与心脏挫伤相关。

(3)患者胸前区疼痛。

分离与脱位

1. 肋软骨分离(“滑肋综合征”)

(1)一个或多个下位肋软骨活动度增加,一个肋骨的前肋缘“滑”过另一肋骨的前肋缘。

(2)体征和症状

a. 肋缘疼痛,体育活动或改变体位时加重。

b. 可触及畸形。

(3)治疗:休息、冰敷和药物镇痛。

2. 胸锁关节脱位

(1)临床上很难发现。

(2)严重的胸前疼痛,类似心绞痛或胸膜炎性疼痛。

(3)前脱位最常见,治疗取决于损伤严重程度。

(4)后脱位。

a. 可与大血管和气管的压塞或破坏相关,要进行医疗急救。

b. 运送运动员时用手臂保护胸壁。

c. 在送至医疗机构的途中监测生命体征。

胸膜腔损伤

1. 多数与胸膜腔疼痛和呼吸困难相关。

2. 简单的气胸

(1)体征和症状

a. 呼吸音减弱,叩诊呈过清音,在患侧可有皮下气肿。

b. 最佳的影像学摄片位置是:直立呼气时胸片,如果不可行,可以选取患侧朝上的卧位胸片。

(2)治疗取决于气胸大小和症状的严重程度。

a. 小的、无症状的气胸:予观察和系列胸部 X 线片检查。

b. 大的、有症状的气胸:用胸腔引流管扩张肺。

3. 张力性气胸

(1)可影响呼吸和循环系统,从而危及生命。

(2)体征和症状

a. 与简单的气胸相同。

b. 还有颈静脉怒张、心动过速、呼吸窘迫,并可有低血压。

c. 直立呼气时胸片:肺和气管塌陷,纵隔移位远离气胸侧。

(3)治疗

a. 立即用 14 号针头插入锁骨中线第 2 或第 3 肋间进行减压。

b. 插入胸腔引流管。

4. 血胸及乳糜胸

(1)肋间或肺血管的撕裂导致血胸以及剪切力导致的胸导管破裂，均可造成乳糜胸。

(2)如果胸膜腔显著积液，会使呼吸受限。

直立位胸片可见胸腔积液。如果患者不能坐直，可选取患侧朝下的侧卧位胸片。

(3)如果胸膜腔显著出血，则循环会受限。

(4)治疗

a. 如果呼吸窘迫，及时插入胸腔引流管排出积液。

b. 当患者稳定时修复肋间动脉裂伤及破裂的胸导管。

实质性脏器损伤

1. 肺挫伤

(1)非分段区的间质和肺泡出血会导致没有实质裂伤的水肿。

(2)巨大挫伤可导致通气灌注不匹配和呼吸衰竭。

(3)体征和症状

a. 啰音。

b. 咳嗽，痰中带血。

c. 伤后 1 小时，胸片显示斑块，或边界不清的实质影。

(4)保守治疗：支气管扩张剂、雾化治疗、经鼻气管吸痰。

2. 肺血肿

(1)肺部裂伤会导致肉眼下肺内积血。

(2)常引起呼吸功能受限，严重时可能需要插管。

(3)伤后即刻摄片可见肺实质有大片实质影。

3. 肺栓塞

(1)少见，由胸部钝伤导致。

(2)体征和症状

a. 呼吸急促及心动过速。

b. 发绀和呼吸衰竭。

c. 胸痛少见，但可以有。

d. 血气分析通常显示氧分压下降,氧饱和度相对下降,二氧化碳分压正常。

e. 明确的指标:通气灌注扫描不匹配。

(3)治疗

a. 立即静脉注射肝素。

b. 氧疗。

c. 呼吸衰竭时插管。

黏膜裂伤

1. 发生在气管、支气管和食管。

2. 体征和症状

(1)心前区或胸骨后疼痛,有可能放射到肩部、颈部或背部。

(2)胸片显示纵隔部气管和支气管破裂。

3. 经支气管镜诊断气管或支气管破裂。

4. 通过食管造影,用水溶性造影剂诊断食管破裂。

主动脉破裂

1. 最常见的破裂部位:左锁骨下动脉远端。

2. 80% ~90% 的患者在送往医院的途中死亡。

3. 体征和症状

(1)严重的撕裂样胸骨后或背部疼痛。

(2)胸部 X 线片

a. 主动脉弓水平的纵隔增宽。

b. 主动脉结节或降主动脉的轮廓异常。

c. 左主支气管压陷水平面以下超过 40°。

4. 治疗

(1)静脉大量输液,包括输血。

(2)立即手术修复。

心脏损伤

1. 心脏挫伤

(1)由于透壁性坏死导致的损伤。

(2)体征和症状

a. 胸痛。

b. 非特异性心电图变化,血清磷酸尿酯(CPK)升高。

c. 区域性或全部的室壁运动减退,左心室射血分数下降,心腔扩大,超声心动图和放射性血管造影显示心包积液。

(3)并发症

a. 最常见的是心律失常。

b. 其他危及生命的并发症:充血性心力衰竭;填塞性心包积液;肺栓塞;心肌、乳头肌或瓣膜破裂。

2. 冠状动脉夹层

(1)可无症状,或导致心绞痛或死亡。

(2)伴随夹层,可有冠状动脉梗阻,进而导致心肌梗死。

(3)心电图显示典型的缺血性改变。

(4)治疗

a. 如果病情稳定,保守治疗。

b. 对于进行性缺血,可行血管成形术或搭桥移植术。

3. 室间隔缺损

(1)诊断三联征:胸部外伤、收缩期喷射性杂音和心电图梗死表现。

a. 急性缺损患者会立即产生杂音。

b. 伤后几天出现的缺损会使杂音延迟出现。

(2)治疗

a. 内科治疗可自发愈合。

b. 持续性或进行性心脏衰竭和肺动脉高压需要手术。

(3)并发症和预后与传导通路、缺损大小和合并的心脏及非心脏损伤有关。

腹部损伤

一般表现

1. 疼痛的发作可以是即刻的、隐匿的,甚至在创伤后数小时出现。

2. 挫伤

(1)压痛局限于受伤部位,深层的肌肉紧张会加重疼痛(无牵涉痛)。

(2)挫伤可能与腹内损伤难以区分,或者共同存在。

3. 腹内出血

(1)导致腹内不适的原因,但疼痛往往较轻。

(2)最轻的压痛。

4. 中空内脏和腺体损伤

(1)导致严重的疼痛,弥漫性腹膜炎最初限于局部,最终扩散到整个腹部。

(2)腹腔损伤的体征:腹肌强直、腹壁不自主痉挛、肌卫、牵涉痛和肠鸣音消失。

(3)身体活动时疼痛加剧。

5. 严重腹部损伤及出血

(1)皮肤湿冷、面色苍白或发绀、心跳加快、血压下降、口渴和精神状态的改变,提示休克。

(2)即刻治疗

a. 将患者置于头低脚高位。

b. 静脉输液,禁食。

c. 应用抗休克裤。

d. 送至创伤中心治疗。

腹壁损伤

1. 肌肉挫伤

(1)可能会引起长时间的不适、无力以及无法竞技。

(2)治疗:休息、冰敷、止痛药物。

2. 腹直肌鞘血肿

(1)腹壁迅速肿胀,类似腹腔内损伤。

(2)立卧位腹部平片可显示血肿。

(3)治疗:大血肿可能需要清理;否则用冰敷、压迫和止痛药治疗。

脾脏损伤

1. 体征和症状

(1)疼痛:起初在左上腹,并放射到左肩,然后发展为弥漫性腹痛。

(2)在第 10 ~ 12 肋骨有压痛。

(3)脉搏增快,随后会有休克等症状。

2. 治疗

(1)如果无持续出血或休克的体征,可卧床休息并在医疗机构观察。

(2)如果需要手术,绝大多数运动性脾脏损伤可以缝合。

(3)脾切除术是最后选择。如果行脾切除术,应给予肺炎球菌疫苗。

肝损伤

1. 体征和症状

(1)右上腹痛,然后放射至右肩或弥漫至整个腹部。

(2)肋骨骨折导致第 10 ~ 12 肋骨压痛。

(3)肝脏挫伤可能会导致肩胛下血肿,但诊断性腹腔灌洗经常是阴性的。

2. 治疗

(1)如果无持续出血或休克的体征,可卧床休息并在医疗机构观察。

(2)如果包膜破裂或血肿继续扩大(如 CT 扫描显示)需外科手术。

胰腺损伤

1. 体征和症状

(1)严重的腹部或背部疼痛,可发展为弥漫性腹痛伴加重的腹膜刺激征。

(2)反射性肠梗阻。

(3)诊断性腹腔灌洗显示淀粉酶水平升高。

(4)伤后 12 ~24 小时血清淀粉酶和脂肪酶水平升高。

(5)CT 显示胰腺碎裂或肿块。

2. 治疗:一般需要手术,特别是严重挫伤或胰腺碎裂。

空腔脏器损伤

1. 体征和症状

(1)弥漫性腹痛及压痛伴腹膜刺激征。

(2)诊断性腹腔灌洗阳性,有淀粉酶、食物、胆红素或对革兰染色的微生物(细菌)。

(3)腹部 X 线片和 CT 显示游离气体。

2. 治疗:首先修复损伤的器官,除非结肠损伤,可能需要转移结肠造口术。

腹膜后损伤

1. 腹膜后血肿

(1)体征和症状

a. 疼痛轻重不一。

b. 血尿。

(2)通过 B 超、CT 或静脉肾盂造影进行诊断,对怀疑血管蒂受伤者预约动脉造影。

(3)治疗:保守治疗(即观察和止痛药),除非有证据表明休克、腹膜后血肿扩大或者静脉肾盂造影显示外渗。监测血尿以帮助临床决策。

膀胱破裂

1. 罕见于腹部钝挫伤,更多见于车辆运动中的骨盆骨折。

2. 膀胱造影诊断。

3. 治疗

(1)用导尿管或耻骨上膀胱造瘘治疗小的腹膜后损伤。

(2)腹腔内病变需手术治疗。

(何涛 徐卫东　译)

第 6 章

皮肤病和感染性疾病

细菌性皮肤感染

脓疱疮

1. 具有高度传染性疾病，通过皮肤和皮肤接触或通过垫子、器材或毛巾进行传播。

2. A 组，β 型溶血性链球菌在嘴巴和鼻子周围产生结痂、淡黄色、渗液的病变。

3. 金黄色葡萄球菌产生水疱（大疱性脓疱病）。

4. 治疗

（1）病变局部予以清创。

（2）外用莫匹罗星软膏，每天 3 次，或口服抗生素（红霉素、耐青霉素酶的青霉素或头孢菌素），共 10 天。

（3）不能进行运动活动，直到解决所有的病变。

疖病

1. 表皮摩擦部位（如腋窝、腹股沟及臀部）的葡萄球菌脓肿。

2. 治疗

（1）通常温敷数日即可解决。

（2）偶尔需要口服红霉素或青霉素类药物10天。

（3）不能参加近距离接触性运动，直到皮损干燥和解决所有病变。

凹陷型角质层分离

1. 足底负重面的浅表感染，类似足癣。

2. 皮肤表面的圆形凹坑和纵沟。

3. 常见于长跑、篮球和网球运动员，有多汗症和穿封闭性鞋袜者好发。

4. 治疗：经常换鞋和袜子，每天2次干燥剂，如20%的氯化铝（Drysol止汗剂）和复合3%红霉素的5%过氧化苯甲酰凝胶局部外用（苯扎霉素）。

病毒性皮肤感染

单纯疱疹病毒

1. 具有高度传染性，通过直接接触传播。

2. 尽早治疗与疱疹相关的问题。

（1）干燥剂（5%～10%的过氧化苯甲酰凝胶、Campho-Phenique和4%的锌溶液）。

（2）局部应用阿昔洛韦，每3小时1次，6次/天，连用7天，用时戴指套或橡胶手套。

3. 初始疱疹病变的治疗

（1）200mg的阿昔洛韦外涂，5次/天，或者400mg，3次/天，连用7～10天。

（2）不能参与运动，直至皮损干燥，治愈至少3天后才能比赛。

4. 每年复发6次以上的运动员在常规训练和竞技期间需外用400mg，2次/天。

传染性软疣

1. 单个或多个珍珠状、脐状、圆顶形丘疹，包含痘状病毒。

2. 通过直接接种进行传播：摔跤手最常累及。

3. 治疗

(1)刮除是最快和最可靠的治疗方法，2～3天后恢复活动。

(2)其他方法：液氮冷冻手术、维A酸、水杨酸以及激光手术。

寻常疣

1. 生在脚跖面(通过泳池台板和淋浴室处传染)和手掌(通过举重器材传染)的表皮乳头状瘤。

2. 用手术刀切除疣，露出黑色的粉点(栓塞的毛细血管)。

3. 治疗

(1)在赛季中：每天应用角质层分离剂，如16%的水杨酸复合16%的乳酸(Duofilm)，40%的水杨酸乳膏(Mediplast)，或17%的水杨酸非处方药(Compound W)。

(2)赛季后：用液氮冷冻手术。

皮肤真菌感染

皮肤癣菌(真菌癣)

1. 包括足癣("脚气")、股癣、体癣、头癣和甲癣(灰指甲)。

2. 通过人与人的直接接触并在潮湿的环境中传播(例如，更衣室地板、淋浴和鞋子)。

3. 治疗

(1)干燥剂(Burow溶液)，非处方的外用抗真菌药粉剂和霜剂，如咪康唑(Micatin)、十一烯酸(Desenex)和克霉唑(Lotrimin、Mycelex)。

(2)处方药：益康唑(Spectazole)和酮康唑(Nizoral)。

(3)对于灰指甲的耐药情况：口服灰黄霉素250～1000mg/d，连用数月，很少需要除去趾甲。

皮肤瘙痒

虱病（阴虱、虱子）

1. 在体育赛事中直接接触或通过更衣室里的毛巾、衣物和刷子进行传播。

2. 诊断依据没有红斑的瘙痒及可见毛囊上虱卵。

3. 治疗：林丹杀虫剂（Kwell）、扑灭司林（Nix）、除螨酯（RID）以及马拉硫磷（Ovide）。

疥疮

1. 具有高度传染性的螨虫产生的有小丘疹的红斑性凹陷和鳞屑，可散布于指蹼间隙、腋下、腰部、足踝、脚掌和生殖器。

2. 诊断依据显微镜下找到螨虫。

3. 治疗

（1）局部应用林丹杀虫剂，一周1次，连用2周。治愈后可参与运动。

（2）用热的肥皂水洗涤衣物，并存储7～10天。

环境对皮肤的伤害

晒伤

1. 皮肤暴露在紫外线B光2～6小时后产生，有轻度红斑和继发性脱屑。

2. 预防

（1）根据皮肤类型监测防晒系数（SPF）。

（2）避开高峰时段的暴露时间（上午11点至下午3点）。

(3)穿着轻便、宽松、棉质服装。

3. 治疗(根据晒伤程度):冷敷,外用皮质类固醇,口服 NSAID,严重病例可口服皮质类固醇。

冻疮:参见第3章

创伤性皮肤损伤

水疱

1. 由于摩擦力导致表皮内层的皮肤裂开,在层间有血清积聚。

2. 预防

(1)穿着恰当合适的鞋子、有滑石粉的短袜和尼龙紧身裤。

(2)在最大承压的部位用安息香硬化表皮。

(3)用含有尿素、乳酸、矿物油、甘油或矿脂的润肤剂润滑以减少摩擦。

3. 治疗

(1)用小针挑破大的、紧张的水疱,留下外层作为保护层。

(2)局部应用抗生素,密封包扎,以促进外皮形成。

老茧

1. 过度角化常发生在跖骨和掌骨头部,体操、舞蹈、跑步和球类运动好发。赛艇运动员的老茧发生在臀部的坐骨结节处。

2. 可有压痛和疼痛。

3. 治疗

(1)可用手术刀片削和脱水后用浮石磨。

(2)夜间局部应用水杨酸或乳酸。

鸡眼

1. 小的、疼痛的角化性病变：可以是脚趾之间的软病灶，或是骨性突起部位，有中环、半透明的硬核。

2. 治疗

(1)穿着恰当合适的鞋子，恢复正常足部功能。

(2)水化后削除。

(3)用水杨酸膏药。

黑足跟

1. 足跟后侧或外侧无症状的黑色斑点或条纹，是乳头真皮的毛细血管破裂，血红素外渗至表皮所致。

2. 常见于篮球、网球和壁球运动员，经常用脚做突然的、有力的动作。

3. 预防：用合适的足跟护杯、鼹鼠皮或鞋垫。

4. 治疗：无需治疗，皮损经过一段时间会自行消退。

黑脚趾（网球趾）

1. 甲下血肿，第1或第2趾甲最常见，继发于突发或反复的创伤。

2. 预防

(1)穿着恰当合适的鞋子。

(2)跖屈脚趾的跖骨垫。

(3)在体育比赛时重新系鞋带。

3. 治疗：为缓解疼痛，用大口径的针或铁丝烧灼穿刺趾甲排血。

慢跑者乳头

1. 粗棉织物磨损了乳头和乳晕。

2. 治疗：穿半合成布料或丝绸，应用凡士林软膏或胶带绑扎乳头。

运动员结节

1. 反复创伤产生的胶原蛋白性皮肤增生。
2. 见于冲浪者的膝足和拳击手的指关节。
3. 治疗:用保护垫,病灶内注射皮质类固醇和手术切除。

感染性疾病

上呼吸道感染(URI)

1. 适度的训练可以增强对 URI 的抵抗力,但长跑(如马拉松赛跑)可能会增加易感性。

2. 合并发热后

(1)心输出量上升,耗氧量增加,并且锻炼时乳酸增加。

(2)力量、有氧能力、耐力、协调和注意力均下降。

(3)使运动员有更严重的后遗症的风险(如病毒性心肌炎)。

传染性单核细胞增多症

1. 体征和症状

(1)起病隐袭,感觉不适、头痛和疲劳。

(2)45%的患者有脾大,35%有肝大。

2. 临床病程

(1)持续 2 ~8 个月,极少数病例经过几个月的时间能恢复到感染前的水平。

(2)脾破裂的发病率较低,肿大的脾脏外伤后可能破裂,伤后 4 ~21 天出现症状。

3. 治疗

(1)在限制范围内允许日常活动(非接触性活动),相比完全卧床休息恢复更快。

(2)在 3 ~4 周恢复适度水平的训练,改善后允许休息 1 天,康复

2天。

(3)适当地治疗重复感染(高达1/3的患者会出现)。

(4)勿用皮质类固醇,除非有危及生命的后遗症(如气道阻塞、血小板减少或神经系统疾病)发生。

病毒性肝炎

1. 甲型肝炎

(1)年轻运动员中最常见的急性病毒性肝炎。

(2)主要通过粪或口途径传播。因此,会暴发食物与水的传播疫情。

(3)常见的前驱症状:发热、恶心、呕吐、腹痛和厌食。

(4)治疗

a. 暴露后最好在2周之内给予免疫球蛋白。

b. 休息,直到急性症状(如发热、恶心、呕吐)缓解。

c. 恢复活动应根据竞技运动员的个人情况。

d. 健康的饮食,不要饮酒。

e. 无需用维生素K,除非凝血酶原时间显著延长。

2. 乙型肝炎

(1)通过静脉用药、产前、性活动及接受感染的血液传播。

(2)运动员与一名活动期急性感染患者密切接触后可以用乙肝免疫球蛋白被动免疫,其次是乙肝疫苗。

(3)同样地,恢复竞争训练应根据运动员的个体反应、酶水平恢复正常及对训练的反应来决定。

(4)有活动性感染的人不能参加某些体育项目(如摔跤):会通过皮肤或黏膜与感染者的体液接触进行传播。

人类免疫缺陷病毒(HIV)感染

1. 通过体育运动的接触传播HIV仍然只是理论上有风险;在经常有出血和皮肤擦伤的运动(如摔跤、拳击、足球)中,至今尚无传播的报道。

2. HIV 的职业暴露机会很小,但是会给运动医学的医护人员带来巨大风险。

3. 当有可能与人体体液接触时,要戴手套,所有被血液污染的表面和设备均要使用漂白剂。

4. HIV 感染者是否能继续参加竞技运动取决于个人情况,应由运动员、教练、医生及家人共同讨论和交流后决定。

5. HIV 阳性的运动员应避免极度剧烈活动,但适度的有氧运动可能是有益的。

旅行和传染病

腹泻

1. 高达 60% 的运动员出国旅行时会有腹泻,通常在第 1 周发生,2 天内会缓解。

2. 建议到达之前食用当地的水、生蔬菜和沙拉。

3. 预防性治疗

(1)通常不推荐用抗菌药,因为会有过敏性反应和副作用,如光敏性。

(2)硅酸铋 2 片/次,每天 4 次,可以减少腹泻。

(3)瓶装水或煮沸的水通常是安全的。

(4)剥皮和吃水果前要用肥皂和水洗手。

预防接种

1. 在初次免疫后,破伤风增强注射,每 10 年 1 次。

2. 破伤风免疫球蛋白只用于“脏”的伤口和那些受伤或治疗史不完全或不清楚者。

3. 当麻疹在运动赛事中有零星暴发时,应审查麻疹疫苗的接种。

4. 流感疫苗

(1)健康的运动员不建议使用。

（2）要考虑到秋季或冬季运动中运动员的接触不要太密切，以尽量减少因感染导致的赛季中断。

（何涛 徐卫东　译）

第 7 章

运动人群糖尿病和哮喘

糖尿病

Ⅰ型糖尿病

1. 累及年轻人,需要胰岛素治疗。

2. 许多Ⅰ型糖尿病患者积极参加体育运动和竞技。

Ⅱ型糖尿病

1. 出现在中年或年龄更大者。

2. 常与肥胖有关;通过合理的饮食和锻炼即可控制,或联合应用口服降糖药物。

运动的作用和对体育竞赛的影响

1. 运动有益健康,无论是对疾病的预防还是辅助治疗。

2. 糖尿病运动员可以在几乎所有的体育项目中有出色发挥:棒球、橄榄球、曲棍球、高尔夫球等。

3. 代谢控制良好的糖尿病患者和非糖尿病者的训练基本一样。

(1)可能需要血糖监测,以确保良好控制。

(2)可能需要定时监测尿液酮体以检查酮尿。

(3)运动员必须知道高血糖、低血糖以及酮症酸中毒的警戒线。

糖尿病的管理

1. 取得长期的严格血糖控制,要结合药物控制、合理饮食和规律运动。

2. 药物控制

(1)Ⅰ型:结合使用短效(常规)胰岛素和中长效胰岛素。

(2)Ⅱ型:饮食、减肥和运动,有时口服降糖药。

3. 合理的饮食

(1)提供稳定的血糖水平,Ⅰ型和Ⅱ型两种糖尿病都容易发生低血糖症。

(2)均衡的膳食主要包括碳水化合物,还有一定量的蛋白质和少量的脂肪。

(3)下午和晚上吃零食有助于防止低血糖。

规律运动的好处

1. 肌肉对胰岛素的敏感性增强,并可以减少胰岛素的产生。

2. 增加葡萄糖的摄取和利用,从而降低血糖水平。

(1)胰岛素治疗的糖尿病患者效果更显著,但是只有治疗满意时才会有效果。

(2)对于酮症糖尿病控制不力的患者,运动会加重高血糖并且可能会加重酮尿,特别是长时间锻炼。

3. 长期运动的好处:减肥,降低心血管疾病的风险,增加胰岛素敏感性和改善血糖的控制。

4. 血糖水平稳定时体育训练和成绩才可能会理想。

5. 耐力训练增加脂肪利用率,增加肌肉和肝脏糖原储备(可以不用补充碳水化合物就能进行相当长时间的活动),以及减少血液中葡萄糖的摄取(降低低血糖的可能性)。

6. 良好的血糖控制有助于增强肌肉质量。

锻炼的禁忌

1. 进行运动心电图检查，如果：

（1）患者年龄超过30～40岁。

（2）糖尿病病程超过10～25年。

（3）有症状的动脉粥样硬化性疾病。

（4）有心血管疾病的其他重要危险因素。

2. 糖尿病伴周围神经病变或微血管病变，应该：

（1）避免训练中足部受伤，用游泳和骑自行车代替步行和慢跑。

（2）每天检查双脚，并小心修剪趾甲。

（3）穿着恰当合适的鞋子和袜子，尽量减少水疱、鸡眼和老茧。

（4）定期用浮石磨锉老茧。

（5）足部受伤要立即治疗，防止并发症。

3. 糖尿病伴增生性视网膜病变，应该：

（1）不要进行剧烈或震动性的活动（如举重、接触性运动项目、体操和跑步），以及任何心跳显著加速和收缩压超过180mmHg的活动。

（2）不要进行潜水和倒置的训练（如一些瑜伽动作、倒立）。

训练指南

1. 在开始训练前良好地控制血糖。

2. 在训练之前、期间和之后测量血糖水平。

3. 赛前焦虑类似低血糖，运动员采取不当的措施会导致高血糖，从而使得酮症酸中毒加重或成绩不佳。

4. 在竞技之前，试验性调整胰岛素和食物的摄入量，在近似比赛的条件下训练（例如，相同的时间和近似的能量消耗）。

5. 以缓慢的、渐进的方式增加活动的强度和持续时间。

6. 训练前数小时，摄取缓慢吸收的碳水化合物，以保持足够的血糖水平。

7. 注射普通胰岛素1小时内训练（或者注射中效胰岛素的2.5小时

内）会加速吸收，而且达到峰值的时间减少。为了防止这一点：

（1）如果可能的话，在胰岛素效应到达峰值时，应避免训练。

（2）改变注射部位（如大腿、臀部区、腹部、三头肌、肩部），这取决于训练活动，注射部位不应集中训练。

（3）如果经常在注射普通胰岛素后不久进行训练，可能不需要改动。

8. 体温上升，胰岛素吸收率加快。因此，如果在注射常规胰岛素后第1个小时内进行训练，那么热身的持续时间和衣服穿的多少应该是相一致的。

9. 在活动量减少时，可能需要额外的药物或减少食物的摄入量。

10. 在训练持续时间和强度增加时，要适当减少药物或增加食物的摄入量。

11. 当运动持续几个小时（如马拉松和其他耐力性比赛），Ⅰ型糖尿病患者应：

（1）减少胰岛素基础剂量多达50%。

（2）每30～45分钟补充进食（约60千卡）。

（3）密切监测血糖。

12. 在训练的早期数月中，用药需求下降（典型的要减少10%～40%），并且只要继续训练就会更低。

13. 每次胰岛素剂量的调整和营养状态的变化都需要评估这些变化对训练和成绩的影响。

避免运动相关性低血糖

1. “胰岛素反应”或低血糖症的早期症状

（1）疲劳。

（2）无力。

（3）震颤。

（4）头痛。

（5）饥饿。

（6）口周或四肢麻木或刺痛。

2. 其他人(如教练员、其他运动员等)应该知道的体征:

(1)步态蹒跚。

(2)言语不清。

(3)动作笨拙(如掉落或溅洒东西)。

(4)成绩下降。

(5)思维混乱。

(6)容易发怒。

3. 训练之前测量血糖并有食物可供补餐。

(1)如果活动前血糖水平 <100mg/dL,运动前进食零食。

(2)如果活动前血糖水平 >100mg/dL,可能需要运动后进食零食。

(3)如果活动前血糖水平 >250mg/dL,应避免训练,直到尿液酮体阴性。

4. 低血糖多在夜间训练时发生,而早上发生的可能性较小。

(1)因此,应避免晚上训练,如果训练不可避免,并预计在晚上和第二天可能有低血糖时:

a. 减少胰岛素在餐后和餐中达到峰值的用量。

b. 运动前(赛前 2 小时进食轻碳水化合物食物)或者可能是运动后增加进食。

c. 多吃富含碳水化合物的食物,在 24 小时内恢复糖原至运动前的水平。

(2)清晨训练的糖尿病患者应该每天用长效胰岛素,在训练前的晚上或训练 2.5 ~3 小时达到常规剂量的 25% ~50% 。

5. 训练期间和之后,控制严格的糖尿病患者更易发生低血糖且更为严重,尤其是 I 型糖尿病史达 10 年以上者。

6. 锻炼期间发生低血糖时,胰岛素达到的峰值下降。

7. 短效胰岛素通常饭前使用,可能不需要全天活动。胰岛素更多是在非训练时使用。

8. 应急措施

(1)皮下或肌内注射 1mg 胰高血糖素可在 1 分钟内升高血糖。

(2)身边备用胰高血糖素应急包或糖果(最好是两者都有)。

(3)需有专人在赛场负责药物管理(而不是糖尿病患者)。

运动通关

1. 参赛前糖尿病控制稳定者:血糖水平 60 ~ 300mg/dL,并且没有酮症。

2. 没有糖尿病并发症。

3. 参赛前为全通关者,进行谨慎的实验性训练和竞技。

4. 血糖控制在连续、渐进、平稳的有氧运动中,相比那些需要短促、爆发性能量释放的运动更容易控制。

5. 参与高风险的运动(例如,水肺潜水、跳伞、登山、滑翔等)或在极其寒冷的天气中进行耐力性比赛没有绝对禁忌,但应告知运动员和家庭成员相关风险,并建议采取适当的预防措施。

运动性哮喘

运动性哮喘在儿童中比较常见,但可影响所有年龄段的人,不过很少危及生命。

症状

1. 由训练时呼吸道失水和气道冷却诱发。

2. 典型的情况是运动员心率达 170 次/分,持续 5 ~ 8 分钟导致发作。

表现

1. 支气管痉挛通常在训练后 10 ~ 15 分钟发生,在 30 ~ 60 分钟内自发性缓解(“早期反应”)。

2. 然后有 30 ~ 90 分钟的不应期,当再进行锻炼时不会导致支气管痉挛复发。

3. 一些人在 4 ~ 12 小时后有第二次支气管痉挛(“迟发性反应”)。

4. 严重程度随运动的持续时间和强度不同而有所区别。

5. 长时间运动相比适度的训练实际上可能会减少支气管痉挛的发生,所以运动员也许能“克服”症状。

6. 严重程度还受环境条件和潜在的肺部疾病的影响。

诊断

1. 运动性哮喘的运动员会出现劳力后咳嗽、胸闷、气短、无力或劳力性鼻塞。

2. 儿童可有咳嗽或腹痛。

3. 确诊

(1)运动前后的肺功能测试。

(2)乙酰甲胆碱激发试验,确定支气管的高敏性。

(3)吸入 β 受体激动剂的治疗试验阳性,伴特征性病史。

4. 进一步的诊断要明确加剧的因素(如过敏或感染)。

缓解症状的早期治疗

1. 明智地进行锻炼。

2. 短促的爆发性锻炼会导致反射性支气管扩张;经常训练的运动员相比久坐的人运动性支气管扩张更多。

3. 训练的结果也增加最大摄氧量(VO_2max)。单位心率下的工作能力和最大通气量,在单位工作负荷下心率下降。

预防措施

1. 运动员可能受益于:

(1)尽量避免“致哮喘性”运动。

a. 短促的活动后即可休息的运动(如高尔夫球、棒球、网球运动和举重训练)。

b. 在温暖、湿润的环境中进行的运动(如游泳、水球)。

(2)在给定运动中的位置(如足球守门员)。

(3)地理位置的选择(如佛罗里达州与明尼苏达州)。

2. 在训练过程中,缓慢地通过鼻子呼吸和避免过度通气。

3. 在锻炼之前和期间,避免过敏原和环境性刺激物。

4. 在寒冷、干燥的环境中,戴口罩或围巾遮盖嘴和鼻子以减轻症状。

5. 比赛之前45~60分钟热身,以利用支气管痉挛不应期。

治疗药物的选择

1. 首选药物:运动前10~15分钟吸入β受体激动剂,也可以用于减少运动后症状;口服β受体激动剂的作用不明显,其起效慢而且副作用大。

2. 运动前10~20分钟吸入色甘酸钠;对已发症状无效,但对β受体激动剂无效或不能耐受其副作用的运动员是有帮助的;可联合使用色甘酸钠和β受体激动剂。

3. 其他药物

(1)茶碱:部分有效,但副作用限制了它的使用。

(2)抗组胺药:一般是无效的,但对有些患者有效。

(3)抗胆碱能药物(如吸入异丙托溴铵):可以控制症状,但不能预防。

(4)局部收缩血管药:可以减少运动性鼻塞。

(5)皮质类固醇(局部吸入或全身使用):在运动性哮喘中作用不大。

(6)钙通道阻滞剂:可能有用,但长期效果尚未充分研究。

4. 国际奥林匹克委员会允许使用茶碱、色甘酸钠和选择性β受体激动剂;绝大多数体育组织要求,需要使用β受体激动剂以控制运动性哮喘的运动员提前提供书面通知。

(何涛 徐卫东 译)

第 8 章

心脏疾病

肥厚型心肌病

肥厚型心肌病是运动员突然和意外死亡的最常见原因，一种与左室肥厚和心肌纤维排列紊乱相关的心肌疾病。

表现

1. 一般无自觉症状或仅有轻度症状。

2. 在无症状或轻度症状的成人患者猝死少见；轻度症状患者猝死多发生在少年。

3. 最常见的症状：呼吸困难，其次是心绞痛、疲劳、晕厥前兆、晕厥，也可有心悸和眩晕；运动会加重症状。

4. 晕厥是不祥之兆：有肥厚型心肌病和晕厥的运动员禁止参与剧烈的运动。

听诊结果

1. 左室抬高，显著的第四心音，粗糙的渐强 – 渐弱的收缩期杂音。

2. 一些患者有震颤。

3. 心尖部吹风样全收缩期杂音增加，向腋部放射，提示二尖瓣反流。

4. 减少前负荷（如 Valsalva 动作、站立姿势和亚硝酸异戊酯），则增加强度和杂音。

5. 增加前负荷(如蹲),则降低强度和杂音。

左室肥大——运动员心脏综合征

如果运动员只有轻微的左室肥大,舒张功能正常且无症状,则猝死的风险可以认为是非常低的。

冠状动脉畸形

主冠状动脉起源畸形

1. 运动时的猝死在运动员中引人关注。

(1)其左主冠状动脉起源于右冠状动脉窦。

(2)其右冠状动脉起源于左冠状动脉窦。

2. 死亡原因还不清楚,但一般认为是畸形动脉的锐角延伸压迫在主血管之间,或由其他损伤导致。

冠状动脉粥样硬化

1. 超过 30 岁的运动员,90% 的猝死源于冠状动脉粥样硬化。

2. 猝死:是 25% 以上的冠心病患者的首要临床表现。绝大多数运动员猝死于以前没有症状的冠状动脉粥样硬化。

3. 运动员的病史、心电图、超声心动图可发现隐匿的心肌梗死,平板试验可以是异常的。

心肌炎

心肌炎可以是急性或慢性的。在北美通常是病毒性的,但也可以由药物、铅、儿茶酚胺和过敏原引起。

病理生理学

1. 受累心肌可以是局灶性或弥漫性的,但皮损随机分布于心脏。临床结果取决于病变位置、大小和病灶数。

2. 病毒性心肌炎可损坏传导系统或是局灶性的(心肌),并导致易患心律失常。

3. 潜在致命的心律失常的风险与疾病的急性期无关。

临床表现

1. 临床表现:范围从无症状到暴发性充血性心力衰竭。

2. 在大多数情况下,心肌炎是自限和不被察觉的。

诊断

1. 体检:正常,除非显著的左心室功能不全。

2. 可疑心肌炎

(1)心电图显示局灶性或广泛性左或右心室功能障碍。

(2)如果运动员患有心律失常或传导功能障碍,并且没有其他潜在的心脏病。

(3)有长时间呼吸道感染或不明原因导致的运动耐受能力显著下降。

二尖瓣脱垂

二尖瓣脱垂在运动员中常见,表现为二尖瓣叶面积增大;二尖瓣增厚,经常出现黏液变。

症状

1. 大多数二尖瓣脱垂的患者没有症状。

2. 属于二尖瓣脱垂的症状包括:

(1)不典型的胸痛,一般为锐痛,在左心前区,或是短暂的或持续数个小时（以女性多见）。与体育活动无关。

（2）呼吸困难、疲劳、头晕和心悸。

听诊诊断

1. 二尖瓣脱垂的特征：非喷射性收缩期咔嗒声，在收缩期站立比坐着时更早出现。

2. 不同程度的二尖瓣反流（收缩期杂音）。

二尖瓣脱垂的并发症

1. 感染性心内膜炎。

2. 室上性和室性心律失常。

3. 短暂性缺血发作。

4. 部分卒中。

5. 猝死（非常罕见）。

参加运动

1. 完全无症状且无早亡家族史者，如果没有证据证明马方综合征或显著的二尖瓣反流，可以参加活动。

2. 贝塞斯达会议建议有二尖瓣脱垂的运动员如果有以下情况，不能从事剧烈的竞技比赛：

（1）晕厥史。

（2）有因为二尖瓣脱垂导致猝死的家族史。

（3）不能忍受的胸痛或者运动中胸痛加重。

（4）复杂的室性心律失常。

（5）显著二尖瓣反流伴中度或重度心脏肥大。

（6）与二尖瓣脱垂相关的马方综合征。

运动员心脏检查

听诊

1. 发现肥厚型心肌病、瓣膜性心脏病、马方综合征、心律失常或心肌炎证据。

(1)肥厚型心肌病:见肥厚型心肌病一节。

(2)马方综合征:主动脉舒张期杂音、收缩期喷射音、收缩期杂音(或者是在胸骨左缘或在二尖瓣区)、响亮的第二心音。

(3)二尖瓣脱垂:见二尖瓣脱垂一节。

2. 区分收缩期喷射音的病因

(1)要特别注意第二心音、主动脉和肺动脉瓣关闭的时间。

(2)最常见的杂音:柔和的中收缩期杂音与任何心脏畸形都无关(30% 的年轻运动员有生理性或功能性杂音)。

(3)激发试验(Valsalva 动作、站、蹲、亚硝酸异戊酯)可帮助区分病因。

(4)如果怀疑诊断不是功能性杂音,则进行心电图和超声心动图检查。

心电图

1 窦性心动过缓在运动员中很常见,被认为是正常的,尤其是有氧或耐力运动员。

2. 其他运动员正常的心电图变异见表 8 - 1。

3. 运动员中常见的心律失常(如窦性心律不齐、心动过缓、交界性心律、房性期前收缩)在用力后消失,可认为是良性的,而且不需要特殊的随访。

4. 心电图改变提示左室肥大的运动员更多见。

超声心动图

1. 超声心动图是检测肥厚型心肌病、马方综合征、心肌炎、二尖瓣脱垂、陈旧性心肌梗死、先天性心脏畸形、其他瓣膜异常和部分冠状动脉畸形最可靠的检查方法。

表 8－1　心电图在运动员中的正常变异

心电图在运动员中的正常变异
窦性心动过缓
交界性心律
Ⅰ度房室传导阻滞
莫氏Ⅱ度Ⅰ型房室传导阻滞(文氏现象)
不完全性右束支传导阻滞
非特异性 T 波改变
轻微的 ST 段压低或抬高
24 小时动态心电图监测偶发的房性期前收缩和室性期前收缩

2. 然而,超声心动图昂贵且耗时,并提出无症状的运动员存在畸形时是否应该取消参加资格。

3. 用彩色血流多普勒筛查的“快速查看”(胸骨旁、长轴和短轴视图)可降低成本。

平板试验

1. 对于运动员进行运动试验的主要指标:用于排除冠心病。

2. 测试运动员的标准

(1)年龄大于 35 岁,有高风险的心脏事件。

(2)症状:用力后胸部不适,不寻常的呼吸困难、头晕、晕厥或心悸。

(3)已知马方综合征(CV)。

(4)心脏异常的结果可提示参与竞技有风险。

3. 平板试验阳性的心肌缺血运动员,要停止竞技运动,直到疾病排除。

4. 不要因为平板试验阳性且没有进一步的检查,就取消无症状运动员的参赛资格。

动态心电图监测

1. 适用于有晕厥史的运动员。
2. 当他们在运动时进行监测。

环心电图记录器(事件记录)

1. 用于长期监测。
2. 相比动态心电图能更好地确定晕厥的发作。

直立倾斜试验

1. 当运动员有不明原因的晕厥而无结构性心脏疾病时的诊断标准。
2. 神经心源性晕厥(由迷走神经介导的)是最常见的原因。

(何涛 徐卫东 译)

第 9 章

脊柱损伤

刺痛和烧灼样疼痛

损伤机制

1. 与其他运动员或某种固定的物体（通常见于足球等运动）发生头、颈部、肩部冲撞（图 9－1）。

2. 原因

（1）肩部的压低，同时出现颈椎的过伸或过屈，或是被动侧屈至对侧。

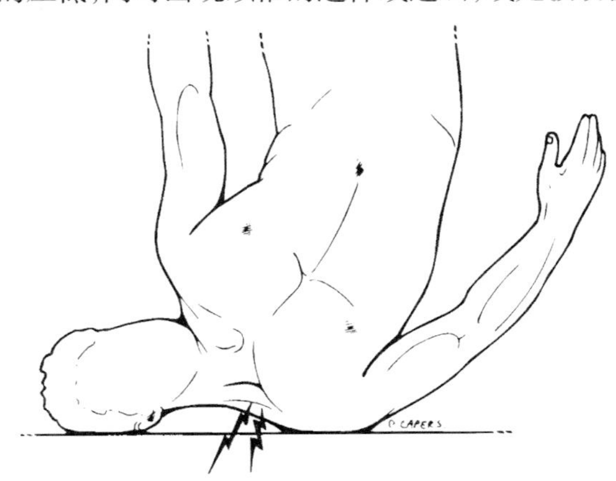

图 9－1　肩部的压低伴颈椎的过伸及向对侧肩部侧屈，导致颈肩角被迫大幅超过正常的运动角度。

(2)臂丛神经牵拉出现的影响。

(3)损伤臂丛神经上干或是 C5 - C6 神经根。

3. 尽管症状可能会相同,但潜在的损伤程度却不尽相同,并且影响臂丛神经或者神经根。

症状

1. 从肩部通过上臂向远端放射至手指的不同程度的严重烧灼感、伴有刺痛的感觉异常以及无力感。

(1)感觉异常仅持续数秒或数分钟。

(2)无力感持续 15 分钟甚至更久。

2. 感觉异常和伴随的无力感(最常见于臂丛神经上干 C5 - C6 支配的肌群:肩部的外展肌、外旋肌以及肘部的屈肌)取决于神经损伤的情况(图 9 -2)。

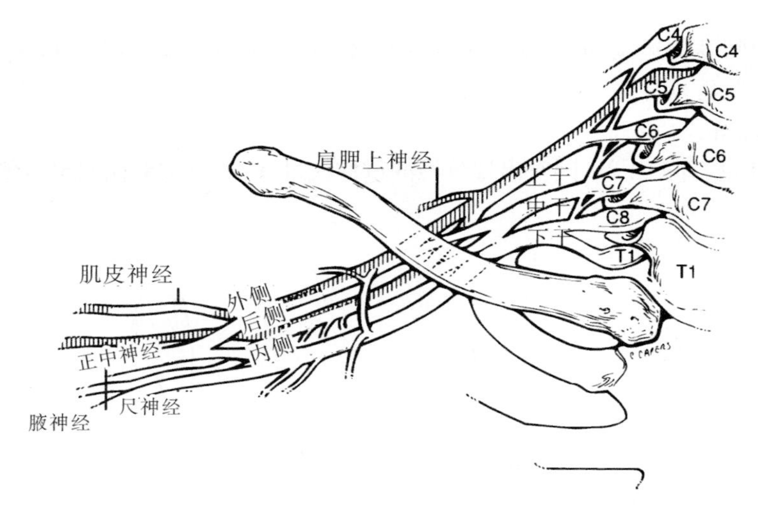

图 9 -2 当臂丛神经受到牵拉损伤后,通常会出现迟发性的损伤。肌肉的无力使临床医生能够追踪到损伤的位置:C5,大小菱形肌;C5 - C6,冈上肌和冈下肌(肩胛上神经)、喙肱肌、肱二头肌、肱肌(肌皮神经)、三角肌、小圆肌(腋神经)、前锯肌(胸长神经)。通常,前锯肌是备用的,因此提示损伤常远离痛点。

3. 单侧的症状提示最有可能是神经根的损伤。

4. 双侧的症状(影响双上肢)常由于脊髓损伤造成。

基于神经受损程度因素的分级

1. 短暂的神经麻痹:无器质性损伤;感觉异常和无力感表现轻微;肩部和锁骨上三角(Erb 点)的疼痛和肿胀可持续数天,期间神经干叩击试验(Tinel 征)可被引出。

2. 神经麻痹:麻木感较轻微,但无力感可持续6周。

3. 轴索断裂:无力感甚至在经过6周的康复训练后仍存在。

4. 神经断裂:尽管通过6个月以上的康复训练,广泛的损伤仍残留持续的无力感。

与刺痛或烧灼感相关的损伤类型

1. 仅有短暂的且不残留后遗症的神经刺激。

2. 期间发作达到50次,但无后遗症。

3. 位于脊髓水平的完全根性撕脱伤造成上肢灾难性、永久性的器质和功能性损害。

评估和治疗

1. 症状发生时

(1)被检者尽可能去除衣物和其他保护性的装备,以便进行颈椎、肩部和上臂的检查。

(2)检查

a. 颈椎和上肢的活动度。

b. 双上肢的肌力。

c. C5 - T1 支配区的浅感觉检查。

d. 肱二头肌、肱三头肌和肱桡肌的反射。

(3)如果所有的检查均正常,且疼痛已解除,运动员可以检查保护性装备,添加肩垫和颈托,之后可以恢复比赛。

(4)在场边即刻冰敷压痛部位,以减少淤肿,检查复发性症状。

2. 比赛后

(1)在赛场重新进行相同的评估,但要更加仔细。

(2)如果仅有锁骨上三角的压痛症状,72 小时以内冰敷,之后更换为热敷。

(3)任何运动员只要存在颈椎活动度下降、疼痛、根性症状,应立刻进行影像学检查以排除椎体和椎间盘的损伤。

(4)再次检查确定没有出现无力等情况才可继续进行接触性运动。

3. 再次参赛前

(1)目标:预防再次出现损伤,因为后续的损伤往往会更严重。

(2)再次评估活动度、力量、感觉和反射。

(3)一旦发现无力(提示神经损伤),在其被解决之前,应限制活动避免出现进一步损伤。

(4)一旦出现力量恢复的证据,立刻开始保守的力量训练,直到双侧力量相等。

(5)调试肩垫以减轻肩关节压力和颈椎的偏斜。

(6)进一步评估没有解决的无力,感觉变化或复发的刺痛,并且避免进一步的接触性运动。

预防措施

1. 使用高质量的肩垫来缓解压力。

2. 对于伴随的刺痛或烧灼感,增加肩垫填充物和颈托均有所帮助。

康复

1. 关节活动度和轻微的伸展训练有助于恢复无痛的颈椎和改善肩关节活动度。

2. 之后开始渐进性的力量训练来建立稳定的颈部及肩胛骨肌群。

3. 在赛季和休赛期继续力量训练来预防复发。

颈椎损伤

损伤机制

1. 由于过度屈曲以及轴向负荷导致颈椎损伤伴神经损伤。

2. 橄榄球赛中颈椎损伤的首要病因：与头盔接触的直接轴向负荷。

3. 多数颈椎损伤由屈曲压缩引起。

(1)椎体前柱的压缩性破坏表现为前柱高度下降。

(2)侧位片可以提供最好的视角(图9-3)，正位片可以显示出椎体骨折线(爆裂损伤)。

4. 椎体压缩是另一种常见的损伤机制。

(1)前柱和中柱同时出现损伤导致颈椎椎体高度均匀下降。

(2)侧位片显示：

a. 所累及椎体上或下终板凹陷。

b. 骨质向后进入椎管。

5. 高位节段的压缩性骨折可能由于继发的韧带损伤出现慢性失稳，但是大多数轴向负荷引起的脊柱压缩性骨折不会出现。

筛选标准

1. 拍摄颈椎的侧位片。

2. 考虑将来的问题：

(1)影像学支持失稳的存在。

(2)从C5椎体后缘到棘突椎板线的椎管径测量<10mm。

3. 没有参与涉及齿突移动的活动。

4. 除外累及两柱的、颈椎融合的或者对邻近节段带来过度压力的陈旧性骨折。

5. 评估棘突骨折或者椎体高度丢失小于20%的压缩性骨折，并且在颈椎动力位片上表现为失稳。脊柱稳定时，运动员颈椎将面临更小的风险。

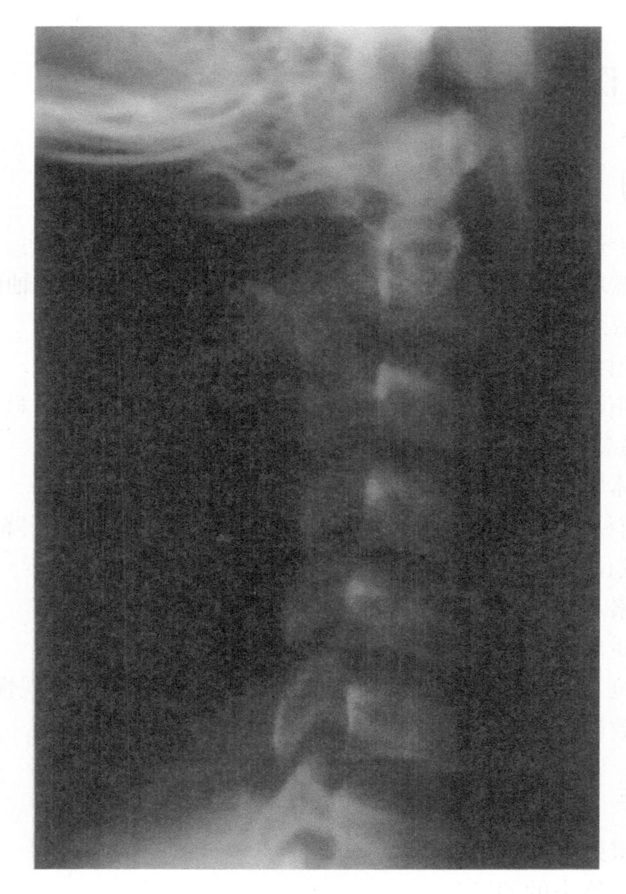

图 9－3　侧位片显示一个 C5 的压缩屈曲骨折。

颈椎劳损

1. 最常发生于运动员的颈椎损伤：椎旁肌的创伤性劳损。
2. 更多发生于跨越多个关节的肌肉。
3. 当颈椎椎旁肌承受过重的偏心负荷时发生。
(1)高强度的负荷集中在偏心模式增加了肌肉痛。

（2）无力和疲劳使肌肉处于造成损伤的负荷中，适当的热敷可以减轻肌肉损伤。

4. 通常，突发事件对于受伤运动员来说并不明显，症状可在创伤后24小时达到顶峰。

5. 治疗

（1）冰敷，非甾体类抗炎药，颈椎柔韧性和力量训练。

（2）必要时对于受损肌肉短期固定可以降低再次损伤的可能性。

（3）由于缺乏康复训练，会导致肌肉拉伤复发。

颈椎扭伤

1. 颈椎韧带结构的损伤。

2. 表现可能和颈椎劳损类似，但更严重的损伤（3级）包括颈椎半脱位或者明显的脱位，伴随非常严重的神经后遗症。

3. 更为常见的是部分撕裂带来的损伤（1级和2级损伤）。

（1）颈椎活动度的下降。

（2）无神经性后遗症。

4. 评估有持续症状的患者，颈椎的侧位和过伸过屈位片是需要的。

5. 治疗：制动，休息，非甾体类抗炎药，颈椎活动度和力量训练。

赛场评估

1. 运动员可以独自或者在帮助下离开比赛场地。

（1）立刻在场边评估残余的感觉或者运动障碍。

（2）在更衣室进行彻底的检查。

（3）在重新开始运动之前必须完成放射学检查。

（4）如果症状消失或者活动度完整，可以返回比赛。

2. 如果运动员仍躺在赛场上，在搬动前须排除不稳定的颈椎损伤。

（1）确保或保留通畅的气道。

（2）如果是俯卧位，应滚动运动员，清理口腔，并进行神经系统的检查。

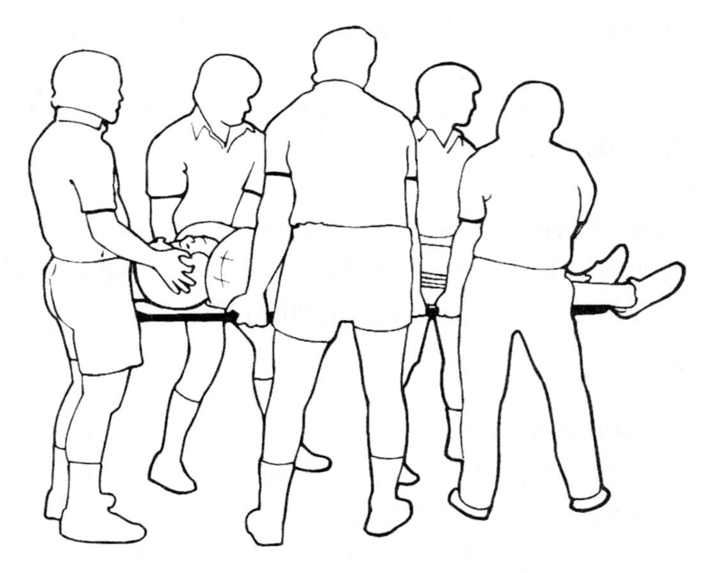

图 9－4　运离赛场的技术。

(3)询问运动员有关疼痛、刺痛感、麻木感、黑曚或者头晕,评估记忆力以判断是否存在闭合性颅脑损伤。

(4)运动员具有颈肩痛或者有线索提示颅脑闭合性损伤,除非事实证明并非如此,均假设其出现不稳定的颈椎损伤。

运离赛场

1. 如果有颈部压痛或异常的神经系统表现,应正确运离赛场。

2. 运送过程中需保持头部控制。

3. 如果能取得木板,将运动员翻滚至木板上,并由 5 个人(每侧各 2 人,头部 1 人)运送运动员下场,不可在赛场上去除头盔。

4. 没有木板时,2 人于两侧肩部和腰部,1 人于足部,1 人于头部,运送者将仰卧位的运动员的手臂固定住,用手抓住头颈后方来控制头部。

场下评估

1. 伤员到达场边或者更衣室,立刻开展更为全面的检查。

2. 返回赛场的禁忌证

(1)手臂的麻木、刺痛、无力或者疼痛。

(2)持续的疼痛,活动受限,或是神经系统功能障碍。

(3)颈椎活动受限并伴有疼痛,往往提示存在隐蔽性的、潜在的、严重的损伤。

(4)存在下肢症状时,即使症状缓解,在完整的放射学评估完成前,也不能返回赛场。

影像学评估

1. 如果体格检查发现异常,暂时不取下头盔,完成颈椎侧位片检查。

(1)直观并且仔细观察全部 7 个椎体(图 9-5)。

(2)寻找明显和微妙的损伤线索。

(3)椎前或者咽后的软组织阴影可能是颈椎损伤的唯一线索,C3 椎体正前方的阴影应当≤4mm。

(4)椎体后缘和棘突椎板线应当是连续的。

2. 如果侧位片正常,则脱去头盔,进行更为全面的检查。

3. 拍摄其余系列创伤的影像:正位片、张口位片和斜位片。

4. 评估完这些影像结果,拍摄过伸、过屈位的影像。

(1)过屈位片,齿突前间距 >3mm 提示 C1-C2 不稳定。

(2)脊髓宽度小于 13mm 提示齿突骨折。

(3)任何情况下出现成角 >11°或者移位 >3.5mm 均提示失稳。

5. 如果没有发现异常,但存在神经系统或者根性症状,需获得 MRI 结果。

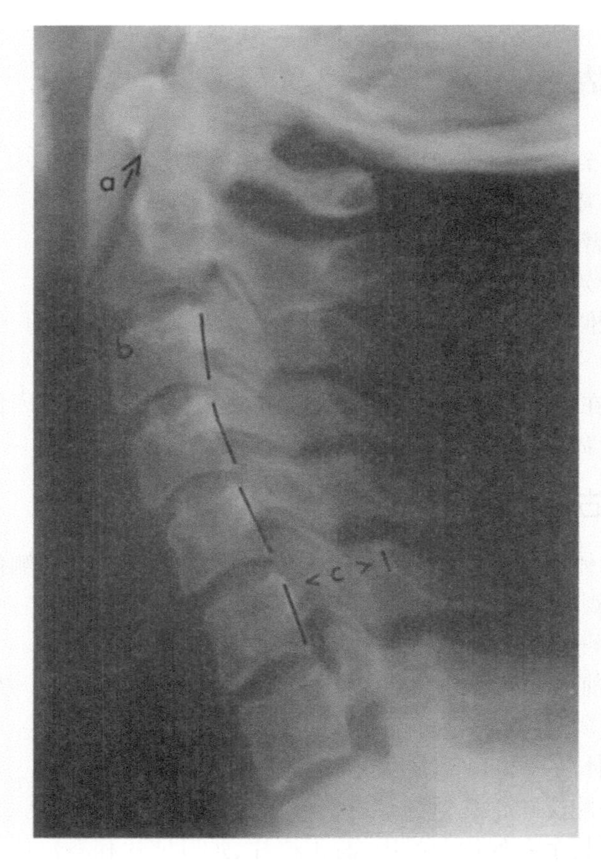

图9－5 正常颈椎侧位片的几个标记:a,齿突前间距;b,生理曲度;c,椎管的矢状径。

胸腰椎骨折

横突或者棘突骨折

1. 稳定的损伤。
2. 孤立的横突骨折可能由2°的扭伤引起。

3. 孤立的棘突骨折可能由屈曲损伤引起。

4. 相关的软组织损伤引起疼痛。

5. 不需要模具或者支具;降低活动度。

6. 骨折源于过屈损伤或者扭伤,可导致明显的韧带损伤和失稳,需要长期制动或者手术治疗。

压缩性骨折

1. 源于脊柱轴向载荷。

2. 椎体前缘破坏以及后方韧带复合体的各种损伤。

3. 基于体格检查和X线片,决定了稳定性和治疗手段。

(1)仔细触诊棘突和棘间韧带。

(2)如果台阶感明显或者棘间韧带压痛显著,提示存在后方韧带复合体损伤,采用过伸位支具或石膏治疗。

(3)如果没有后方韧带复合体的损伤,采用胸腰部支具或者过伸位支具均可。

(4)X线片上显示压缩性骨折如果伴椎体前缘皮质高度丢失超过50%,说明脊柱不稳定,不仅需要支具,同时需要手术进行固定。

爆裂骨折和骨折-脱位

1. 椎体前后缘及后方韧带复合体存在损伤。

2. 严重的、不稳定的损伤往往需要手术治疗。

脊椎滑脱和脊椎前移

脊椎滑脱:椎体后弓的缺损。

脊椎前移:由于脊椎失去后方的稳定性,椎体向前脱位。

损伤机制以及和特定运动的关系

1. 反复的腰椎屈伸动作。

2. 部分峡部损伤发生在超过20%的女性体操运动员，不成比例地发生于经常参加跳水、举重、橄榄球、摔跤、跳高和划船等运动的青少年。

症状

1. 下腰痛

(1)通常位于下腰部，但有可能累及一侧臀部和大腿后侧。

(2)很少放射到膝盖以下，到达腓肠肌和足部。

(3)活动后加重，休息后可部分缓解。

2. 腿筋紧张：柔软度下降，弯腰难以触及足趾。

3. 症状可能源自创伤，也可能起病隐袭。

体格检查结果

1. 脊椎前移：椎旁肌肉痉挛，腿筋紧张，棘突明显的台阶感。

2. 通常没有神经症状。

3. 站立时症状可集中到一侧。

影像学表现

1. 侧位片可发现椎体向前脱位。

2. 斜位片：可发现脊椎滑脱。

3. X线片不能排除进展性应力骨折。

4. 早期诊断可采用锝骨扫描发现应力损伤或者CT发现骨折。

脊椎滑脱的治疗

1. 症状性的脊椎滑脱较少见。

2. 青少年症状性的脊椎滑脱的治疗采取卧床休息、减少活动以及定制支具等。

3. 症状完全消失通常需要8～12周。

4. 一旦症状消失，运动员充分恢复后可返回赛场。

5. 持续存在症状的运动员可能需要进行脊柱融合术。

脊椎前移的治疗

1. 根据症状的严重程度和椎体滑脱的度数。

2. 对于存在症状且滑脱程度≤33%的运动员，采取限制活动及定制腰骶部支具进行治疗。

(1)一旦症状消失，运动员可以返回赛场并恢复所有运动，包括接触性运动。

(2)每6个月进行一次腰骶部的放射学检查，或者再次发生下腰痛时立刻检查。

3. 青少年运动员当滑脱程度≥33%时，或者滑脱程度不断进展，即使不存在症状，也需要进行手术治疗。

4. 症状持续存在或者反复发作的运动员通常也需要手术。

(顾洪生　周文钰　张睿　译)

第10章

肩关节骨折和脱位

锁骨骨折

分类

1. 根据骨折类型(青枝、斜行、横行或粉碎性)或解剖部位分类。
2. 儿童锁骨骨折
(1)大多数无移位或者轻度成角的青枝骨折。
(2)经常是跌落时肩部着地或伸出的手撑地导致。
3. 成人锁骨骨折
(1)经常有移位,并且相互重叠。
(2)大部分是跌落时伸出的手撑地导致。
(3)发生在冰球和曲棍球运动中,经常是直接打击锁骨导致。

大龄儿童和成人的临床表现

1. 捻发音、肿胀和压痛。
2. 运动员护住患肢会减轻疼痛。

影像学评估

1. 常规锁骨前后位摄片。
2. 头侧倾斜45°位摄片。

非手术治疗

1. 舒适的固定。
2. 无移位骨折予吊带固定和冰敷。
3. 8字带固定复位移位的骨折。

手术治疗的指征

1. 需要清创的开放性骨折。
2. 闭合复位骨折未能解决神经血管问题。
3. 有不能复位、移位的骨折碎片。
4. 向后移位的锁骨内侧部骨折压迫纵隔。

锁骨远端1/3骨折(图10-1)

1. Ⅰ型
(1)位于肩锁关节和喙肩韧带之间。
(2)骨折稳定,只需要吊带固定。
2. Ⅱ型
(1)位于喙肩韧带内侧或穿过喙肩韧带。
(2)不稳定,往往需要手术固定。
3. Ⅲ型
(1)累及锁骨远端关节面。
(2)经常漏诊,并有晚期的后遗症。
4. 确定坚实的骨性愈合后运动员才能重新活动。

可能的合并伤

1. 肋骨骨折。
2. 气胸或血胸。

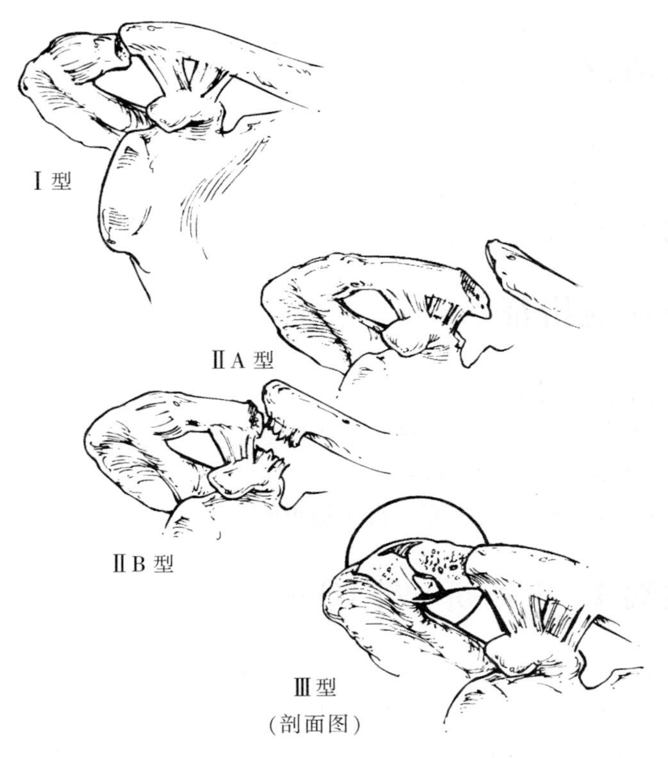

图10－1　锁骨远端骨折。Ⅰ型位于肩锁关节和喙肩韧带之间；韧带完整，骨折固定在原位。ⅡA 型骨折位于喙肩韧带内侧。ⅡB 型骨折伴有喙肩韧带撕裂。Ⅲ型骨折累及锁骨关节面。

3. 气管或主支气管的裂伤。

4. 神经血管损伤。

可能出现的并发症

1. 骨折不愈合（罕见，但是严重），经常是Ⅱ型骨折，而且固定强度不足。

2. 畸形愈合（有功能障碍或不美观），可通过截骨、内固定术或植骨进行校正。

3. 在锁骨关节部可发生创伤性关节炎。

肩胛骨体、肩峰和喙突骨折

肩胛骨骨折

1. 按解剖部位分类

(1) Ⅰ型:肩胛骨体骨折。

(2) Ⅱ型:骨突处的骨折,包括喙突和肩峰。

(3) Ⅲ型:上外侧角的骨折,包括颈部和关节盂骨折。

2. 按损伤部位和损伤程度分类

(1) Ⅰ级:喙突和肩峰骨折,以及肩胛体的小骨折。

(2) Ⅱ级:关节盂和颈部骨折。

(3) Ⅲ级:大的肩胛骨骨折。

损伤机制

1. 肩胛颈骨折:肩部的直接外伤,或者是跌落时肩部或手伸出撑地(轴向载荷)导致。

2. 肩胛骨体骨折:直接外伤,经常是高能量损伤导致。

(1)在成人,显著的外伤才会导致肩胛骨骨折。

(2)突然的肌肉收缩会导致骨折块移位。

3. 肩峰骨折:直接的上方打击。

(1)典型的骨折线位于肩锁关节外侧,很少出现骨折移位。

(2)肩峰也可以由于肱骨头的轴向载荷导致骨折。

4. 喙突骨折

(1)孤立的、在体育运动中直接打击喙突导致的骨折。

(2)也可能伴有肩锁关节脱位,而喙锁韧带保持完整;肩锁关节损伤在青少年运动员中并不少见,必须排除合并的喙突骨折。

临床表现

1. 肩胛骨骨折

（1）手臂内收，保护性地避免活动；外展疼痛剧烈。

（2）局部压痛、淤斑和血肿。

（3）深吸气时疼痛。

2. 肩峰骨折

（1）手臂外展时疼痛。

（2）肩部扁平、局部疼痛、肿胀和压痛。

3. 喙突骨折

（1）局部疼痛、压痛，肩关节内收、肘关节屈曲及深吸气时疼痛。

（2）严重移位的喙突骨折块，可在腋窝褶皱处触及。

（3）神经功能损伤可由骨折的喙突挫伤臂丛神经束所致。

影像学评估

1. 肩部前后位、肩胛骨切线斜位以及腋位摄片。

2. 对于年轻运动员，健侧肩部摄片可以帮助诊断。

3. 切线位和前后位摄片可以显示肩胛骨体部或颈部的骨折。

4. 肩部前后位和腋侧位摄片能明确肩峰骨折。

5. 检查年轻运动员的肩峰骨折可采取尾侧倾斜 30°位和冈上肌出口位摄片。

6. 如果怀疑喙突骨折，要进行腋侧位摄片。

7. Stryker 凹和 Goldberg 头侧后倾 20°位摄片也可以显示喙突骨折。

8. 在可选择的情况下，CT 对于诊断骨折是有帮助的。

治疗

1. 肩胛骨骨折

（1）在运动员中需要手术固定的情况很少。

（2）大多数肩胛颈骨折不需复位，也不需要对关节盂进行解剖复位；吊带固定缓解症状即可。

(3)肩胛骨体骨折通常不需要手术,因为周围的肌肉能促进良好的愈合;愈合过程中镇痛很重要。

2. 肩峰骨折

(1)无移位骨折可行对症治疗和吊带固定。

(2)有些骨科医生喜欢使用张力带钢丝固定移位的骨折。

3. 喙突骨折

(1)孤立的骨折无需特别的治疗,因为解剖形态对于充分愈合和今后的竞技运动不是必需的。

(2)如果移位显著或者如果完全的Ⅲ度肩锁关节脱位伴喙突骨折移位显著,则需要切开复位。

(3)可能需要早期探查可能的肩胛上神经或臂丛神经卡压,以避免将来的并发症。

可能的合并伤

1. 肩胛骨骨折:肋骨骨折、气胸、肺挫伤、锁骨骨折、脊柱损伤和神经血管损伤。

2. 肩袖断裂:肩峰骨折和肩胛骨骨折。

3. 肩部功能丧失,形态异常;骨骼不规则会导致肋骨的软组织卡压并引起疼痛、捻发音以及活动受限。

关节盂骨折

成年人的分类(图 10-2)

1. Ⅰ型:前缘撕脱骨折。

2. Ⅱ型:关节盂窝横行骨折,伴下方三角形骨折块连同肱骨头移位。

3. Ⅲ型:斜行关节盂骨折,位于肩胛骨上缘中部,经常伴有肩锁关节骨折或脱位。

4. Ⅳ型:水平型骨折,骨折线穿过体部的内侧缘。

5. Ⅴ型:Ⅳ型骨折加上关节盂下半部分离的骨折。

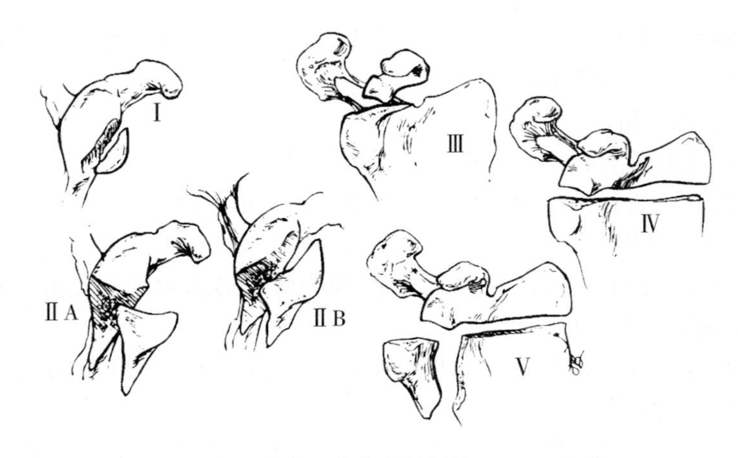

图 10－2　肩胛盂关节内骨折的 Ideberg 分类。

年轻运动员的分类

1. 合并盂肱关节脱位。
2. 从肩胛颈骨折延伸过来(常为粉碎性)。

损伤机制

1. 在体育比赛中,直接暴力导致的损伤(图 10－3)。
2. Ⅰ型:常有肩关节脱位和半脱位。
(1)后脱位可导致肩胛盂后缘骨折。
(2)前脱位可撞击肩胛盂骨块,伴或不伴周围关节囊结构的撕脱。
3. Ⅴ型:一般由肩部暴力性外伤导致。

影像学评估

1. 前后位,肩胛骨外侧切线位和腋侧位摄片。
2. CT:有助于明确骨折块的大小和肱骨头的位置。

治疗

1. 大的、移位的肩胛盂骨折块可能需要切开复位螺钉固定。

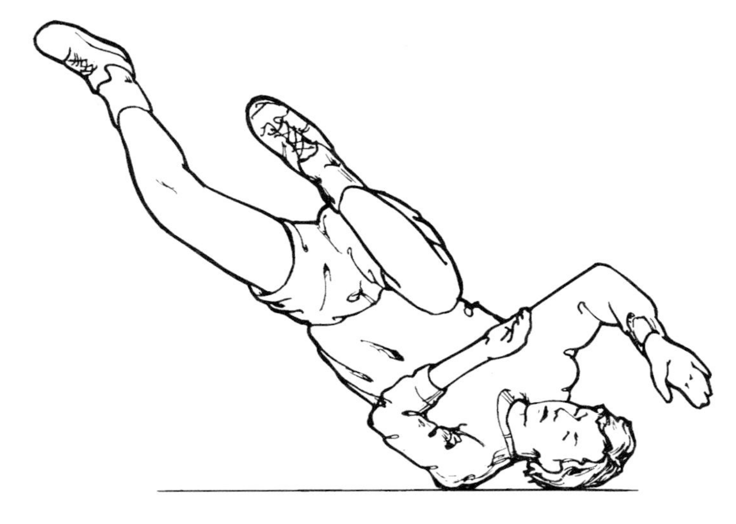

图10－3　运动员肩部骨折的常见机制。

2. 对肩胛盂移位的骨折块进行手术修复，以避免复发性不稳定。

3. Ⅰ型骨折的切开复位内固定目的在于骨折块的重建固定或植骨。

4. Ⅱ型到Ⅳ型骨折的手术适应证还不太清楚。

5. 对经保守治疗的大的前方关节盂骨折进行随访并经常摄片和体检，以确保骨折愈合和关节的稳定。

6. 对青少年运动员轻度移位的骨折采取保守治疗。

7. 年龄较大的儿童如有1cm以上类似成年人的骨折块，应对骨折块进行复位加肩部前方重建。

可能的合并伤

1. 锁骨骨折。
2. 气胸。
3. 肋骨骨折。
4. 脊椎损伤。
5. 肩关节脱位。

6. 臂丛神经损伤。
7. 神经血管损伤。

可能的并发症：肩关节不稳定，可损害运动员将来的竞技能力。

肱骨近端骨折

骨折类型

1. 移位：当骨折块移位超过1cm或者成角超过45°；移位的二、三或四部分骨折。
2. 头部劈裂的肱骨近端骨折（通常为结节或外科颈骨折）。
3. 骨折伴脱位。

损伤机制

1. 运动员在手臂外展、伸展和外旋时跌倒。
2. 跌倒时肩部外侧直接着地。
3. 跌倒时伸展的手部着地。

临床表现

1. 肩部疼痛、肿胀、压痛及功能障碍。
2. 捻发音和局部淤斑，后者在外伤后24～48小时出现。

影像学检查：创伤系列摄片

治疗

1. 大多数骨折轻度移位可以早期制动并限制活动度。
2. 对于二或三部分骨折，需要切开复位内固定。
3. 儿童肱骨近端骨折很少需要手术治疗。

可能出现的并发症

1. 缺血性坏死、臂丛神经损伤、骨化性肌炎、“冻结肩”、感染、气胸、血胸、骨不连和畸形愈合。

2. 功能不良。

3. 儿童的生长发育畸形,从小的活动度丧失到肢体不等长和成角畸形等。

肩锁关节的软组织损伤

损伤机制

1. 最常见的是直接外伤,尤其是肩部着地。

2. 肩峰向下移动,韧带断裂。

分类(图 10-4)

1. Ⅰ型:肩锁韧带不完全断裂;喙锁韧带和三角肌及斜方肌保持完好。

2. Ⅱ型:肩锁韧带完全断裂,但是关节面不完全分离;喙锁韧带和三角肌及斜方肌基本保持完好。

3. Ⅲ型:肩锁和喙锁韧带完全断裂;三角肌及斜方肌从肩胛骨部分撕脱。

4. Ⅳ型:Ⅲ型损伤,伴锁骨向后脱位,而不是向下脱位。

5. Ⅴ型:Ⅲ型损伤,伴三角肌及斜方肌广泛撕裂。

6. Ⅵ型:肩锁和喙锁韧带完全断裂,伴锁骨向下脱位。

临床表现

1. Ⅰ型:唯一的体征可能是肩锁关节压痛;关节稳定,仅在极限活动时有轻度不适感。

2. Ⅱ型:肩锁关节压痛更明显,有中度肿胀;可有一定程度的关节松

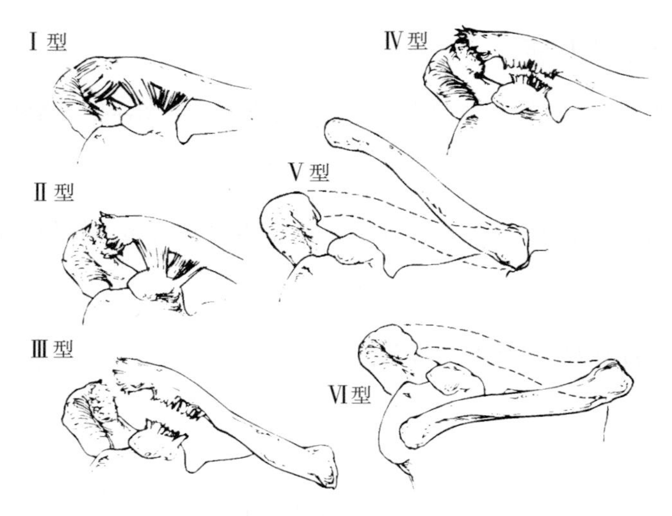

图 10 –4 肩锁关节损伤的分类。Ⅰ型,肩锁和喙锁韧带不受影响。Ⅱ型,肩锁韧带断裂,但喙锁韧带完好。Ⅲ型,肩锁和喙锁韧带全部断裂。Ⅳ型,两个韧带全部断裂,伴有锁骨远端向后移位的骨折。Ⅴ型,两个韧带全部断裂,伴有肌肉撕裂。Ⅵ型,两个韧带全部断裂,伴有锁骨末端向下脱位。

弛,在肩峰和锁骨之间有轻微的台阶感。

3. Ⅲ型:压痛和肿胀更加明显,伴有疼痛和活动受限;锁骨相对肩峰向上移位。

4. Ⅳ型:同Ⅲ型,但锁骨向后或向后上移位。

5. Ⅴ型:锁骨远端向上移位,偶尔皮肤撑起。

6. Ⅵ型:可有严重肿胀,伴有神经血管损伤;锁骨向下方移位导致肩峰突出。

影像学评估

1. 前后位向头侧倾斜 15°位摄片。

2. 负重位摄片,可以区分Ⅱ型和Ⅲ型损伤;10 ~15 磅的重物绑在手腕上,而不是手握着。

3. 腋窝或 Alexander 侧位摄片能明确向后移位。

影像学表现

1. Ⅰ型:普通 X 线片。

2. Ⅱ型:锁骨轻微抬高,伴肩锁关节间隙增大。

3. Ⅲ型:锁骨向上移位,喙锁间隙大于正常的 25% ~100% 。

4. Ⅳ型:腋窝或 Alexander 侧位片显示锁骨向后移位;前后位摄片可见轻度向上移位,伴肩锁关节间隙增大。

5. Ⅴ型:锁骨向上移位,喙锁间隙大于正常的 100% ~300% 。

6. Ⅵ型:锁骨相对肩峰或喙突向下移位。

治疗

1. Ⅰ型

(1)吊带固定,对损伤的关节早期限制活动。

(2)冰敷和止痛药缓解不适。

(3)随着症状改善,积极进行活动度训练,恢复能耐受的运动。

2. Ⅱ型

(1)非手术治疗。

(2)任何移位骨折都可接受保守治疗,使用吊带固定并早期进行活动度锻炼。

(3)其他的选择是使用器械(例如,Kenny Howard 吊带)固定复位的锁骨;但是持续固定锁骨远端数周,可能会引起肩带下皮肤溃疡。

(4)活动度正常且完全无痛时可以恢复运动。

(5)在肩部上方放置护垫,以减少疼痛并防止额外的韧带损伤。

3. Ⅲ ~ Ⅳ型

(1)许多骨科医生建议保守治疗。

(2)休士顿诊所选择切开复位内固定术治疗Ⅲ型(和Ⅳ、Ⅴ及Ⅵ型)损伤,除非有禁忌证或者患者不想手术。

a. 对Ⅲ型损伤采取保守治疗时,反复的活动可能导致肩关节不灵活和颈项酸痛。

b. 功能不良导致投掷运动员几乎不能重返赛场。

c. 有多种手术可用于修复肩锁关节脱位。

晚期并发症

1. Ⅱ型损伤的半脱位:由于关节不稳定导致频繁复发疼痛;不稳定可能导致关节炎。

2. Ⅲ型损伤的脱位进行非手术治疗:疲劳、疼痛、肩部和颈部肌肉过度使用的酸痛;相对无力,难看的畸形和在投掷运动和射箭运动中成绩不佳。

3. Ⅲ型损伤的脱位进行非手术治疗时,晚期并发症、疼痛和关节炎的发生率很低。

胸锁关节软组织损伤

损伤机制

1. 最常见的是间接暴力。

(1)向后的暴力撞击肩部前外侧,会导致前部胸锁关节不稳定。

(2)向前的暴力撞击肩部后外侧,会导致后部胸锁关节不稳定。

2. 直接暴力(例如,向后的暴力作用于锁骨前内侧)会导致胸锁关节脱位。

分类

1. 根据锁骨向前或向后移位的位置。

2. 前脱位较常见。

3. 损伤会导致胸锁关节扭伤、半脱位或脱位。

临床表现

1. 手臂内收、内旋位。

2. 轻度、中度或重度疼痛,依据移位程度而不同。

3. 不同程度的肿胀可能掩盖畸形程度。

4. 在前脱位，锁骨内侧端突起明显。

5. 在后脱位，锁骨内侧端突起消失；如果食管或气管受压，会导致吞咽或呼吸困难。

影像学评估

1. 常规 X 线片检查难以确诊。

2. 头侧倾斜 40°的 X 线片有助于诊断。

3. CT：是诊断胸锁关节半脱位或脱位最好的成像技术。

治疗

1. 扭伤

(1)冰敷 12 ~24 小时，吊带固定数天。

(2)能耐受则进行活动度训练。

(3)当恢复到完全的、无痛的活动度时，恢复运动（通常在1 ~2 周内）。

2. 半脱位

(1)8 字锁骨带可以复位胸锁关节，或者吊带固定，直到疼痛缓解。

(2)能耐受则进行活动度训练。

(3)当恢复到完全的、无痛的活动时，允许非接触性活动。

(4)损伤后 6 ~8 周，允许接触性运动。

3. 急性前脱位

(1)复位容易，但常常不稳定且关节再移位。

(2)一些外科医生接受畸形，而不复位。

(3)大多数外科医生建议闭合复位，用 8 字锁骨带固定 4 ~6 周。

(4)如果牵引解除后发生再移位，吊带固定 2 周，然后在可耐受的情况下进行活动度训练。

(5)影响美观的畸形可能会持续存在，但很少影响功能。

(6)很少需要切开复位；不宜采取闭合复位经皮穿针固定。

(7)依据半脱位相同的标准恢复运动。

4. 急性后脱位

(1)首先直接关注有无纵隔损伤;神经血管、气管或食管的压迫需要进行相关咨询。

(2)后脱位通常是稳定的,随着前脱位复位,但为向前的外力。

(3)越早尝试闭合复位就越容易进行;48 小时后进行闭合复位很少成功。

(4)如果闭合复位不成功,需要切开复位,因为有压迫纵隔结构的危险。

(5)复位后,8 字锁骨带或人字石膏固定 4 ~6 周。

(6)6 ~8 周内不能进行接触性运动。

(7)晚期并发症少见。

(徐卫东　陈世益　译)

第 11 章

肩关节不稳

肩关节的功能解剖

静力性稳定结构:关节盂、盂唇、盂肱韧带、喙肱韧带。

动力性稳定结构:肩袖、肩胛下肌腱、肱二头肌长头腱。

任何上述稳定结构受损都将可能导致不稳定。

不稳定相关的病变

1. 肱骨头位置变化时的剪切力导致盂唇内撕裂(关节镜下可以看到病变)
2. Bankart 损伤:盂肱下韧带附着处增厚的前下部的断裂。
3. Hill-Sachs 损伤:肱骨头后方的压缩性骨折。
4. 盂肱中韧带松弛。
5. 盂肱下韧带松弛或撕裂。
6. 肱二头肌附着处前上盂唇撕裂。
7. 肩袖撕裂。
8. 关节面损伤。

分类标准

指导原则

1. 肱骨头的位置参照关节盂。
2. 可分为前方(大部分)、后方(相对少见)、下方或多向。

不稳定的原因

1. 创伤性的(例如,既往的首次脱位)或反复累积的轻微创伤因素。
2. 非创伤性的(例如,增生的畸形增生伴有不稳定)因素。

不稳定的程度:Frank 脱位或关节半脱位。

患者控制:脱位情况的发生是自发并且可控的,还是不自主的?

两组常见的不稳定

1. TUBS:创伤性的单向不稳定,伴 Bankart 损伤或盂肱韧带关节盂边缘断裂,需手术治疗。

2. AMBRI:非创伤性的多向不稳的、双侧的,选择康复治疗,如果有手术必要,完成下关节囊转移。

急性盂肱关节不稳

损伤机制

1. 前方脱位:当手臂外展、后伸、外旋时发生。
2. 后方脱位:当手臂外展、前屈时发生。
3. 损伤的暴力机制(如足球运动接触时)更有可能导致脱位。
4. 非接触性损伤(如在投掷棒球时)更有可能导致半脱位。

临床表现

1. 急性前脱位

(1)肩关节异常疼痛,伴有关节周围肌肉痉挛。

(2)手臂保持外旋,轻度外展位。

(3)在前脱位位置可能触及到肱骨头。

(4)可并发神经肌肉损伤(尤其是腋神经)。

2. 急性后脱位

(1)手臂保持内旋、内收位。

(2)手臂外旋不超过0°。

(3)可触及肩后方隆起。

(4)喙突下脱位多见。

影像学评估

1. 确定脱位方向,明确伴发的骨折,显示复位的障碍。

2. 肩胛骨前后位片显示肱骨头在前脱位时完全脱离关节窝,在后脱位时肱骨头和关节盂重叠,难以区分前方脱位。

3. 肩胛骨侧位(Y位)片显示肱骨头在前脱位时在前方,在后脱位时在后方。

4. 轴位片显示肱骨头压缩性骨折、关节盂缘骨折以及肱骨前脱位或后脱位。

5. 复位后系列摄片可明确复位是否充分以及复位过程中可能发生的骨折。

治疗

1. 急性前脱位

(1)尽可能快速复位,必要时需要应用止痛药物。

(2)外旋复位技术

a. 是更为有效的方法之一。

b. 患者取仰卧或俯卧位,先外旋前臂,同时用拇指推挤肱骨头进行复位。

(3)反向牵引法(图11-1)

a. 需要得力的助手和合适的桌子。

b. 将前臂与畸形方向保持一条直线进行牵引,同时轻柔地外旋

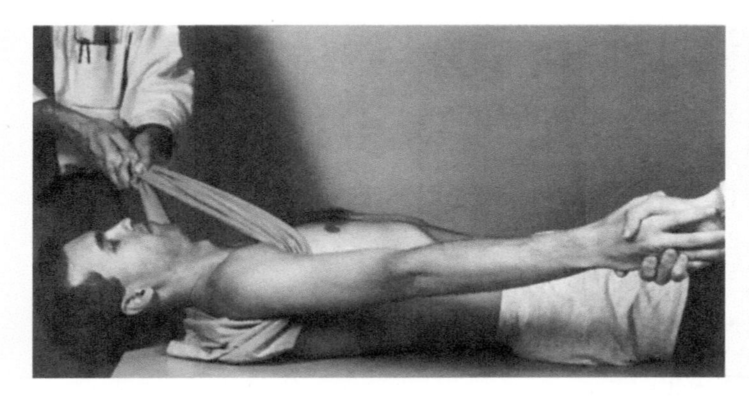

图 11－1 反向牵引法。

前臂。

c. 用被单包裹胸部进行反向牵引。

(4) Hippoctraic 法

a. 这是另外一种单人复位技术。

b. 患者取仰卧位,将足跟部置于患侧胸壁(不要在腋窝),沿患肢体位方向牵拉,并逐渐内收、外旋患肢。

(5) 复位后

a. 舒适位悬吊。

b. 肌肉痉挛几天后消退,开始环转练习,同时去除悬吊。

c. 外展、外旋活动度练习,加强肩袖肌力练习。

d. 恢复全角度练习,加强力量练习,可以恢复比赛。在足球运动时应戴上外展、外旋位支具。

2. 急性创伤后脱位

(1) 早期复位和缓解疼痛很重要。

(2) 患者取仰卧位,沿着畸形方向将手臂内收牵引,必要时使用内旋同时进行横向牵引。

(3) 复位后

a. 如果关节稳定,给予绷带悬吊。

b. 如果肩关节半脱位或复发性脱位,使用外展支架固定。

c. 马上开始腕和肘的功能锻炼，并且在肩稳定且初始不适感消退时开始关节活动度和肩袖力量练习。

d. 当关节活动度和力量恢复时，允许恢复体育运动。

e. 对后脱位没有有效的支具。

3. 手术：复位中早期发现软组织嵌顿或存在肱骨关节骨折或关节盂骨折。

可能的并发症

1. 复发性脱位：这是前脱位最常见的并发症，尤其好发于年轻患者和运动员。

2. 年轻的运动员在做肩关节极度外旋时容易发生脱位。

3. 高能量创伤可合并骨折。

(1)关节盂边缘和肱骨头压缩性骨折(前方和后方脱位)。

(2)肱骨大结节骨折(前方脱位)。

(3)肱骨小结节骨折(后方脱位)。

4. 急性创伤性脱位在康复或复位失效后，必须接受手术治疗。

复发性盂肱关节不稳

慢性损伤机制

1. 正常的肩关节不足以限制肱骨头。

2. 肩关节活动度紊乱

(1)复发性关节脱位。

(2)肱骨头半脱位。

(3)轻微的半脱位，随时间推移表现为肩关节疼痛和无力。

临床表现

1. 慢性前方不稳

(1)疼痛，恐惧，不稳，特别是在外展、外旋位时容易脱位。

(2)前方或后方疼痛。

2. 慢性后方不稳

(1)前方或后方疼痛。

(2)在内收、屈曲、内旋手臂时可诱发症状。

3. 慢性多方向不稳

(1)创伤和运动过度相关。

(2)下方不稳,伴有前方或后方不稳的症状,当手臂独立支撑时可能会有疼痛或弹响,合并凹陷征。

(3)伴有肩关节多向不稳的有反复轻微损伤的过度运动可引起单向的(前方或后方)不稳定。

(4)相比单向的不稳定将导致更加持续性的功能障碍。

体格检查

1. 一般情况

(1)检查肩关节有无不对称或肌肉组织有无萎缩。

(2)评估韧带整体松弛度(也评估对侧肩和其他关节)。

(3)排除颈椎椎间盘疾病和神经根性疾病。

2. 肩关节

(1)轻柔地触诊

a. 在前方、后方或外侧轻柔触诊肩袖和肩峰下间隙。

b. 在前方、后方轻柔触诊肱二头肌肌腱和盂肱关节的间隔。

(2)通过评估肩关节的屈曲、外展、旋转来评估肩关节的活动度。

(3)在外展0°和90°时检测肩关节的旋转功能;在前方不稳情况下,由于外展恐惧、外旋受限,一般丢失20°外展幅度。

(4)进行肌力检查以评估任何薄弱点,排除神经源性因素导致肩部症状,应特别注意旋肌(即肩袖撕裂)以评估其完整性和力量。

3. 应力试验评估肩关节稳定性

(1)负荷和移位试验(图11-2)

a. 前方和后方不稳的试验。

b. 用力沿着肱骨长轴压迫盂肱关节。

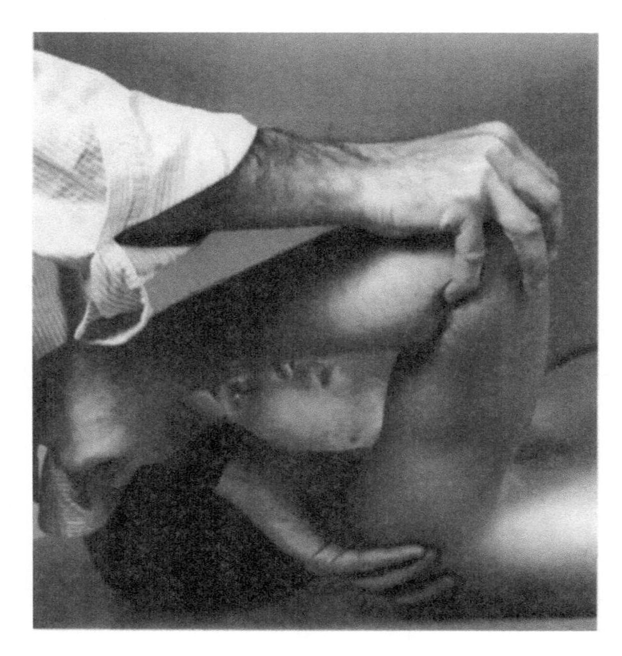

图 11 -2 负荷和移位测试。

c. 用一只手摇摆盂肱关节,并用拇指在关节前面,其余四指在关节后面。

d. 然后向前或向后来回摆动或移动手臂,评估肱骨头脱离关节盂的“咔嗒”声或诱发的症状。

e. 通过外展和内收肱骨来确定关节不稳的区域。

(2)恐惧实验(图 11 -3A,B)

a. 标准:使手臂 90°外展,90°外旋,从后向前推肱骨头(图 11 -3A)。

b. 盂肱关节上唇:使手臂 130°外展,90°外旋,从后向前推肱骨头,一手置于盂肱关节后,同时另一手持肘部,将盂肱关节向前推。

c. 如果关节不稳,会引起疼痛;如果易于诱发脱位,会有恐惧感。

(3)复位试验(图 11 -3C,D)

a. 与恐惧试验结合进行操作。

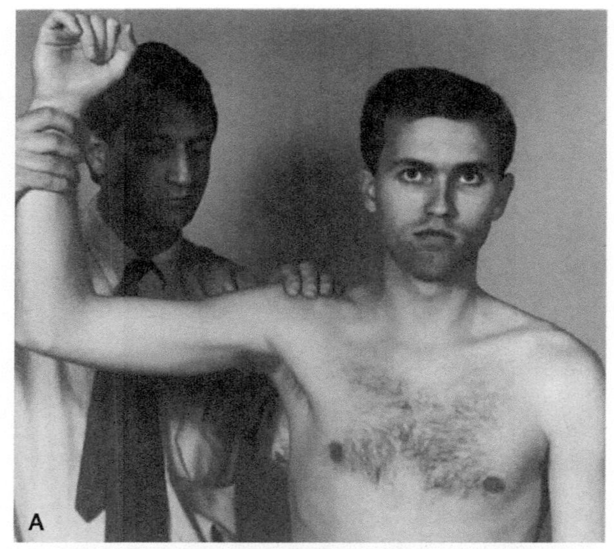

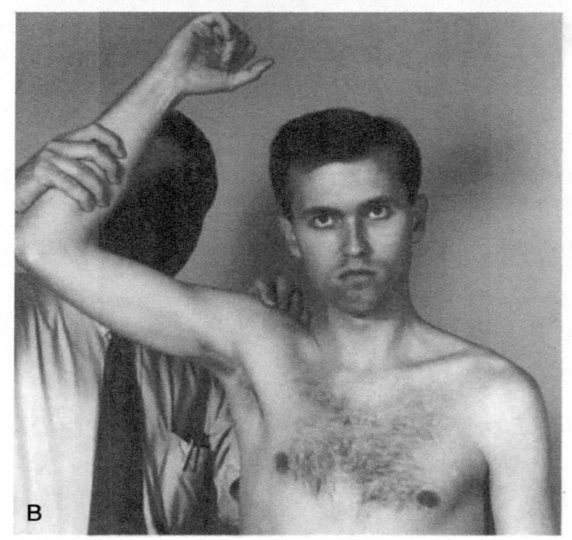

图 11 -3 （A）为测试关节前方不稳，使手臂 90°外展，90°外旋，做标准的恐惧试验。（B）测试盂肱关节上唇恐惧征，使手臂 130°外展，90°外旋，测试者的手法如图所示从后向前推肱骨头，同时固定肘部。（待续）

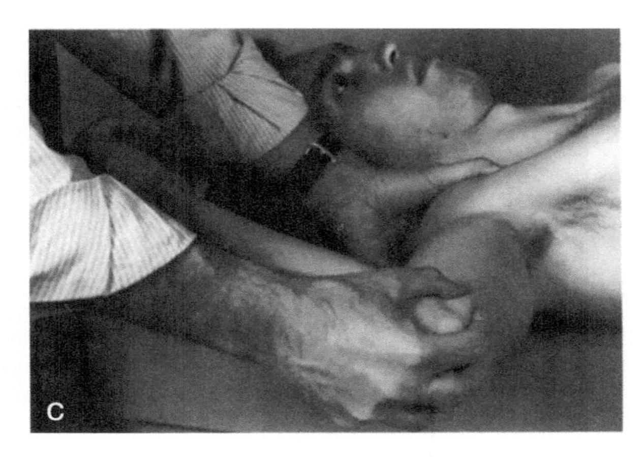

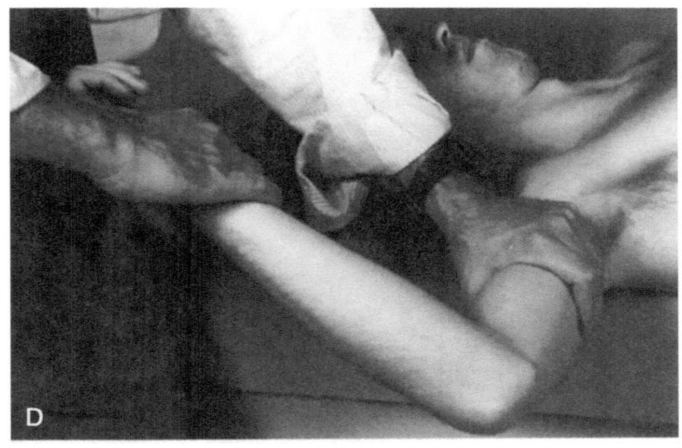

图 11 -3(续)　(C)恐惧试验和(D)复位试验。

b. 使肱骨头从前向后受力。

c. 能缓解恐惧试验的疼痛,并增大外旋幅度。

(4)凹陷征

a. 测试下方关节不稳。

b. 患者取坐位,向下牵拉肱骨。

c. 观察并触诊外侧肩峰,由肱骨头向下移动引起的凹陷。

d. 通常有多向的关节不稳。

影像学评估

1. 常规影像:正位、侧位和肩峰下影像。

2. 特征影像

(1)西点军校的影像:提供关节盂前下缘的切线位影像,或其他病损(如 Bankart 损伤)影像。

(2)Stryker 出口位片:显示肱骨头缺损(如肱骨头压缩性骨折)。

3. CT 关节造影片和 MRI:显示关节盂边缘缺损的细节,其他骨质异常、盂唇的损伤和关节囊损伤。

治疗

1. 前方不稳

(1)治疗所有炎症。

(2)然后增强肩关节活动稳定性,尤其是肩袖的肩胛下肌和冈下肌。

(3)在赛季末手术治疗复发性脱位。

(4)半脱位需要康复指导以便加强活动稳定性;康复失败者可采取手术治疗。

(5)手术直接探查病理结构。

a. Bankart 损伤或类似的修补术,可紧缩关节囊、消除复发性脱位、恐惧与疼痛,对于从事对抗性体育运动的运动员效果良好。

b. 投掷运动员需要特殊考量以保持肌肉的外旋功能。

c. 如果损伤发生在接近赛季结束时,可以考虑关节镜下重建,但是开放性手术重建的长期效果已经得到肯定。

d. Jobe 的关节囊盂唇重建技术可以达到关节稳定并且保持本体感觉和功能。

(6)有反复轻微创伤性和无创伤性关节不稳的患者:

a. 通常是半脱位而不是全脱位。

b. 需要康复指导。

c. 需要关节镜探查和治疗继发性损伤(例如,上唇和肩袖撕裂)。

d. 如果康复治疗失败,需要手术治疗。

e. Neer关节囊移除术,可紧缩关节囊和拉紧松弛的组织。

f. 投掷运动员的治疗选择:Jobe的关节囊盂唇重建术(充分处理下方多余的组织)。

2. 多向性关节不稳

(1)恢复稳定肩关节周围的韧带并增强活动稳定性。

(2)增强全肩肌肉力量以便稳定关节;仅治疗一部加重其他部分不稳定的组织。

(3)对于那些保守治疗失败并显示有持续功能障碍的患者应手术治疗,并解决全部问题。

3. 后方不稳

(1)通过加强肩胛稳定性和肩袖得以康复,尤其是冈下肌和小圆肌。

(2)只为那些最严重的、保守治疗不理想的病例进行手术修复治疗。

恢复运动

1. 标准:充分的关节活动度,无痛,足够的肩关节肌力。

2. 在肌力康复成功之前,休息是必要的。

3. 虽然功能受影响,但佩戴护具可减少复发。

4. 如果症状持续存在,可改变投手的位置和游泳者的项目。

5. 术后休息以便康复,然后在恢复竞赛前需要进行4~6个月的康复治疗。

6. 投掷运动员要求在康复后进行专门的回抛动作练习。

7. 后方关节不稳接受手术治疗后,在恢复竞赛前需要进行6~12个月的康复治疗。

肩关节上盂唇前后侧(SLAP)损伤

SLAP 损伤类型(图 11－4)

1. Ⅰ型:上唇磨损。

2. Ⅱ型:上唇磨损合并从关节盂分离(最常见的类型)。

(1) Ⅱa 型:上唇磨损合并从附着处部分撕裂。

(2) Ⅱb 型:盂唇的主要部分从关节盂完全或大部撕裂。

3. Ⅲ型:上唇桶柄状撕裂伴有中心移位性撕裂;盂唇周边保持完整。

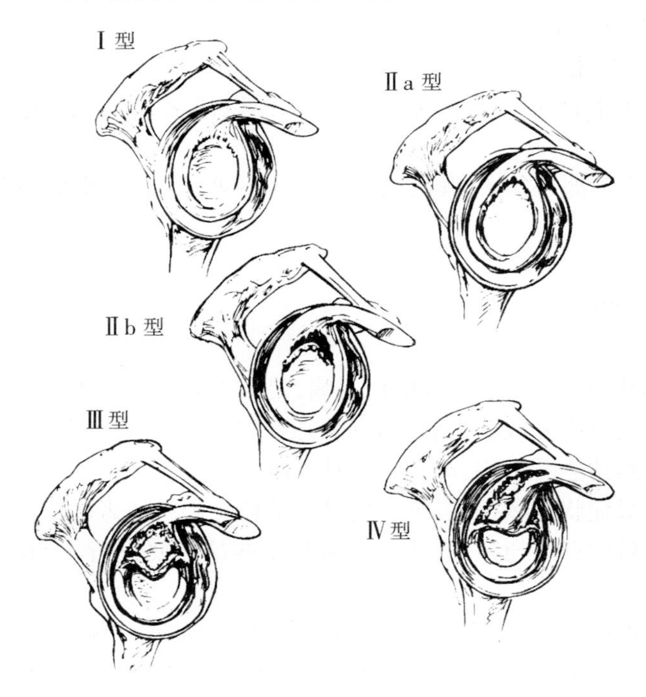

图 11－4 Ⅰ型损伤(左上),上唇磨损。Ⅱa 型损伤(右上),和Ⅰ型一样的磨损,伴有盂唇部分撕裂。Ⅱb 型损伤(中央),上唇从关节盂撕裂。Ⅲ型损伤(左下),桶柄状移位的撕裂,肱二头肌肌腱完整。Ⅳ型损伤(右下),桶柄状撕裂延伸到肱二头肌肌腱。

4. 上盂唇桶柄状撕裂延伸到肱二头肌肌腱性撕裂;肱二头肌肌腱和撕裂的盂唇可以移位进入关节腔。

合并的损伤

SLAP 损伤可能发生单纯的撕裂伤或是合并肩锁关节炎、部分或完全的肩袖撕裂以及盂肱关节不稳。

损伤机制

急性创伤:手臂外展,向前弯曲摔倒;暴力投掷项目;搬运重物; 冲击性牵拉伤。

临床表现

1. 在手臂过头运动做外展、外旋和伸展时引起疼痛(例如,网球发球或投掷棒球)。

2. 夜间痛,搬举重物时疼痛。

3. 偶尔感到麻木和刺痛或有关节不稳定的病史。

体格检查

1. 冲击试验阳性,交替负重试验时关节不稳,肩袖无力,恐惧试验阳性。

2. 如果恐惧试验和冲击试验均为阳性

(1)在肩峰下注入丁哌卡因以消除冲击试验阳性的征象。

(2)持续的上唇恐惧试验阳性可明确诊断 SLAP 损伤合并肩峰撞击综合征。

影像学评估

1. 获得可靠的 SLAP 影像较为困难。

2. 在内旋和外旋位拍摄正位、腋位和 Alexander 位片。

3. CT 关节造影术可有助于明确 SLAP 损伤的类型。

4. 到目前为止,常规 MRI 不能可靠地区分病理撕裂和正常变异。

SLAP 损伤和关节不稳

1. 单纯的盂唇撕裂可引起功能性关节不稳。

2. 如果出现力学上的关节不稳,合并的不稳可引起疼痛。

治疗

1. 所有的 SLAP 损伤均需要手术干预。

2. 合并的损伤也必须进行手术治疗。

3. 术后,在保护下行 Codman 练习 1 ~ 3 周,随后进行关节活动度和力量练习。

4. 早期诊断和适当的治疗可促进功能良好恢复,并且更可能恢复到以前的运动水平。

(彭亮权 朱伟民 陈世益 译)

第 12 章

肩关节撞击和肩袖损伤

损伤机制

撞击综合征

1. 肩袖肌腱因为反复在喙肩弓下收缩和摩擦(尤其是冈上肌腱)而被累及。

2. 出口撞击综合征发生于冈上肌出口狭窄而肩袖受到机械刺激时。

3. “关键区域”:位于肱骨大结节上,冈上肌腱止点稍内侧。

4. 先天或后天性的肩峰异常或既往肱骨大结节骨折可使撞击达到2°。

5. 肩锁关节炎可能会导致冈上肌出口狭窄,进而出现肩撞击和肩袖损伤。

6. 起源于肩胛骨结构异常的肩撞击可发生在关节囊和肩袖力量正常但喙肩弓功能异常时。

肩袖损伤

1. 主要原因:腱内因素与腱外因素。

2. 次要原因:肩袖损伤引起的盂肱关节不稳。

3. 过度使用性损伤

(1)反复的过头运动导致肩袖肌腱炎症。

(2)肩峰下空间容积减小加重肩撞击。

4. 严重创伤:肩袖撕裂少见的原因;更常见的情况是:肩部轻微创伤使之前就有的慢性肩袖撕裂扩大,从而产生突然的、急剧的疼痛及伤后长时间的肩关节乏力。

5. 盂肱关节不稳:是投掷项目及其他过头项目年轻运动员出现肩撞击综合征和肩袖损伤的常见原因之一;直接治疗潜在的肩关节不稳。

分型

撞击综合征

1. Ⅰ期

(1)水肿及出血。

(2)常见于年轻运动员,尤其是那些过多做过头运动者。

2. Ⅱ期

(1)由于机械摩擦炎症导致纤维化及肌腱炎。

(2)多见于25~40岁年龄组。

3. Ⅲ期

(1)肩袖撕裂、肱二头肌腱损伤或肩峰前部及大结节骨质增生。

(2)多见于老年患者。

肩袖撕裂

1. 部分撕裂:滑囊表面撕裂、关节面撕裂或腱内撕裂(图12-1)。

2. 完全撕裂

(1)肩袖纤维从滑囊表面到关节面完全撕裂。

(2)根据撕裂的大小或肌腱回缩的程度来评分:

a. 小撕裂:≤1cm。

b. 中等撕裂:1~3cm。

c. 大撕裂:3~5cm。

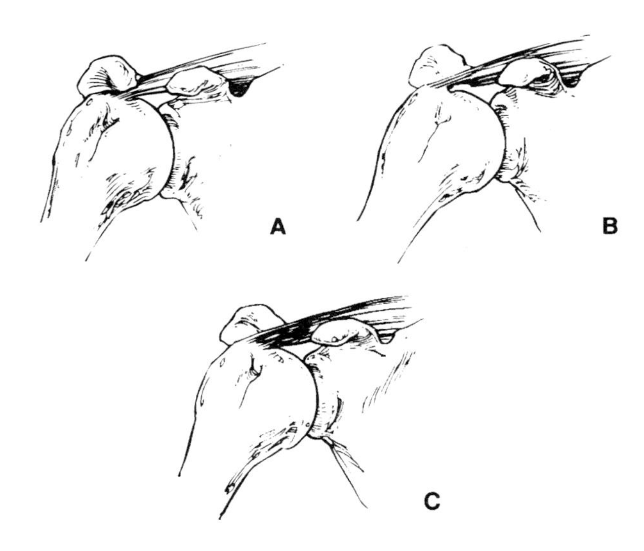

图 12－1　肩袖损伤的分类:(A)滑囊表面撕裂。(B)关节面撕裂。(C)腱内撕裂。

d. 巨大撕裂:≥5cm。

(3)全层撕裂的分级

a. Ⅰ度:仅累及冈上肌腱。

b. Ⅱ度:累及冈上肌腱及冈下肌腱。

c. Ⅲ度:累及冈上肌腱、冈下肌腱、肩胛下肌腱。

d. Ⅳ度:肩袖撕裂性关节病。

临床表现

撞击综合征

1. 逐渐频繁和加剧的肩关节疼痛及僵硬。

2. 症状常与特定的体育运动有关。

3. 过头运动、过躯干对侧运动或投掷运动都可引发疼痛(撞击时伴有或不伴有疼痛减轻)。

4. 在“拇指向下”的位置举肩时(冈上肌承受载荷)会使症状加重。

5. 夜间疼痛及晨僵。

6. 有压痛点,肩峰前缘最明显。

7. 肩关节广泛疼痛或不适,可延伸至三角肌止点。

肩袖撕裂

1. 症状特点与撞击综合征相似。

2. 肩关节活动时疼痛及无力。

3. 噼噼啪啪、嘎嘎、砰砰等弹响。

4. 疼痛的严重程度不能用来预测撕裂的大小。

体格检查

一般观察

1. 阳性改变取决于肩袖损伤的程度。

2. 体征:轻度压痛、肌肉无力、撞击试验阳性(图 12-2),病变进展出现肌肉萎缩和肩关节活动障碍。

3. 压痛点位于大结节和肩峰下滑囊。

4. 肱二头肌腱发炎、压痛,二头肌长头腱可撕裂。

5. 斜方肌上 1/3 及三角肌的止点处可因牵涉痛和过度的代偿使用而有压痛。

6. 在肩关节活动范围全程均存在主动活动疼痛,但被动活动时只在极限角度才出现疼痛。

7. 鉴别肩袖部分撕裂导致的肩关节僵硬与黏性关节囊炎导致的慢性完全大撕裂。

肌力测试

1. 在局麻解除疼痛的情况下,肩关节前屈及外展无力对诊断撕裂损伤十分敏感。

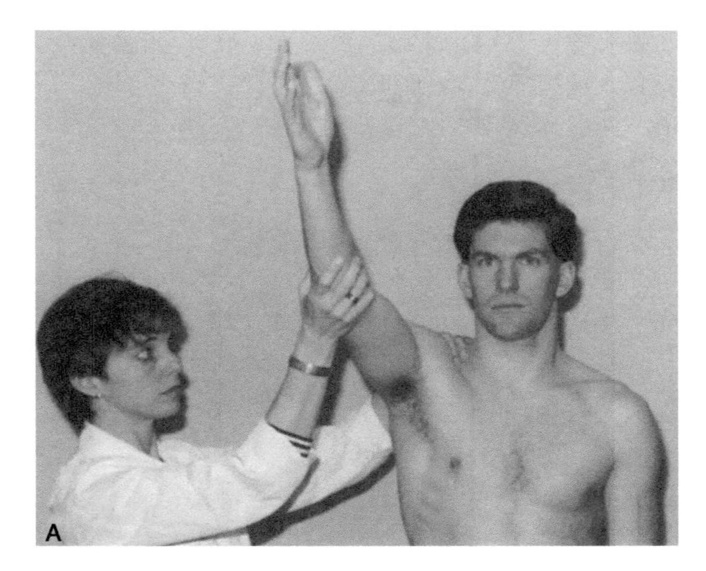

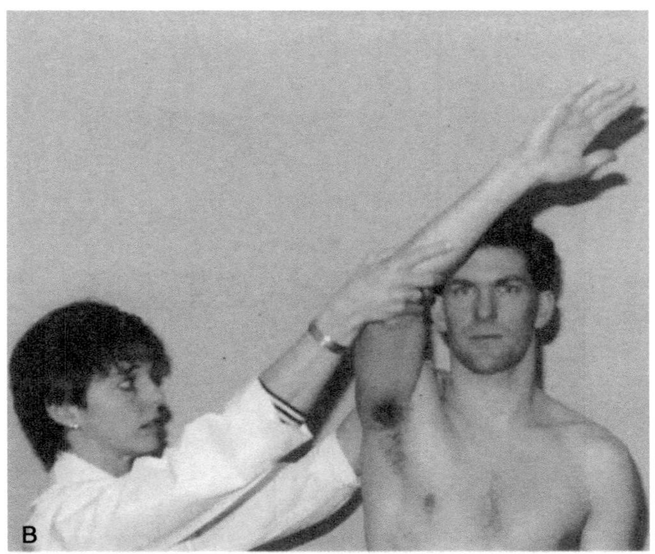

图12－2　撞击征。

2. 无力程度与撕裂大小相关。
3. 肩关节外旋无力表明冈下肌损伤。
4. 一些巨大撕裂的患者不能被动维持肩关节于外旋位。
5. 检查三角肌、肩袖肌肉及二头肌肌力。

肩胛骨力学

1. 在负重下(如撑墙做俯卧撑或肩关节抗阻外展)检查肩胛骨被动活动范围及肩胛骨位置。
2. 检查双侧肩胛骨位置是否对称、是否有翼状肩胛。

肩锁关节

1. 检查是否有压痛、肩锁关节明显半脱位或骨刺。
2. 水平外展位和过头外展位导致疼痛。

影像学评估

X 线片

1. 肩关节内外旋时肩胛骨正位片:检查肩峰肱骨距离(在一些大撕裂时距离会变小)、肩峰骨刺与硬化、盂肱关节炎、肱骨大结节反应性改变。
2. 冈上肌出口位片:鉴别肩峰形状及锁骨远端骨刺。
3. 穿腋位片:帮助鉴别肩峰及盂肱关节狭窄。

关节造影

1. 关节造影时染料从盂肱关节流出至肩峰下表明肩袖全层撕裂,但是撕裂的大小不是总和染料漏出的多少相关。
2. 关节面部分撕裂表现为细线状的染料流入到肌腱缺损部位,但是不会溢出到滑囊间隙。
3. 关节造影阴性不能排除部分滑囊表面或者肌腱内的撕裂。

MRI

1. 可为肩袖损伤提供更多的诊断信息，但是价格昂贵。

2. 当无法确诊或不能被体格检查、X线片或关节造影所证实时可以使用。

治疗

标准取决于患者的活动水平和病程的长短

1. 对于不太活跃的“非过头运动”运动员及病程在3～6个月内的患者，可以保守治疗。

2. 对于活跃的“过头运动”运动员及病程在3个月以上的患者，需要早期进行手术干预。

保守治疗（非手术治疗）

1. 适用于Ⅰ期及早期Ⅱ期肩撞击而无肩袖损害者。

2. 少部分晚期Ⅱ期及Ⅲ期肩撞击患者可选用非手术治疗，但可能最终需手术治疗。

3. 除了对巨大肩袖撕裂或者伴有肩部骨折的患者会采用更早期、更激进的治疗方式外，大部分骨科医生推荐所有患者选择非手术治疗。

4. 控制炎症需要减少或者停止使炎症加重的体育运动，并需服用非甾类抗炎药。

5. 改进过头运动技术以减少肩袖损伤。

6. 合理的局部皮质类固醇药物封闭注射有助于治疗存在肌腱炎和部分撕裂的肩袖损伤。

（1）通过减少炎症反应而暂时缓解疼痛常常可以使患者更好地参与到康复锻炼中，并获得更多的益处，从而使活动范围和力量得到改善。

（2）不要给肩袖完全撕裂的患者注射类固醇类药物，尤其是最后需要手术者,因为多次注射该药物(≥4 次)可以使肩袖组织变脆弱。

7. 锻炼计划的目标:恢复正常肩关节活动范围并改善肩袖、三角肌、肩胛肌的力量。

恢复运动

1. 严格执行康复计划,直到肩关节活动范围恢复正常、静息疼痛与活动疼痛均消除、各种刺激试验检查阴性。

2. 循序渐进地重新开始各种活动;如果症状复发,则需减少活动量。

3. 提高活动量直至恢复完全不受限活动。

4. 返回赛场后需继续进行柔韧性和肌力锻炼,以预防症状复发。

手术干预

1. 适用于在良好监督下康复计划失败的患者。

2. 方式:关节镜手术、切开手术或二者联合,取决于术前评估或术中观察到的骨与软组织情况。

3. 手术治疗肩袖损伤可以减轻疼痛,但是不能预见其能提高关节功能或肌肉力量。

4. 疗效取决于手术的质量、软组织质量、从受伤到手术的间隔时间、肩袖撕裂的大小及范围、是否合并神经损伤、三角肌功能情况以及术后治疗的依从性情况。

5. 手术越早疗效越好;肌肉萎缩和挛缩、关节炎、进行性的肩关节僵硬都会使手术和康复更加困难。

6. 对于伴有Ⅱ型或Ⅲ型肩峰同时肌腱撕裂不足肩袖厚度 50% 的部分撕裂患者,关节镜或切开手术是适当的。

7. 对于活跃的、年轻的、撕裂超过肩袖厚度 50% 的部分撕裂患者,首选开放手术。

8. 对于年老的、相对不活跃的、大的部分撕裂且症状轻微的患者,可能仅需关节镜手术。

9. 对于完全撕裂且症状明显者,需行修复术或者重建术。

10. 巨大肩袖撕裂患者即使采用手术治疗,其功能改善常微乎其微,因为肩袖缺损已持续存在;因此,降低预期结果的康复计划更适合该类患者。

（柳海峰　陆伟　陈世益　译）

第13章

肘关节骨折和脱位

肱骨内上髁骨折

损伤机制

1. 撕脱骨折发生于上肢伸直位时的高处坠落伤，但更多的往往是由于慢性肘关节高负荷、过度外翻所致，尤其在青少年投掷运动员中常见（图13-1）。

2. 坠落伤通常伴有肘关节脱位。

3. 可自发性复位。

4. 通常发生在青少年，因为内上髁尚未与肱骨远端融合。

临床表现

1. 肘内侧或弥漫性疼痛。

2. 肱骨内上髁撕脱骨折导致内上髁压痛，以及不同程度的肿胀。

3. 神经损害：因为尺神经距离内上髁很近。

（1）感觉异常或局部感觉障碍。

（2）运动功能障碍，伴或不伴感觉丧失，需要外科手术治疗。

4. 因为疼痛，活动度降低。

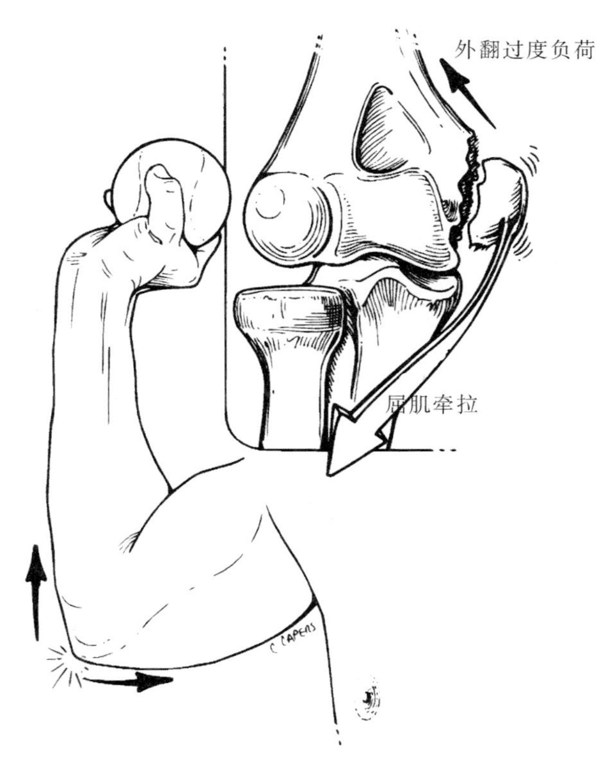

图 13-1　肱骨内上髁外翻骨折的损伤机制。前臂屈肌群的牵拉和肘关节正常外翻的解剖结构导致外上髁突起处骨折。

影像学评估

1. 拍摄正位、侧位和斜位 X 线片。

2. 骨骼未发育成熟的运动员,为了诊断轻度移位的骨折,可能需要比较正常侧肘关节平片。

3. 骨折通常只累及内上髁,但也会累及干骺端的一部分。

(1)上髁远端移位(图 13-2)。

(2)骨折通常发生在髁隆起处,但可能会通过骨骺。

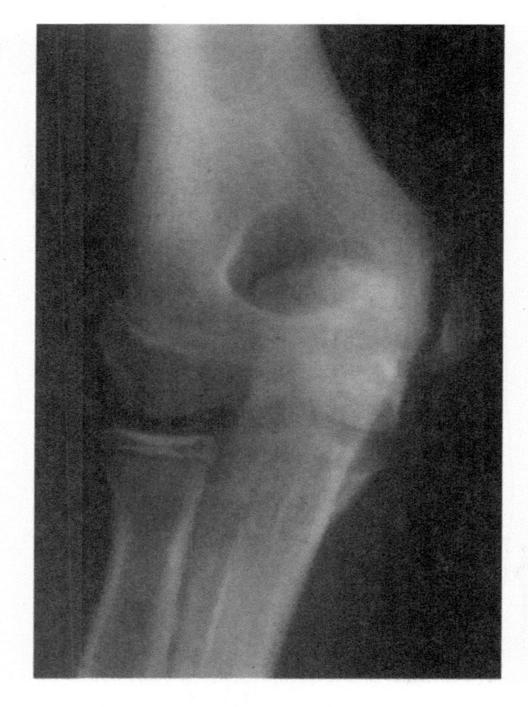

图 13－2 X 线片显示内上髁骨折。

4. 骨折片可能残留在肘关节内。

(1) 如果在关节水平，骨折片不能在 X 片上看见。

(2) 内侧关节间隙增宽可能预示骨折片存在于关节内。

5. 关节造影可证实骨折片残留。

6. 应力试验下摄片可以确定是否存在外翻不稳。

(1) 患者取仰卧位，肩外旋，屈肘 15°～20°。

(2) 明显的内侧开口，提示内侧不稳定。

治疗

1. 取决于骨折的移位程度、外翻不稳定、骨折片是否嵌入关节，以及是否存在尺神经损伤。

2. 无移位和轻度移位的骨折(2 ~ 3mm)。

(1)后方夹板固定。

(2)受伤后 4 ~ 5 天即开始主动活动度练习。

(3)一旦肿胀和压痛基本消失即可去除夹板。

(4)当活动度和肌力恢复后可逐步恢复运动。

3. 移位骨折不伴外翻不稳、残留的骨折片或尺神经损伤。

(1)保守治疗等于或优于切开复位内固定。

(2)治疗如同无移位或轻度移位骨折,不同的是需要佩戴后夹板更久,直至恢复完全的活动度。

4. 外科治疗

(1)去除嵌入关节的骨折片并固定内髁。

(2)如果尺神经卡在关节内或骨折端,可重新固定内侧髁,行尺神经移位松解术。

(3)如果运动员的骨折导致外翻不稳定

a. 比较患侧应力 X 线片与正常侧应力 X 线片。

b. 如果骨折片移位,行切开复位内固定。

c. 残疾运动员不修复内侧不稳定。

(4)术后康复

a. 疼痛允许的情况下早期进行活动度训练(术后 1 周)。

b. 3 周去除夹板。

c. 活动度正常后开始力量练习。

d. 6 ~ 8 周内逐渐恢复投掷运动。

尺骨冠状突骨折

损伤机制

1. 肱肌的强力收缩。

2. 外力使肘关节伸直时,肱肌强力收缩抵抗伸直,导致尺骨冠状突骨折。

分型:根据冠状突累及的百分比分型

1. Ⅰ型≤25%
2. Ⅱ型 = 25% ~50%
3. Ⅲ型≥50%

临床表现

1. 伸直时肘关节前方肿胀和压痛。
2. 常伴有肘关节脱位、桡骨小头骨折和内侧韧带撕裂。

体格检查:对肘关节脱位者行完整的神经血管和稳定性检查。

影像学评估

1. 拍摄正位、侧位和斜位片。
2. 如果没有发现骨折,可以拍摄肱桡位片。

治疗

1. Ⅰ型骨折:非手术治疗。

(1)固定肘 3 ~4 天,然后行关节活动度练习。

(2)治疗的进度和恢复运动可由症状决定。

(3)运动中不需要护具。

2. Ⅱ和Ⅲ型骨折合并肘关节脱位或多发性骨折:需切开复位内固定。

3. 大冠突骨折:解剖复位以防止肘关节不稳。

尺骨鹰嘴骨折

损伤机制

1. 由于鹰嘴位于皮下,特别容易受到直接外伤。
2. 损伤的三种机制

(1)直接创伤(跌落时直接作用于肘尖)。

(2)间接创伤(跌落时手腕过伸,肘关节屈曲,肱三头肌强烈收缩)。

(3)同时有直接和间接的创伤。

分型

1. 无移位的骨折

(1)小于2mm的移位。

(2)无移位但屈肘90°有分离。

(3)能积极抗阻力伸肘。

2. 移位的骨折

临床表现

1. 渗出引起肿胀和鹰嘴疼痛。

2. 最重要的体征:不能抗阻力伸肘,表明肱三头肌动力结构破坏。

影像学评估

1. 侧位片可明确骨折。

2. 正位片在矢状面可见骨折线。

治疗

1. 无移位的骨折

(1)长臂石膏固定,肘关节屈曲45°~90°位。

(2)3周后开始运动,但6~8周骨折完全愈合之前避免屈肘超过90°。

2. 移位的骨折:切开复位内固定或切除术。

桡骨小头骨折

损伤机制

1. 直接暴力或者摔倒时肘关节伸直位,手掌着地。
2. 在肘关节脱位过程中。

分型(图 13 -3)

1. Ⅰ型:骨折端无移位。
2. Ⅱ型:骨折端有移位。
3. Ⅲ型:整个桡骨小头粉碎性骨折。
4. Ⅳ型:任何肘关节脱位的桡骨小头骨折。

临床表现

1. 关节积血导致弥漫性肿胀。
2. 桡骨小头压痛,触诊疼痛。

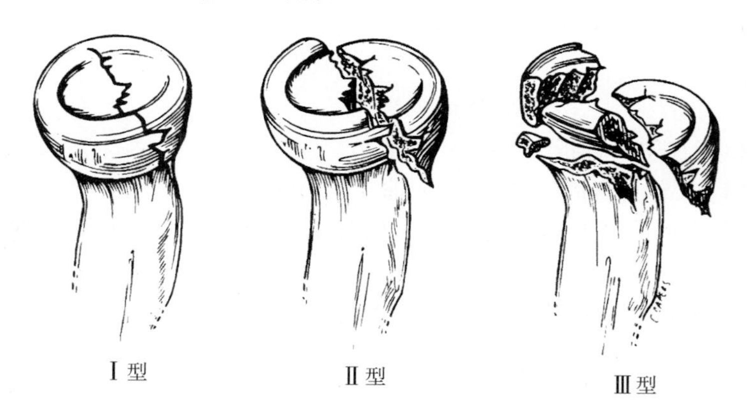

图 13 -3 桡骨小头骨折分型:Ⅰ型:骨折端无移位;Ⅱ型:骨折端有移位;Ⅲ型:整个桡骨小头粉碎性骨折。

3. 疼痛、肿胀或存在游离体导致关节活动度下降。

体格检查

1. 局部麻醉，穿刺血肿。

2. 如果局麻注射后，仍不能充分活动，考虑游离体形成。

3. Ⅱ型、Ⅲ型或Ⅳ型骨折，检查腕部桡尺关节有无分离，如果存在骨折，则分离程度增加。

影像学评估

1. 正位和侧位摄片。

2. 如果没有发现骨折，但出现后方脂肪垫征，应行肱桡位摄片。

3. 如果腕关节疼痛，需行腕关节摄片。

4. CT能进一步明确骨折。

治疗

1. Ⅰ型

(1)对症治疗和早期的关节活动度练习。

(2)穿刺血肿和注射局部麻醉剂。

(3)前臂悬吊2～3天。

(4)首先开始屈伸练习，然后做旋前旋后活动。

(5)早期获得完全关节活动度。

(6)当屈伸活动没有疼痛时，允许恢复活动(通常是2～3个月内)。

(7)无需护具。

2. Ⅱ型：治疗取决于骨折类型。

(1)Ⅱ型<2mm或更小的位移：治疗类似Ⅰ型。

(2)Ⅱ型无粉碎性骨折，但大于2mm的移位：需切开复位内固定。

3. Ⅲ型：需切开复位内固定。

4. 如果骨折块小于桡骨小头的25%～30%，并且出现机械阻挡，应去除骨折块。

5. 如果没有出现机械阻挡，前臂夹板旋后位固定2～3周，以利于前臂骨间膜愈合。

6. Ⅰ型、Ⅱ型和部分Ⅲ型骨折,可在关节镜下切除骨折块;如果合并其他损伤(例如,肘关节脱位或内侧不稳定),不建议行关节镜检查。

功能解剖学

急性肘关节不稳在一些强大的上肢应力性运动中非常常见。如果主动和被动的肘关节约束受到限制,可能会出现不稳定。外翻不稳定(急性或慢性过程)常因为内侧副韧带复合体(MCL)全部或部分损伤所致。这个复合体基本功能单元就是前斜部。

急性脱位

损伤机制

1. 急性肘关节不稳(如脱位或骨折 - 脱位)通常由前臂伸直位摔倒或直接损伤所致。

2. 外翻、旋后或过伸应力作用于肘部,造成后内侧或后外侧尺骨远端与肱骨的相对错位。

3. 前脱位(罕见)常伴有尺骨鹰嘴骨折。

4. 更为罕见的是继发于环状韧带和骨间膜损伤的分离脱位。

临床表现

1. 肢体肿胀,极度畸形。

2. 2% ~4% 的患者伴有神经血管损伤,最常见的是尺神经损伤常超过 2°。

3. 合并伤:肩、肘或腕关节骨折。

4. 开放性损伤少见。

影像学评估

1. 判断脱位类型和是否伴有骨折。

2. 发现相关的损伤很重要,可防止长期功能障碍。

3. 如果脱位自发性复位,只有软组织肿胀能被发现;此时,应行外翻重力应力试验(图13-4);若内侧关节间隙扩大超过1~2mm或外翻角较对侧大于7°,则提示可能出现脱位。

治疗

1. 早期复位,处理所有的合并伤。

(1)简单脱位无需开放复位。

(2)开放复位适用于超过3周的脱位;此时闭合复位很难再复位。

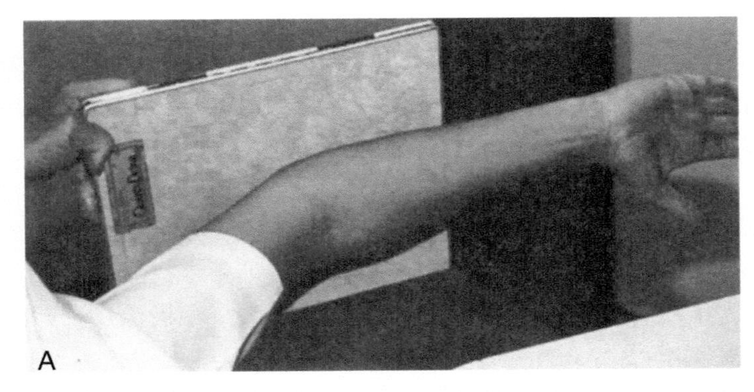

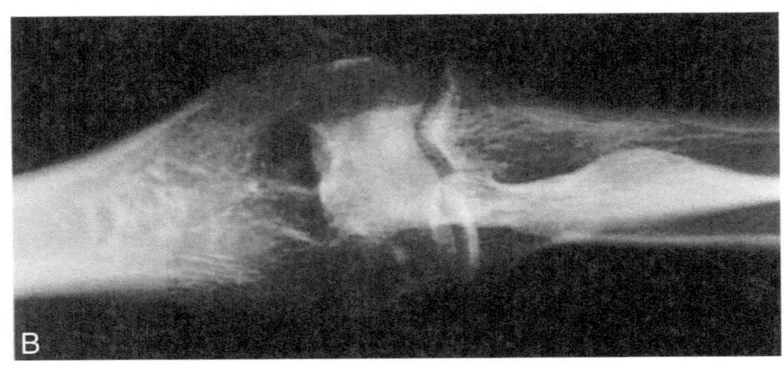

图13-4 重力应力试验证实肘关节自发性脱位。

2. 当合并骨折或神经血管损伤时，骨折复位应静脉注射镇静剂或全身麻醉。

3. 以下两种情况复位方法类似

(1)抓住手腕，肘关节稍屈曲，纵向牵引前臂。

(2)通过手法牵拉，复位后外侧或后内侧脱位。

(3)轻柔牵引，从鹰嘴窝解锁冠状突；需要助手相对于肱骨远端向后移动前臂近端。

(4)注意乙状切迹要复位到滑车上。

4. 复位后需摄片和体格检查证实复位成功。

5. 然后通过关节活动度测试关节稳定性。

(1)稳定关节

a. 夹板固定肘关节数天，以利于减轻疼痛。

b. 然后开始早期关节主动活动度练习；早期活动对于防止肘关节屈曲挛缩起到关键作用。

(2)不稳定的关节

a. 早期使用限制伸直的夹板(EBS)。

b. 超过 2 ~3 周，逐渐减少限制。

6. 伴有侧柱骨折，需要行内固定或假体置换手术。

7. 为了使肘关节早期活动和减少固定时间，应积极治疗合并的腕关节骨折。

8. 单纯脱位复位术后处理

(1)避免早期被动活动度练习，以免加重组织损伤并可能导致异位骨化。

(2)在 1 周之内，肿胀逐渐消退后，开始主动活动度练习。

(3)2 周内，范围在 80° ~100°。

(4)屈曲过程，体位没有限制。

(5)只要发现有不稳定，就需要限制伸直。

(6)如果恢复比预期要慢，需要至康复中心进行康复。

(7)如果在 4 ~6 周出现屈曲挛缩，伸直矫形器可以帮助恢复到完全伸直位。

(8)在 6 ~ 8 周开始强化,但要避免肘关节负荷,直到强度恢复正常、关节活动度到受伤前水平 30°内(通常在 2 ~ 3 个月)。

(9)通常运动员在 3 ~ 6 个月内可恢复运动。

慢性后外侧旋转不稳定(慢性失稳最常见的形式)

损伤机制:急性侧方或靠近肘关节周围脱位。

临床表现:当肘部承受轴向应力外翻且前臂旋后时,产生恐惧感和肘关节后外侧疼痛。

体格检查

1. 后外侧轴移试验(图 13 – 5):由于患者存在恐惧感,最好在全麻下进行。

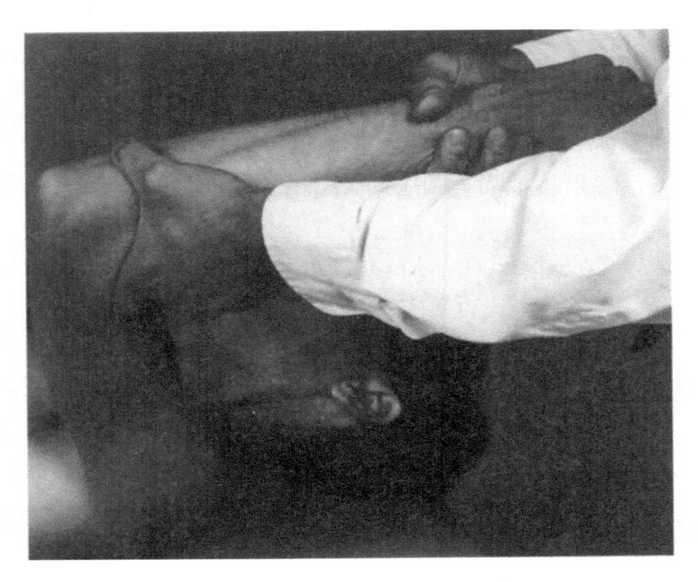

图 13 – 5　后外侧轴移试验判断后外侧不稳。

2. 过度屈曲肩关节，以便稳定肩胛带。

3. 仰卧、外翻和轴向压缩应力作用肘关节。

4. 逐渐伸直肘关节，桡骨和尺骨近端出现半脱位或脱位（有桡骨小头突出或凹陷征）。

5. 然后屈曲肘关节，明显听见“啪”的一声，桡骨小头复位在肱骨小头上。

影像学评估通常是阴性，偶尔可见肱外上髁撕脱骨折。

治疗

1. 如果损伤后立即诊断，可应用前臂旋后位矫形器固定；然而，很少有损伤能早期诊断。

2. 如果在全身麻醉下诊断有损伤，需行手术重建；大多数患者可获得满意的疗效；保守治疗效果欠佳。

3. 术后处理

（1）长臂石膏屈肘 90°旋后位固定。

（2）石膏托固定 4 周，然后改用 EBS 30°位固定 6 周。

（3）如无韧带松弛，可以去除 EBS。

（4）年轻的患者或者存在韧带松弛的患者，可延长 EBS 固定至 6 个月。

（5）术后夹板固定 3 个月后，允许关节活动度练习。

（6）术后 6 个月不要行负重练习或过伸动作。

慢性内侧不稳定

损伤机制：多见于运动员肘关节反复外翻应力所致（如棒球投手）。

临床表现

1. 反复投掷后，肘内侧疼痛。

2. 表现有急性期的锐痛，但还是慢性疼痛常见。

3. 剧烈疼痛多见于扭转和加速投掷的动作。

4. 肘外侧疼痛，尤其是年轻运动员，是内侧稳定装置损伤导致外侧负荷增加所致。

5. 尺神经区域感觉异常。

6. 强力屈腕并旋转前臂会导致肱骨外上髁炎。

体格检查

1. 通过屈肘 25°的外翻应力试验检查 MCL(图 13 – 6)。

(1)把患者的手和腕关节夹在腋下，用上臂对抗躯干。

(2)手在肘关节水平，拇指放在沿 MCL 的肱骨内上髁的下缘。

(3)用另一只手施加肘外翻应力。

(4)疼痛证明 MCL 功能障碍，无论感觉是否明显松弛。

(5)检查时务必前臂旋后，以防止肱骨内上髁炎假阳性的发生(合并出现的情况还是常见的)。

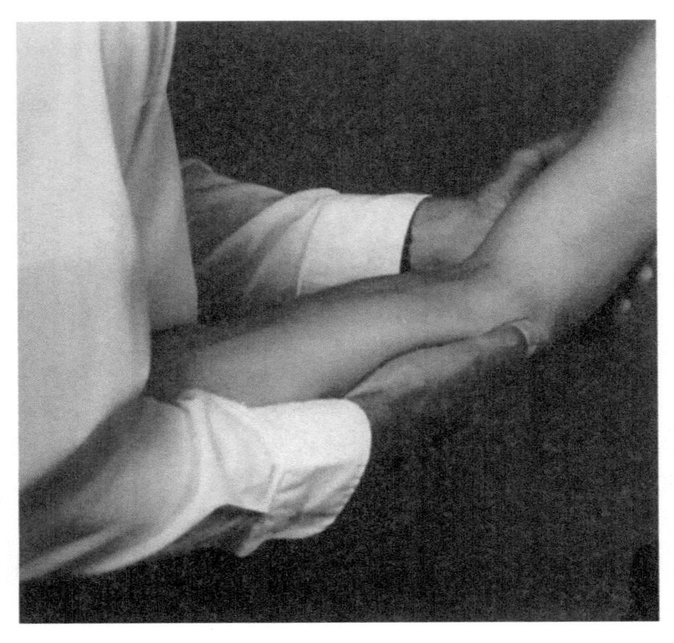

图 13 – 6 内侧副韧带检查，屈肘 25°施予外翻应力。

2. 行 Tinel 神经叩击试验和屈肘试验,评估尺神经病变。

3. 评估两点的辨别觉和手内在肌的力量。

影像学评估

1. 评估关节功能障碍。

2. 应力试验下是否见韧带松弛。

治疗

1. 在大多数情况下,最初采用非手术治疗。

2. 保守治疗是否成功,取决于是否症状轻和病史短。

3. 保守的处理

(1)休息,避免外翻和内旋应力,使用非甾体类抗炎药。

(2)疼痛消退即开始伸展练习。

(3)逐渐加强练习内旋和屈腕。

(4)休息数周后逐渐恢复投掷活动。

(5)如果疼痛不复发,恢复完全活动。

(6)如果疼痛反复,将缓慢康复。

(7)抗力支具对肱骨内上髁炎可能会有所帮助。

4. 预防措施

(1)运动前做好拉伸动作。

(2)力量练习可使肘部稳定性最大化。

(3)活动后冰敷。

(4)避免加剧病变的运动。

5. 肱骨内上髁炎避免注射类固醇药物,因为它们可能引起急性屈肌和内旋肌的撕裂,应为禁忌。

6. 外科治疗

(1)如果延长的保守治疗未能恢复到受伤前水平,需要手术重建 MCL(图 13-7)。

(2)手术减压尺神经也可能是必要的。

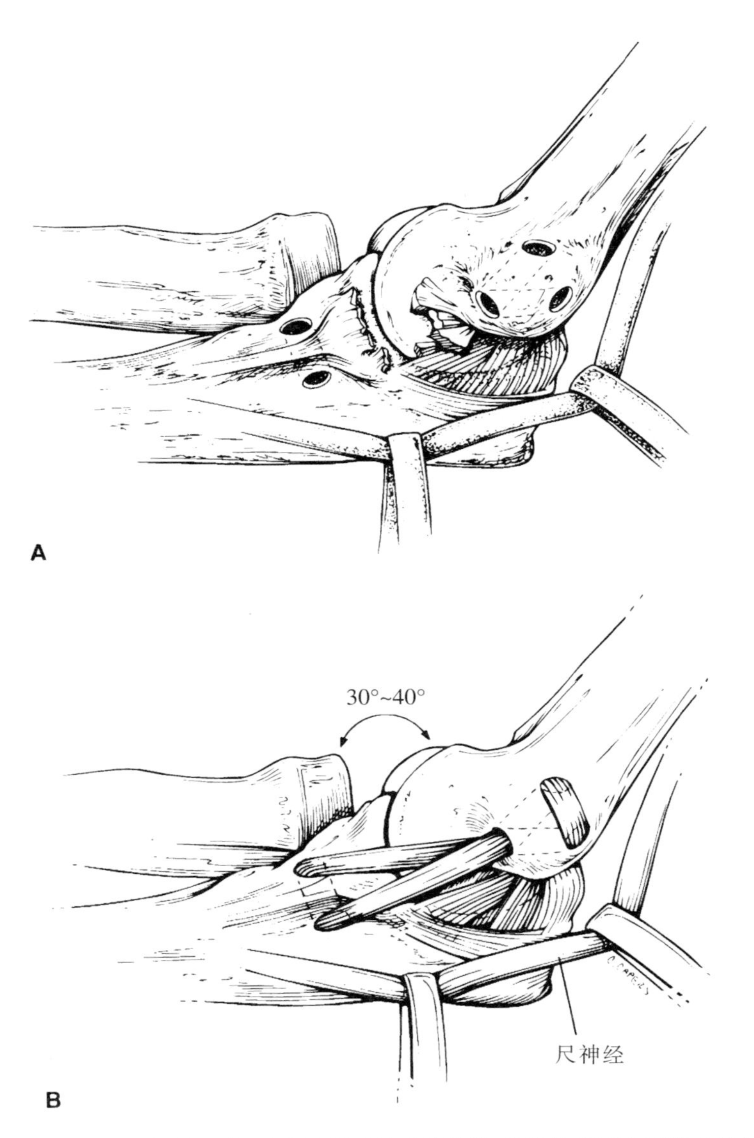

图 13 －7　内侧副韧带重建，用掌长肌腱通过骨遂道，移植物利用 8 字缝合法屈肘 30° ~40°缝合，双股移植物通过关节。

7. 术后处理

(1)固定2周。

(2)术后立即开始手指活动度练习。

(3)2周后开始肘关节活动度练习。

(4)4~6周开始手指和前臂力量练习。

(5)8周后开始肘部力量练习,避免外翻应力(不主动内旋或被动外旋肩关节)。

8. 恢复活动

(1)逐渐增加投掷的距离、频率、持续时间和速度。

(2)如果康复理想,最快1年可以进行比赛,通常需18个月恢复到受伤前水平。

(3)即使仔细监督康复,只有2/3的高水平运动员可恢复到受伤前水平。

总结

1. 2°急性肘关节不稳定伴简单脱位

(1)有比较好的预后,可恢复到受伤前水平。

(2)预计6个月内恢复。

2. 不稳定导致骨折脱位

(1)根据骨折情况,很少有好的预后。

(2)慢性不稳通常需要手术重建和长时间恢复。

3. 肘关节不稳定即使处理得当,也可能危及职业生涯或是职业生涯的终结。

(李皓 陆伟 译)

第14章

投掷运动员肘关节过度使用性损伤

肘关节内侧投掷性损伤

屈肌－旋前肌的拉伤

1. 损伤机制

(1)反复的外翻应力导致炎症,或者是显微镜下屈肌在肱骨内上髁肌肉附着处的撕裂。

(2)投球和加速阶段对肘关节产生内侧的张力和外侧的压力(图14－1)。

(3)肌肉慢性劳损的反复创伤导致镜下撕裂和疼痛。

(4)罕见屈肌肌肉完全断裂。

2. 临床表现

(1)疼痛,压痛,肘内侧肿胀,一般在锻炼或投掷后发作。

(2)不能充分伸展肘部。

(3)主动对抗屈曲腕关节或前臂旋前导致肘关节内侧疼痛。

3. 治疗

(1)对于仅在投掷后产生的短期症状,可用非甾体类抗炎药、冰敷和休息,避免加重症状的活动。

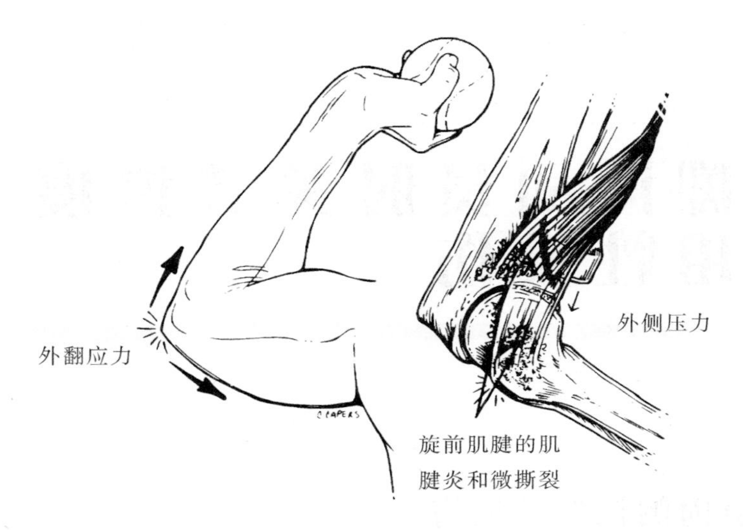

图 14－1 在投掷动作中,内侧的张力和外侧的压力作用于肘关节,这些外力导致镜下撕裂和疼痛。

(2)36 小时后热敷。

(3)超声透入疗法和电刺激可能有帮助。

(4)充分伸展肘部,腕部伸展并旋后,以伸展屈肌和旋前肌。

(5)即使可以,但极少需要注射皮质类固醇。

(6)在许多顽固的病例中,过度负荷导致的损伤源于错误的机械力学和不当的投掷技术,需要调整投掷动作。

肱骨内上髁炎(内侧或反网球肘)

1. 损伤机制:屈曲－旋前拉伤的变异。

2. 临床表现

(1)更多的是近端和弥散性局部疼痛,主要是在肱骨内上髁。

(2)偶尔可见沿旋前圆肌以远约 2.5cm 处和桡侧腕屈肌止点的压痛。

(3)屈肌旋前肌组的抵抗试验能够或者不一定能诱发出肘关节内

侧疼痛。

3. 治疗

(1)轻者:冰敷,非甾体类抗炎药,伸展和增强肌力,休息避免疼痛性活动,避免进一步的过度负荷。

(2)有更明显病理改变的严重病例:生物性愈合必须是疼痛缓解,只要避免过度负荷,康复能刺激愈合。

(3)如果其他方法无效,可以在肱骨外上髁压痛明显的部位局部注射麻醉剂和皮质类固醇的混合剂。

a. 避开位于外上髁后方的尺神经。

b. 间隔 1 个月注射,不要超过 3 次,强调休息、伸展和增强肌力。

(4)很少需要手术干预。

内侧副韧带损伤

1. 损伤机制:最常见于棒球投手、标枪投掷运动员和橄榄球四分位运动员。

2. 临床表现

(1)扭伤

a. 肘关节内侧疼痛,在内侧副韧带的前束位置。

b. 无显著创伤史。

(2)急性断裂

a. 病史:外伤性外翻应力作用于肘关节内侧,导致“砰”的响声。

b. 因为急性肘关节内侧疼痛,不能继续进行投掷。

c. 可能合并尺神经症状:环指和小指感觉异常或手部无力。

d. 沿肘关节内侧副韧带的压痛和肿胀。

e. 通常有淤斑,但可能会延迟 72 小时以上才出现。

f. 肘外翻应力诱发内侧疼痛。

3. 急性破裂的影像学评估

(1)重力应力试验可以显示肘关节内侧间隙增大。

(2)CT 关节造影和 MRI 有助于明确损伤。

4. 治疗

(1)扭伤

a. 冰敷,非甾体类抗炎药,完全停止投掷运动2~3周。

b. 当疼痛消失时,逐步恢复投掷运动。

(2)急性断裂:立即手术探查和进行韧带修复或重建。

(3)慢性功能不全

a. 增强肘部和腕部的耐力(包括同心和偏心运动),伸展,非甾体类抗炎药,偶尔需要休息停止正常活动。

b. 评估和纠正不良的投球或投掷的力学和技术。

c. 如果保守治疗失败,并且仍有投掷相关的疼痛或不稳定,对于仍想保持运动的运动员可考虑手术重建内侧副韧带;手术后需要8~12个月的康复。

d. 有人认为手术仅仅是拯救未来有限的运动生涯的方法;有慢性肘关节炎的运动员进行重建手术后恢复到高水平的投掷运动,然后症状可复发并伴有进一步的退化表现。

肘关节外侧投掷性损伤

肱骨外上髁炎(肌腱炎或网球肘)

1. 损伤机制

(1)拉应力作用于外上髁产生炎症,或部分伸肌撕裂。

(2)这些应力出现在前臂极度内旋和腕部屈曲的放松与减速阶段。

(3)肘关节外侧炎症也与击球运动中过度用力,或者举重训练中受伤有关。

(4)退变表现比急性炎症或单次外伤更多见。

2. 临床表现

(1)握力减退,渐进性疼痛发作,但只是在肱骨外上髁或以远的部位出现。

(2)日常活动中需要伸腕时就会引起疼痛。

(3)重现症状可通过：

a. 肘部略微屈曲对抗手腕的伸展。

b. 通过伸肘和屈腕被动伸展桡侧腕短伸肌。

(4)沿桡侧腕短伸肌腹的压痛。

(5)肿胀和淤斑不明显。

3. 影像学评估:通常是正常的,但外侧软组织可以看到钙化影。

4. 治疗

(1)冰敷,非甾体类抗炎药,休息并避免疼痛性活动,伸展腕部伸肌和增强耐力。

(2)桡侧腕短伸肌的抗力支具,超声透入疗法和电刺激。

(3)注射皮质类固醇(3 ~6 个月内 3 次),只注射到腱膜下,而非肌腱区,且仅作为最后的方法。

(4)如果经过持续 6 个月的“保守治疗”后仍有疼痛,可能需要手术治疗。

肱骨小头的剥脱性骨软骨炎

1. 损伤机制

(1)肱骨小头的关节软骨和软骨下骨出现炎症、肿胀、破碎,偶有游离体形成,继发整个肘关节的退变。

(2)病变可能是由于反复的应力负荷导致碎片形成或血管破裂。

2. 分类

(1) Ⅰ期

a. 13 岁以下儿童。

b. 损伤很少有碎片。

c. 症状轻微。

(2) Ⅱ期

a. 13 岁至成人。

b. 长时间反复的投掷运动史。

c. 症状明显。

(3)Ⅲ期

a. 成人。

b. 预后最差。

c. 现存症状持续数年。

d. 小头的碎片、游离体、关节不协调和继发退行性改变。

3. 临床表现

(1)起病隐袭和症状进展。

(2)局部疼痛、活动度下降(尤其是伸展)、肿胀、持握无力以及偶尔的交锁和捻发音,通常在充分伸展或前臂旋后时症状明显。

4. 影像学评估

(1)显示小头碎片和相应的游离体。

(2)在年轻患者,MRI 能显示关节软骨病变,并可以显示稳定或不稳定的骨软骨碎片。

5. 治疗

(1)Ⅰ期:如果有疼痛和交锁,限制投掷运动;持续肘部休息(6 ~ 12 个月)可能是必要的。

(2)Ⅱ期:降低运动量;如果有持握征、疼痛、游离体的感觉,可考虑关节镜下清理术和游离体取出术。

(3)Ⅲ期:降低运动量,非甾体类抗炎药,可能需要关节镜下清理术和游离体取出术。

肘后病变

1. 肱三头肌肌腱炎:治疗用冰敷、非甾体类抗炎药、休息、拉伸和增强肌力。

2. 轻微的三头肌撕脱骨折:可表现为肘关节完全伸直时持续性肘后部疼痛。

外翻伸展过度负荷综合征

损伤机制

1. 影响肘关节后部和后内侧。

2. 肘部的外翻和伸展应力导致肘部鹰嘴撞击，从而引起疼痛。

(1)在放松和减速阶段发生疼痛。

(2)伸肘时鹰嘴内侧撞击后内侧鹰嘴窝(图 14－2)。

(3)来自尺侧副韧带伸展时的外翻松弛改变了投掷的力学，可加重综合征。

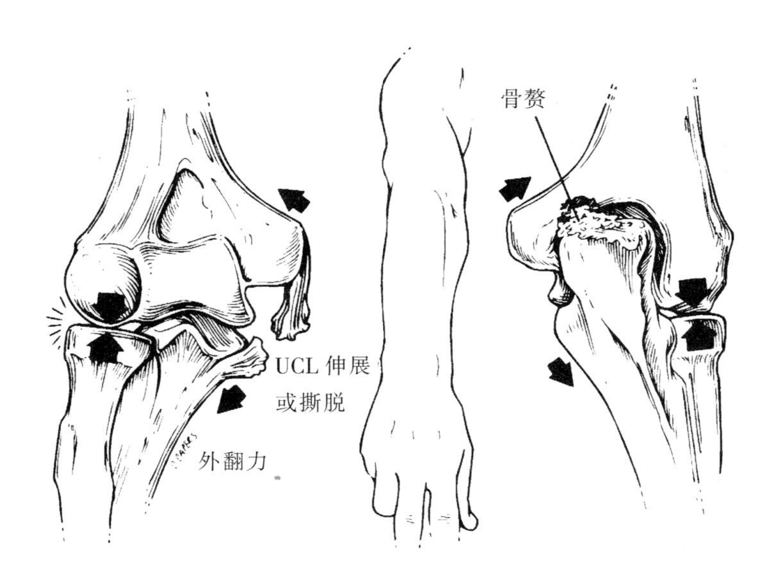

图 14－2　外翻伸展的过度负荷通常发生在投掷的放松和减速阶段。在肘部伸展时鹰嘴的内侧面撞击鹰嘴窝的后内侧。尺侧副韧带(UCL)的伸展或撕脱导致外翻松弛并加重了病变。

临床表现

1. 棒球投手

(1)投球后肘关节疼痛史。

(2)2 ~3 局后不能再忍受,有疲劳。

(3)大多数情况下,当投手试图“鞭甩”手臂以获得最大速度时产生疼痛。

2 肘后疼痛伴随着伸展外力和外翻负荷。

3. 偶见后部鹰嘴疼痛和肿胀。

4. 更严重的病例:交锁和持握无力。

影像学评估

1. 前后位、侧位和斜位摄片。

2. 通过“鹰嘴”或轴位摄片显示骨赘。

治疗

1. 保守治疗:冰敷,非甾体类抗炎药,休息,相对停止投掷伸展及其他活动。

2. 如果症状持续,并且运动员想要继续投掷,可考虑手术治疗。

肘前病变

关节囊前部拉伤或轻度二头肌止点的拉伤

1. 由于肘关节过伸导致。

2. 治疗用冰敷、非甾体类抗炎药、休息和舒缓的伸展;尽可能避免肘关节过伸。

肘关节慢性屈曲挛缩

1. 不影响正常功能和投掷。

2. 手术一般不成功，也不需要。

小队员肘

损伤机制

青少年投球运动员肘部的多个病理过程是由投掷时肘关节的内侧张力－外侧压力引起的。

临床表现

1. 在投掷期间或之后的非特异性疼痛史，偶尔有失控史。
2. 长时间的关节僵硬和活动度下降。
3. 弥散性压痛，偶有肿胀，有时肘关节外翻。

影像学评估

1. 可能显示肱骨内髁骨质增生和碎片，小头的剥脱性骨软骨炎，肘关节骨性结构的广泛性骨小梁和皮质增厚，以及出现游离体。

2. 无论有无症状，患者都可能有异常 X 线片表现。

治疗

1. 如果 X 线片正常，可对症治疗，休息、冰敷和伸展；直到所有症状消退，才能恢复投掷运动。

2. 如果 X 线片显示与投掷相关的异常，则停止投掷运动；手术可用于游离体取出或剥脱性骨软骨炎的清创。

肘部和前臂投掷性神经病变

尺神经

1. 损伤机制

(1) 大多数情况下投掷运动员出现尺神经症状，是由于尺神经在内侧受到牵引摩擦或压迫导致的。

a. 神经活动减少导致投掷时的压缩或束缚(图 14－3)。

b. 反复的神经创伤产生炎症、粘连,进一步限制正常运动。

c. 可能导致纤维化和血管病变。

(2)其他原因

a. 直接神经损伤。

b. 反复牵拉伤,继发于肘外翻或与尺侧副韧带松弛有关。

c. 由于复发性半脱位或脱位导致的神经过度活动。

d. 内侧软组织钙化或骨化。

e. 急性尺侧副韧带撕裂。

f. 髁上骨折或撕脱。

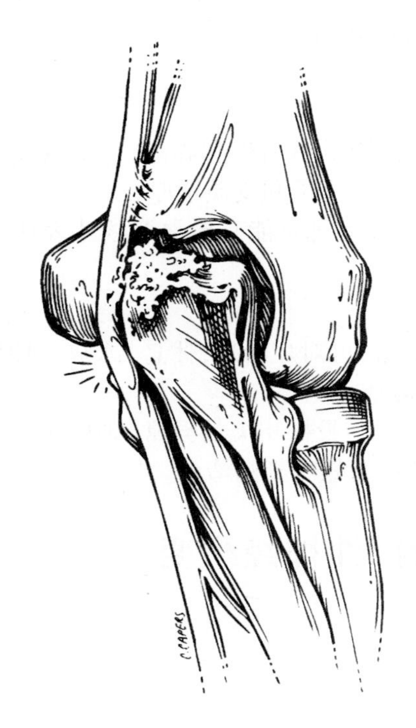

图 14－3　尺神经的压迫。

2. 临床表现

(1)肘后内侧疼痛和手部的沉重感。

(2)尺神经分布区的刺痛感或感觉异常,分布到环指、小指,以及 Tinel 征阳性。

(3)环指尺侧半和小指、小鱼际区和手背部尺侧感觉障碍。

(4)最初运动无力。

(5)尺神经沟肿胀和压痛。

3. 治疗

(1)休息 2 ~3 周,夹板固定和非甾体类抗炎药;无症状时才能恢复投掷运动。

(2)尺神经前置的指征

a. 对于保守治疗无效、持续存在症状并希望继续投掷运动的患者。

b. 肌电图显示神经病变或临床显示运动无力。

c. 在修复或重建尺侧副韧带时。

正中神经

1. 损伤机制:直接外伤或反复的应力。

2. 临床表现

(1)如果压迫前臂近端,则出现旋前圆肌综合征的表现。

(2)如果压迫前臂更远的部位,则出现骨间前综合征的表现。

3. 治疗

(1)保守治疗:伸展、休息和非甾体类抗炎药,以及改进投掷技术和装备(例如,球拍的大小和抓持性)。

(2)如果症状持续且不能活动,则考虑手术探查,松解对神经的卡压。

桡神经

1. 损伤机制:直接外伤或投掷时肌肉用力。

2. 治疗

(1)伸展、休息和非甾体类抗炎药。

(2)手术更适合于顽固的病例,以探查和松解对神经的卡压结构。

(何涛 徐卫东　译)

第 15 章

腕、手掌和手指的骨折和关节脱位

腕部损伤

一般原则

1. 损伤机制:腕部在极度过伸时的载荷。

2. 分型(腕部损伤的月骨周围型)

(1)一期:舟月关节分离。

(2)二期:在一期的基础上加上头月关节分离。

(3)三期:在前两期的基础上加上三角骨分离。

(4)四期:完全性月骨脱位。

3. 两部分分型系统

(1)腕部不稳伴有腕骨分离(CID):完全性韧带断裂并有近排腕骨不稳,包括舟月和三角月骨的分离。

(2)腕部不稳不伴有腕骨分离(CIND):腕部内部韧带连续性完好,但有关节面的塌陷;这是由于桡骨远端骨折后骨折畸形愈合或力线不良所致,或由腕掌侧韧带的断裂或松弛所致。

舟月关节不稳

1. 损伤机制

(1)腕部伸展位摔伤:过伸、尺偏或旋转位。

(2)舟骨周围韧带的断裂导致舟骨近极支撑不够。

2. 临床表现

(1)疼痛、肿胀和腕部桡背侧压痛。

(2)Watson 试验(+)(图 15-1)

a. 腕部尺偏,然后对舟骨远极施加一定压力同时进行来回旋转。

b. 舟骨不稳向背侧半脱位,并且疼痛。

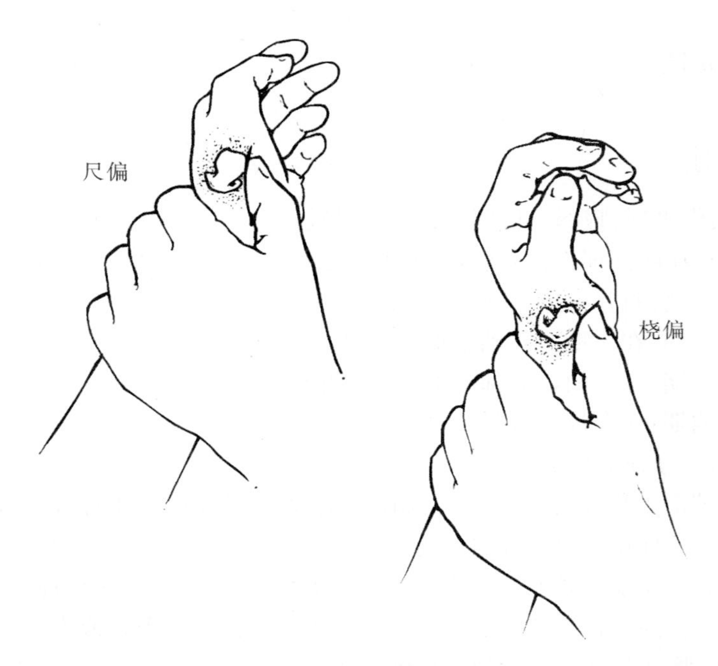

图 15-1 舟骨不稳定的 Watson 试验。检查者先使患者腕关节尺偏,然后在压迫舟骨远极的同时使患者腕关节桡偏,舟骨不稳定时会因为向背侧半脱位而有疼痛。

3. 影像学评估

(1)典型特征:舟月间隙大于 2mm(Terry Thomas 征)。

(2)在垂直舟骨远极的切线位片上可见舟骨皮质骨的戒指征。

(3)舟骨在垂直位时,侧位片可以发现腕部背曲不稳定,相应的舟月角度大于 65°~70°。

4. 治疗

(1)手术治疗急性或慢性脱位。

(2)在 4~8 周恢复体育活动。

(3)使用矫形器保护腕关节 4~6 周(例如,高分子支具)。

腕关节内侧不稳

1. 三角钩骨不稳

(1)损伤机制:腕背曲导致急性豆钩韧带断裂。

(2)临床表现:在腕部由桡偏向尺偏活动时通常可听见并触及痛性弹响;在三角钩骨间隙可触及压痛点。

(3)影像学评估:根据腕部位置的不同,在掌屈(图 15-2)或背曲位可出现不稳。

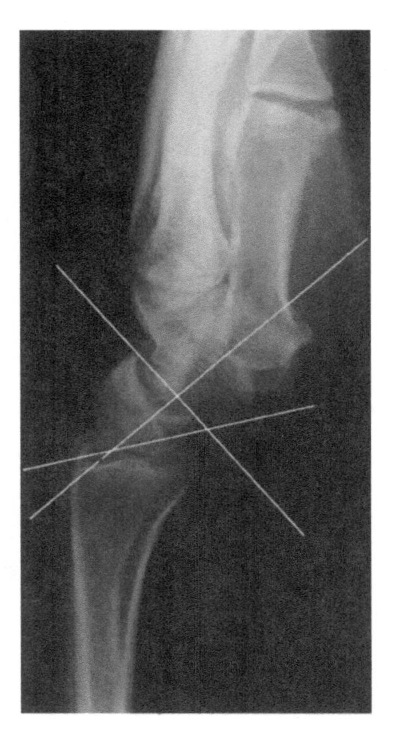

图 15-2 X 线片显示掌屈不稳定类型。

2. 三角月骨不稳

(1)损伤机制:腕部背曲。

(2)临床表现:三角月骨关节可触及压痛点;浮沉试验(+)(固定月骨,同时在腕背推压三角骨使其移位)(图 15-3)。

(3)影像学评估

a. 急性损伤:影像学基本正常。

b. 慢性损伤:掌屈时不稳定。

c. 关节活动描记:三角月骨间韧带撕裂。

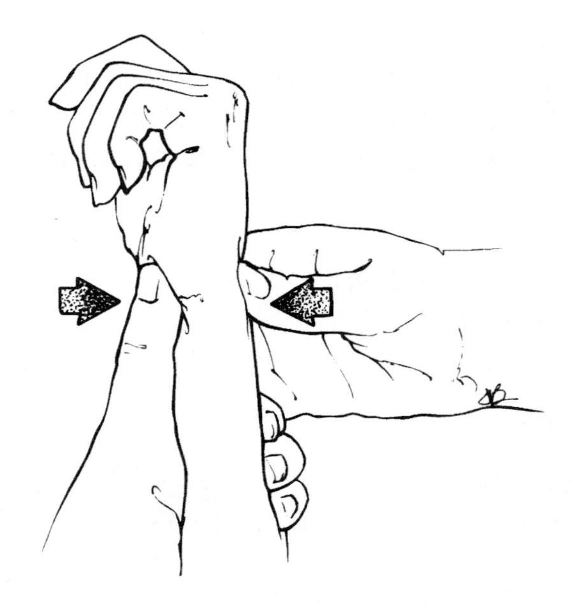

图 15－3　浮沉试验。检查固定月骨时向背侧推压三角骨。

3. 治疗

(1)保守治疗超急性损伤:过肘位制动并服用非甾体类抗炎药。

(2)当急性韧带撕裂诊断明确时,可经皮克氏针固定,并石膏制动6～8周。

(3)对于一些慢性损伤的病例,可行关节融合,但对投掷运动员来说,这样会丢失腕关节活动度。

(4)在6～12周内恢复体育活动。

(5)伤后使用6周可去除腕部固定支具。

腕骨骨折

舟骨骨折

1. 损伤机制:腕部至少背曲95°,主要力量集中在桡掌侧。

2. 临床表现:腕部疼痛以及腕背鼻烟壶或舟骨处的压痛。

3. 影像学评估

(1)腕部在尺偏位是前后位和后斜位摄片。

(2)如果未发现骨折但有疼痛症状持续,在伤后1周和3周时复查X线片。

4. 治疗

(1)大多数急性无移位的骨折适当固定足够长的时间都可以愈合。

(2)稳定性骨折(例如,移位较小或轻度成角)

a. 短臂至拇指的人字石膏固定(每4周更换一次更舒适)12~16周。

b. 固定或保护腕关节(例如,使用坚硬的、可去除的支具)使其免受冲击力3个月。

c. 重返竞技比赛的时间取决于骨折的类型、运动的方式、竞赛的水平和强度,以及已知的额外风险。

(3)不稳定性骨折(移位大于1mm或成角且腕部力线异常)

a. 取决于不稳定的程度和晚期表现。

b. 一些骨折可以闭合复位,复位后使用长臂至拇指的人字石膏固定6周,再改成短臂至拇指的人字石膏固定6周。

c. 其他需要切开复位内固定,并石膏固定8~12周。

d. 经过最初的固定和骨折愈合后,使用硬质可去除支具保护腕关节免受冲击力3个月。

钩骨骨折

1. 损伤机制:对手掌小鱼际区域的直接暴力。

2. 临床表现

(1)腕尺侧和手掌近端的持续性疼痛。

(2)在小鱼际区的突起部钩骨钩末端有压痛。

(3)影响用力抓握动作。

3. 影像学评估

(1)常规影像学无特殊异常。

(2)需行腕部腕管位(图15-4)及旋转斜位X线片检查。

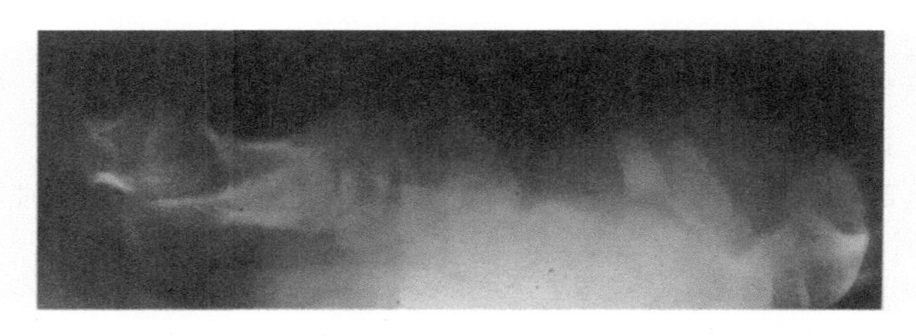

图 15－4 腕管经摄片显示钩骨骨折的钩。

4. 治疗

(1)在骨性愈合过程中行功能康复。

(2)当疼痛和压痛缓解时恢复活动(6～8 周)。

头状骨骨折

1. 损伤机制:腕部受到极度屈曲或伸展的力量,结合轴向应力。

2. 临床表现:肿胀,压痛点,疼痛,活动度丧失。

3. 影像学评估

(1)X 线片通常能显示骨折。

(2)偶尔斜位片可显示骨折平面。

4. 治疗

(1)无移位骨折需制动 6 周。

(2)移位的骨折通常需要切开复位内固定。

月骨骨折

1. 损伤机制:反复创伤可导致压缩性骨折。

2. 影像学评估:X 线片很难发现骨折,通常需要骨扫描、CT 或 MRI 检查。

3. 治疗:制动 8 周。

豆骨骨折

1. 损伤机制:小鱼际突起部受到直接暴力。

2. 治疗:短臂石膏固定4~6周。

多角骨骨折

1. 损伤机制:多角骨体部在桡偏时受到第一腕掌关节和桡骨茎突间的压缩而塌陷。

2. 治疗

(1)无移位骨折需石膏制动6周。

(2)移位的骨折需行闭合复位克氏针内固定或切开复位内固定。

三角骨骨折

1. 通常为碎裂骨折或撕脱骨折。

2. 治疗

(1)支具固定4~6周。

(2)手术切除导致持续性疼痛或畸形愈合的碎裂骨折。

远节指骨损伤

1. 损伤机制:挤压伤导致手指末节骨折(通常为无移位的非关节内骨折)。

2. 治疗

(1)使用加压绷带和手指支具保护,可减轻疼痛。

(2)用加热的别针穿透甲板排出甲下积血,可减轻压力并缓解疼痛。

(3)如果骨折移位,可修复甲床并恢复解剖结构。

远侧指间关节损伤(DIP)

槌状指

1. 损伤机制

(1)当远侧指间关节强力过屈时(图15-5),伸肌腱止点撕脱,伴或

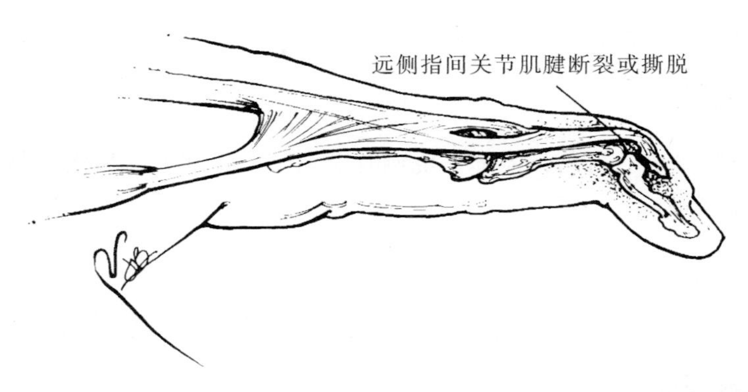

图 15 –5　槌状指显示远侧指间关节强力过屈时伸肌腱撕脱。

不伴末节指骨肌腱止点的骨块撕脱。

(2)发生在指尖被球戳中时。

2. 临床表现

(1)特征性的末节下垂,远节指骨无法完全伸直(有可能被动完全伸直)。

(2)局部肿胀和远侧指间关节背侧的压痛。

3. 影像学评估:如果有撕脱骨折,需排除指间关节骨折或半脱位。

4. 治疗

(1)如果伸肌腱撕脱,背侧手指支具固定远侧指间关节于完全伸直或过伸位,近侧指间关节屈曲 60° 6 周,如远侧指间关节无法主动伸直,继续固定 2 ~3 周。

(2)伴有撕脱骨折或大的骨折块,或指间关节半脱位,需切开复位内固定。

指深屈肌腱撕脱

1. 损伤机制

(1)强烈的过伸暴力作用于主动屈曲位的远侧指间关节,使肌腱在止点处断裂(图 15 –6)。

(2)被称为运动衫手指,常发生于运动员抓对手的运动衫时(最常

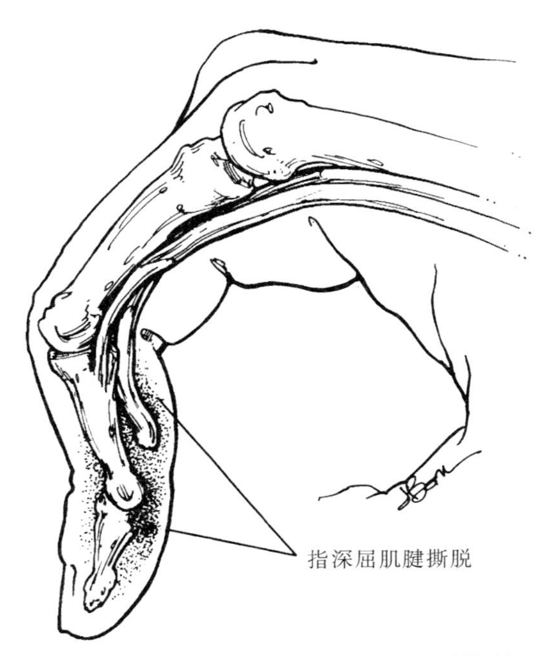

图 15－6　远侧指间关节的指深屈肌腱撕脱。

发生在第三手指）。

2. 临床表现

(1)撕脱的肌腱回缩到手掌或近节手指，在此处可有触痛。

(2)早期远侧指间关节屈曲功能的丧失可能无法发现，因为完整的指浅屈肌可部分代偿；因此，当检查屈指功能时，撕脱的肌腱需单独检查。

(3)疼痛和肿胀。

3. 治疗

(1)早期诊断(3 周内)，肌腱通常能通过外科手术修复。

(2)6 周后，一期手术修复常无法完成，远侧指间关节需融合或试行功能重建。

远侧指间关节脱位

1. 损伤机制：向背侧脱位或开放性损伤。

2. 治疗

(1)通过适当牵引恢复手指长度,完成早期复位。

(2)关节制动3周,然后在活动时保护2~3周。

近侧指间关节损伤

"卡指"

1. 损伤机制:纵向暴力直接作用于伸直的近侧指间关节。

2. 临床表现:局部压痛。

3. 体格检查

(1)通过抵抗外力伸直手指检查中央腱束是否从止点处撕脱。

(2)通过过伸近侧指间关节或比较相邻正常近侧指间关节的伸展程度检查掌板完整性。

(3)伸直指间关节施加由内向外的应力,判断侧副韧带的完整性。

(4)疼痛或肿胀持续3~6个月。

4. 影像学评估:前后位及侧位X线片排除骨质损伤。

5. 治疗

(1)肿胀消退后,可行热敷并与邻近正常手指捆绑在一起。

(2)只要关节疼痛,就需固定。

关节骨折

1. 损伤机制

(1)可累及近节指骨髁(图15-7)和中节指骨关节面。

(2)暴力过伸或突然屈曲导致中节指骨基底部撕脱骨折。

2. 治疗

(1)对无移位或移位较小(移位在2mm之内)的骨折可采取保守治疗。

a. 支具固定近侧指间关节,屈曲在30°以内。

b. 固定患指和邻近手指,尤其当存在旋转或成角骨折不稳定时。

c. 支具固定3~4周是非常必要的,可减少骨折移位的风险。

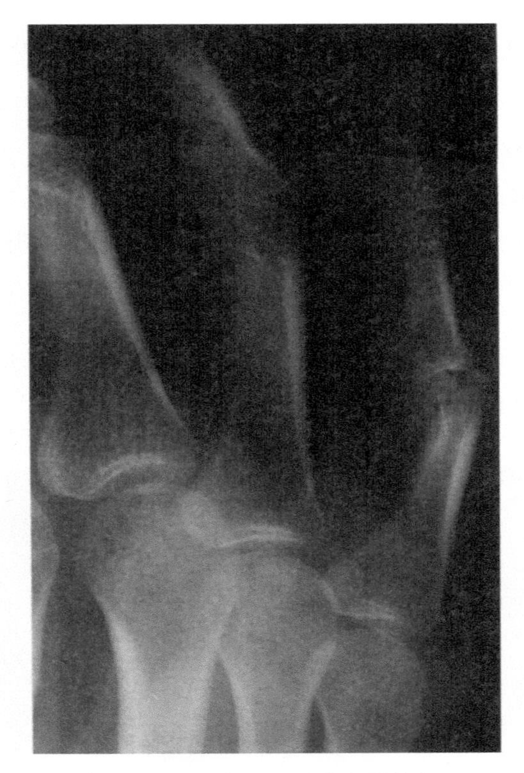

图 15 –7　近侧指间关节的髁骨折。

(2)粉碎性骨折或碎骨块很小的骨折最好采用闭合复位并支具固定;在 2 ~3 周内开始关节康复训练。

(3)大的移位骨折需手术治疗。

(4)若为背侧骨折,需近侧指间关节完全伸直位固定;若为掌侧骨折,需在近侧指间关节屈曲 25°固定。

a. 若骨折超过 1/3 关节面,移位大于 3mm,或近侧指间关节半脱位,则是手术指征。

b. 伤后或术后 2 ~3 周去除支具,在保护下进行功能康复训练,4 周时可开始被动活动。

c. 返回竞赛早期，使用保护性支具或与周围手指捆绑。

骨折－脱位

1. 损伤机制

（1）背侧脱位合并小的掌侧撕脱骨折（图 15－8）。

（2）纵向直接暴力作用于伸展的近侧指间关节（机制同“卡指”）。

2. 临床表现：与“卡指”类似。

3. 影像学评估

（1）侧位片显示中节指骨基底小的掌侧骨折块，中节向背侧脱位。

（2）也可发现副韧带的撕脱骨折。

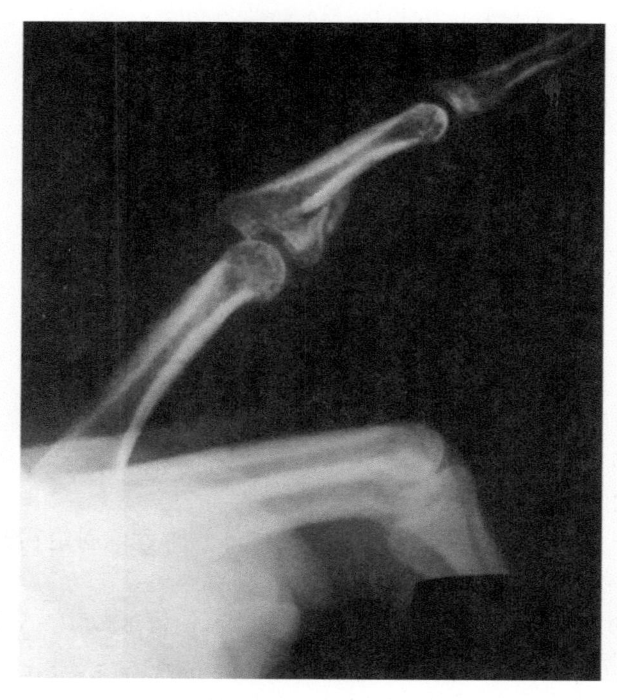

图 15－8　近侧指间关节背侧骨折－脱位。

4. 治疗

(1) 手指进行纵向牵引复位脱位(若在局部或区域麻醉下评估关节稳定性或韧带完整性则更理想)。

(2) 早期使用近侧指间关节支具固定关节在屈曲约 60°位。

(3) 接着使用限制伸直的支具,每周伸直关节约 15°,直到关节完全伸直(通常在 4 ~6 周内完成)。

(4) 在进行田径运动时,使用捆绑带保护手指 2 ~3 周。

(5) 如果关节稳定,进一步治疗取决于骨折类型。

(6) 如果为粉碎性骨折或损伤超过关节面 35% ~40% ,则为手术指征。

(7) 如果侧副韧带松弛,则需行韧带修补。

(8) 术后,关节在屈曲 25°位固定 2 ~3 周,然后开始轻柔的主动练习。

(9) 术后 4 周内无法完全伸直;在此期间,可使用限制伸直的支具。

近侧指间关节脱位

1. 损伤机制

(1) 可向掌侧、背侧或侧方移位。

(2) 背侧脱位最常见,常由过伸引起(图 15 –9)。

(3) 掌板损伤及附属侧副韧带撕裂,但侧副韧带损伤不常见。

2. 影像学评估:排除合并的骨折。

3. 治疗

(1) 如果无合并骨折,纠正畸形,然后在屈曲时牵引手指使近侧指间关节复位。

(2) 对不合并侧副韧带损伤的简单背侧脱位,支具固定近侧指间关节在屈曲 25° ~30°位 2 ~3 周,然后开始轻柔的全关节活动;使用捆绑带直至活动时无疼痛。

(3) 对于合并侧副韧带损伤的近侧指间关节侧方移位的背侧脱位(单纯侧副韧带损伤),以及向掌侧脱位的指间关节,则需手术治疗。

侧副韧带损伤

1 损伤机制:孤立的侧副韧带损伤(例如,手指扭伤)。

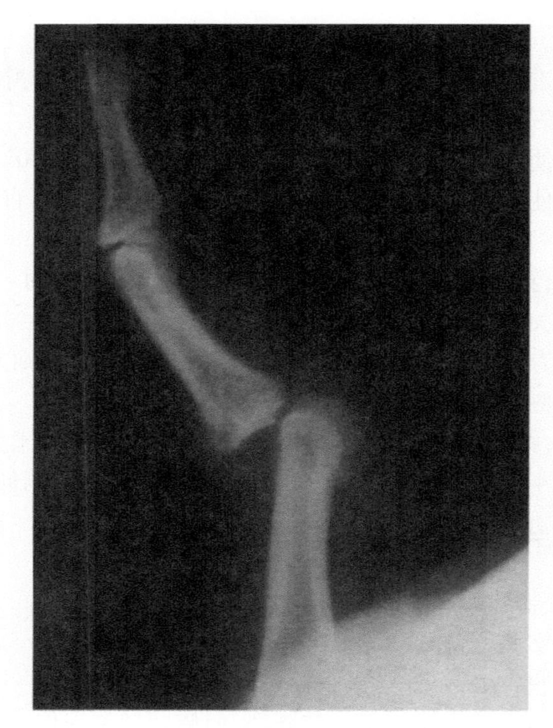

图 15 –9　近侧指间关节背侧脱位。

2. 临床表现:关节压痛,如水肿。

3. 治疗

(1)侧副韧带部分撕裂或仅有轻度的关节松弛可用支具固定在轻度屈曲位,直至疼痛消退;手指活动时绑带固定或保护性支具固定,直到疼痛消失恢复活动度。

(2)韧带完全撕裂需手术修复;术后需支具固定手指在轻度屈曲位 3 周,然后开始功能康复训练。

钮孔指畸形

1. 损伤机制

(1)严重的屈曲暴力或直接力作用在近侧指间关节背侧。

(2)漏诊或治疗中节指骨表面中央腱束撕脱或骨折失败后病情进展。

2. 临床表现

(1)近侧指间关节屈曲,远侧指间关节过伸(图 15 - 10)。

(2)无法伸直近侧指间关节。

3. 治疗

(1)支具固定近侧指间关节在完全伸直位。

a. 需要 3 个月或更长时间的支具固定。

b. 继续夜间固定和在活动时固定 2 个月以上。

(2)慢性畸形需手术治疗。

鹅颈畸形

1. 损伤机制

(1)近侧指间关节过伸损伤导致掌板撕裂。

(2)中央束完整。

2. 临床表现:近侧指间关节屈曲挛缩,而远侧指间关节轻度过伸但并不固定,仍可主动屈曲。

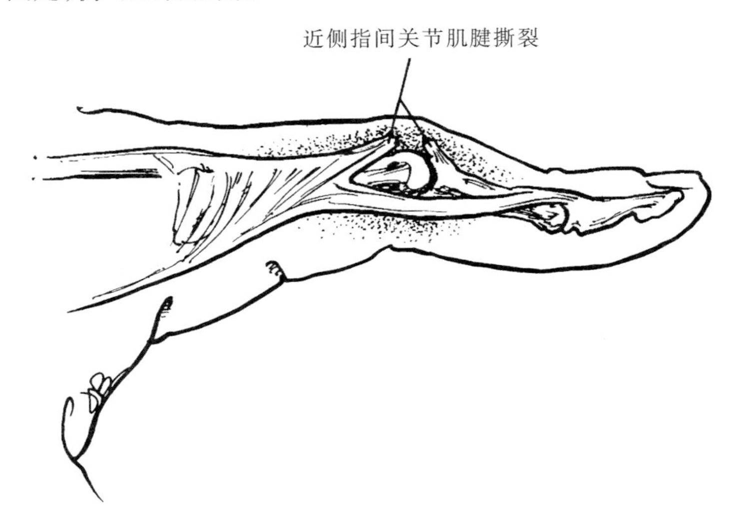

图 15 - 10 典型的钮孔指畸形:近侧指间关节屈曲固定,远侧指间关节过伸固定。

3. 影像学评估:近侧指间关节掌板近端附着处钙化。

4. 治疗

(1)治疗轻度畸形(如近侧指间关节屈曲挛缩小于40°)可非手术治疗,可选择动力性伸直或“安全针”支具被动固定以帮助近侧指间关节伸直。

(2)屈曲挛缩大于40°需要手术治疗;术后维持手指在伸直位3周。

掌板损伤

1. 损伤机制:近侧指间关节过伸可损伤掌板,而不伴有关节脱位。

2. 临床表现

(1)近侧指间关节肿胀,关节掌侧压痛;手指轻度屈曲。

(2)疼痛、肿胀及自我保护限制关节剧烈过伸。

3. 治疗

(1)固定关节在轻度屈曲位2~3周;然后在间歇支具保护下开始主动屈曲练习。

(2)如果完全伸直恢复缓慢,4周后可开始被动伸直活动。

掌指关节的损伤

一般治疗原则

1. 支具固定在至少屈曲45°位,最好能到70°位。

2. 随着屈曲角度的增加,侧副韧带紧张,关节面的骨性接触增加,关节变得更加稳定。

3. 如果关节固定在伸直位,在愈合的过程中组织会逐渐挛缩,当开始活动时严重限制屈曲。

脱位

1. 损伤机制

(1)暴力过伸可导致背侧脱位(图15-11)。

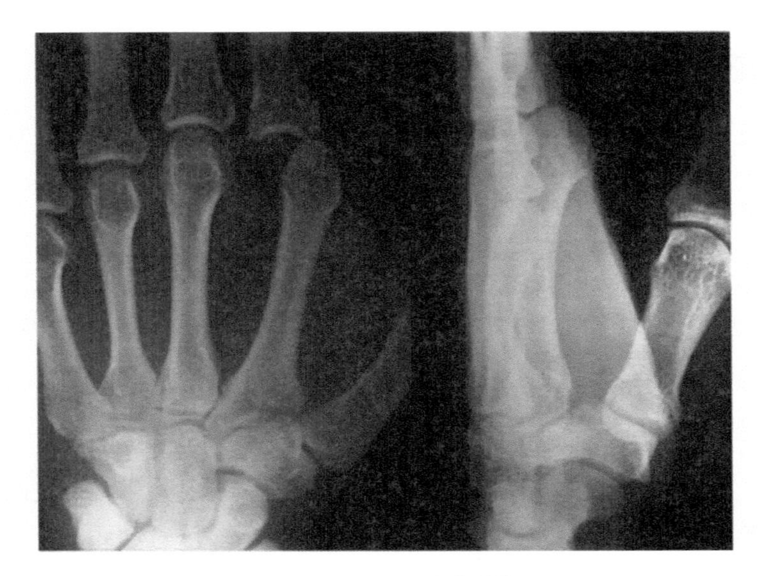

图 15－11 掌指关节脱位。

(2)正常来说,掌板从近端撕裂,但仍在近端掌板处附着。

2. 不完全脱位或简单脱位

(1)临床表现:掌板不会嵌入关节内,掌指关节通常固定在过伸位。

(2)治疗

a. 通常不使用纵向牵引,因为这样会导致掌板嵌入关节,使脱位变得复杂且较难复位。

b. 通过固定相接触的关节面纠正畸形,复位脱位的关节,屈曲腕关节减少屈肌腱张力,然后轻柔地使关节复位。

3. 复杂脱位

(1)临床表现

a. 特征性的手掌侧凹陷。

b. 关节极度过伸位弹性固定。

c. 受伤手指向尺侧偏斜。

(2)治疗:通常需要切开复位。

侧副韧带损伤

1. 损伤机制:在侧副韧带有张力的情况下固定的掌指关节向侧方偏斜。

2. 影像学评估:确认来自掌骨头的撕脱骨块未陷入关节腔内。

3. 治疗

(1)绑带固定直至症状消失。

(2)对一些慢性损伤的患者,若韧带末端嵌入关节内,则需手术治疗。

伸肌腱腱帽断裂

1. 损伤机制:腱帽断裂使伸肌腱半脱位,滑向相邻两掌骨头之间,从而导致伸肌腱力量下降。

2. 治疗:急性断裂最好手术治疗。

累及掌指关节的骨折

治疗:和治疗近侧指间关节脱位类似,主要目的是维持正常活动和功能。

拇指的损伤

指间关节

治疗:软组织损伤和骨折的治疗同其他手指近侧指间关节。

掌指关节脱位

1. 损伤机制

(1)背侧脱位和其他手指掌指关节类似。

(2)掌板近端或远端撕裂。

2. 治疗:通过轻柔的操作有可能闭合复位,但为确保稳定,切开复位是必要的。

掌指关节尺侧副韧带损伤

1. 损伤机制

(1)外展应力作用于拇指，而掌指关节几乎完全伸直时(图 15 - 12)。

(2)骨骼发育成熟的运动员会撕裂韧带，而骨骼未发育成熟的运动员近节指骨骨折。

2. 影像学评估：近节指骨尺侧韧带撕脱。

3. 体格检查

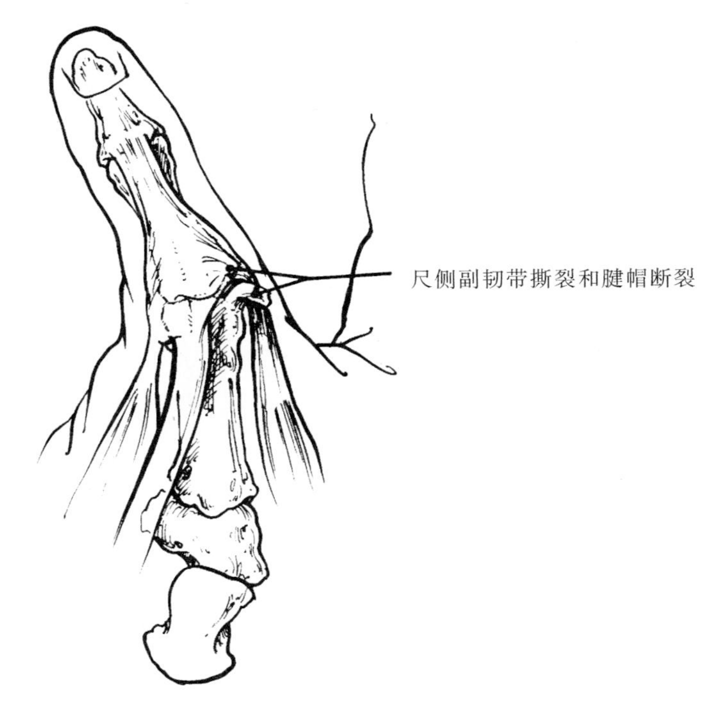

图 15 - 12　尺侧副韧带撕脱。

（1）如果影像学检查阴性，可通过比较未损伤的拇指来评估韧带完整性。

（2）在掌指关节完全伸直和屈曲 30°位施加应力（图 15－13）。

（3）向尺侧偏斜大于 25°～30°，提示至少部分撕裂。

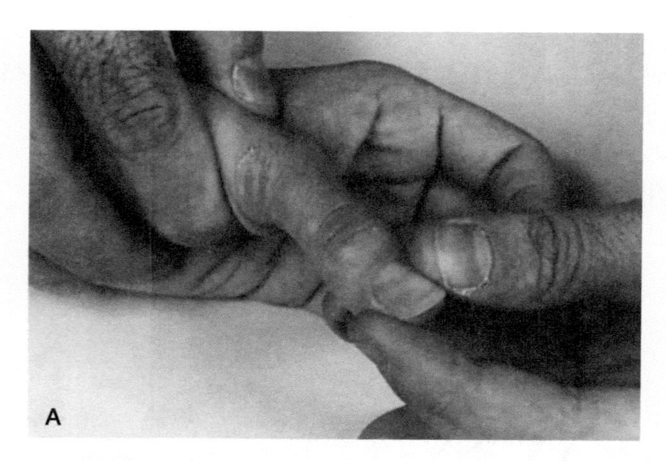

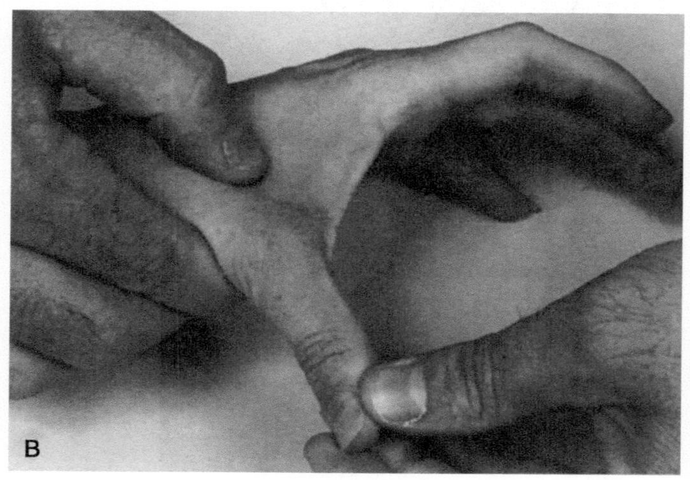

图 15－13 在轻度屈曲（A）和伸直（B）位检查拇指尺侧副韧带的应力试验。

(3)缺少硬性终点,尤其是在完全伸直位,提示韧带完全撕裂。

(4)如果掌板和附属的侧副韧带同时损伤,拇指在过伸位松弛。

4.治疗

(1)拇指人字位石膏固定可治疗部分撕裂。

(2)完全撕裂需要手术修复。

(3)固定拇指在20°屈曲位3周;让指间关节自由活动,防止伸指装置瘢痕形成。

(4)3~4周时使用可取下支具,开始主动功能康复;5~6周后完全去除支具,恢复活动。

(5)在活动时,使用绑带或硅胶支具保护拇指3个月。

掌指关节桡侧副韧带损伤

1.损伤机制:近节指骨掌侧半脱位。

2.治疗:与尺侧副韧带损伤类似,目的在于防止进一步掌侧半脱位或手指桡侧的松弛。

拇指腕掌关节损伤

1.Bennett骨折

(1)损伤机制:拇指外展时受到暴力,导致腕掌关节面斜行骨折,骨折为近节指骨基底关节面的横断骨折。

(2)治疗

a.闭合复位对无移位或移位较小的骨折有效。

b.如果持续移位,可能需要闭合复位和外固定,或者行切开复位内固定。

2.骨折-脱位

(1)损伤机制:少见,但在手部过伸受到严重暴力时可发生。

(2)治疗:闭合复位;但是,若软组织和肌腱嵌入关节内或骨折断端间,需行切开复位内固定。

3.完全脱位

(1)损伤机制

a. 少见,不伴有骨折。

b. 手部伸展时摔伤,极度外展或过伸暴力直接作用于掌骨头。

(2)治疗

a. 大多数病例急性脱位比较容易复位。

b. 拇指人字位长臂或短臂石膏固定3周,人字位短臂石膏再固定3周,然后开始主动功能练习。

c. 对慢性不稳或半脱位的患者,需切开复位并修复掌侧韧带。

手指干部骨折

指骨骨折

1. 治疗

(1)无移位骨折在掌指关节屈曲70°和指间关节轻度屈曲位固定。

(2)将移位的骨折复位,然后按上述位置固定。

掌骨骨折

1. 损伤机制:直接暴力或挤压伤。

2. 评估

(1)影像学评估移位的成角度。

(2)通过临床表现评估旋转畸形:每个手指逐个向掌侧屈曲;若偏离舟骨,则提示存在旋转畸形。

3. 治疗

(1)急性掌骨颈骨折需通过闭合复位,矫正任何旋转畸形。

(2)在掌指关节和指间关节屈曲45°时手指尖指向舟骨,此时支具固定。

(3)斜行或螺旋骨折,在前侧固定2~3周。

(4)多处骨折可能需要切开复位内固定。

手部的神经卡压损伤

1. 损伤机制:持续的、反复的、可控的压力作用。

2. 急性损伤

(1)机械性的或继发于缺血性的损伤。

(2)强大的外力将神经压向坚硬的组织。

(3)损伤通常是孤立的,并且瞬间发生。

3. 慢性损伤

(1)可预见的区域。

(2)可在腕管内影响正中神经,或者在Guyon管内影响尺神经。

4. 临床表现

(1)正中神经卡压

a. 拇指、示指或中指感觉异常,接着大鱼际肌萎缩。

b. 通过在腕部叩击神经(Tinel征)或屈腕试验(Phalen征)诱发症状。

(2)尺神经卡压

a. 尺神经病变会导致末端感觉的变化。

b. 拇指基底部疼痛。

5. 治疗

(1)正中神经

a. 保守治疗:休息,服用非甾体类抗炎药。

b. 若保守治疗无效,需手术治疗。

(2)尺神经:纠正潜在致病因素。

(赵喆 李文翠 译)

第16章

髋关节损伤

骨盆骨折

髂骨骨折

1. 损伤机制

(1)向后摔倒。

(2)骨盆环完整,可能有盆腔脏器损伤和腹膜后出血。

2. 临床表现

(1)立刻出现疼痛,影响活动。

(2)骨盆压痛,继而肿胀,出现淤斑。

3. 影像学评估:评估骨损伤。

4. 治疗

(1)保守治疗:卧床休息,直到疼痛减轻。

(2)限制活动,直到疼痛减轻;恢复活动时使用支具或绑带。

(3)扶拐保护性负重 2 ~3 周。

(4)3 ~4 个月后才能恢复竞技运动。

骶骨骨折

1. 损伤机制

(1)坐位摔倒或直接打击伤。

(2)远端骨折片向前成角或嵌顿。

2. 临床表现

(1)剧烈疼痛。

(2)骶骨压痛(直肠指诊触及骶前压痛)。

3. 影像学评估:放射学检查及MRI明确损伤。

4. 治疗

(1)卧床休息,接着保护性负重。

(2)只有在骨折片移位明显,可能损伤骶神经根和引起膀胱麻痹时需手术治疗。

尾骨骨折

1. 损伤机制

(1)坐位摔倒。

(2)骨折可以位于骶尾交界处或尾骨体部。

2. 临床表现

(1)受伤时、突然移动时或者坐下时剧烈疼痛。

(2)尾骨压痛(直肠指诊触及压痛和尾骨的活动及疼痛)。

3. 影像学评估:侧位片能显示损伤部位。

4. 治疗

(1)直接减轻疼痛的治疗

a. 坐位时向前倾,使体重分布在坐骨结节上,从而缓解尾骨向后的压力。

b. 避免穿过紧的内衣或裤子。

c. 仰卧,以减轻尾骨的压力。

(2)尾骨可能残留疼痛和触痛,但不建议手术。

(3)无不适时可以恢复体育运动。

髋臼骨折

1. 损伤机制:直接暴力通过股骨颈作用于髋臼。

2. 临床表现

(1)立即出现疼痛并且不能行走。

(2)主动或被动活动髋关节时疼痛。

(3)由于髋臼中心移位导致下肢短缩。

3.影像学评估:确定骨折的范围。

4.治疗

(1)卧床休息,移位或无移位的骨折均要到疼痛消失和骨折愈合后才能开始髋关节活动度练习。

(2)扶拐保护性负重。

(3)部分移位骨折需进行骨牵引或切开复位内固定。

髋关节创伤性脱位

一般原则

1.正确的紧急处理早期复位很重要,可以避免缺血性坏死。

2.不要尝试在赛场复位。

髋关节后脱位

1.损伤机制

(1)暴力向后作用于股骨头,撕裂圆韧带和后关节囊(图16-1)。

(2)后方髋臼可能骨折,股骨头血供损伤,坐骨神经损伤。

2.临床表现

(1)疼痛。

(2)髋关节屈曲、内收时内旋。

3.体格检查

(1)让患者足背伸,评估坐骨神经腓侧分支。

(2)让患者足跖屈及旋转,评估坐骨神经胫侧分支。

4.治疗

(1)闭合复位通常要在足够的镇痛或全身麻醉下进行。

(2)如果是复发脱位,可能需要切开复位。

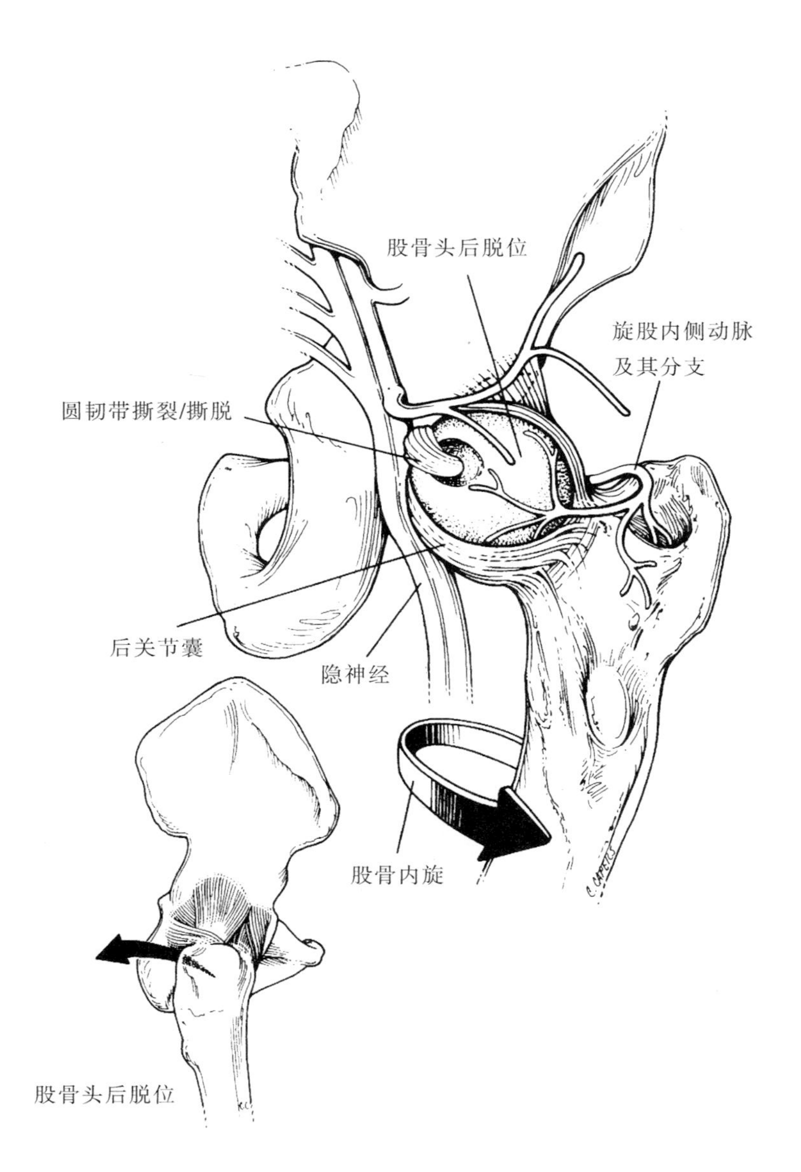

图16-1　髋关节后脱位示意图。

(3)复位后牵引固定。

(4)早期进行髋关节活动度练习,约2周后扶拐行走。

(5)2~6个月保护性负重。

(6)如果手术治疗,则固定6周。

(7)至少3个月不能进行体育运动。

髋关节前脱位

1. 损伤机制:髋关节受到外展和外旋暴力(图16-2)。

2. 临床表现

(1)疼痛。

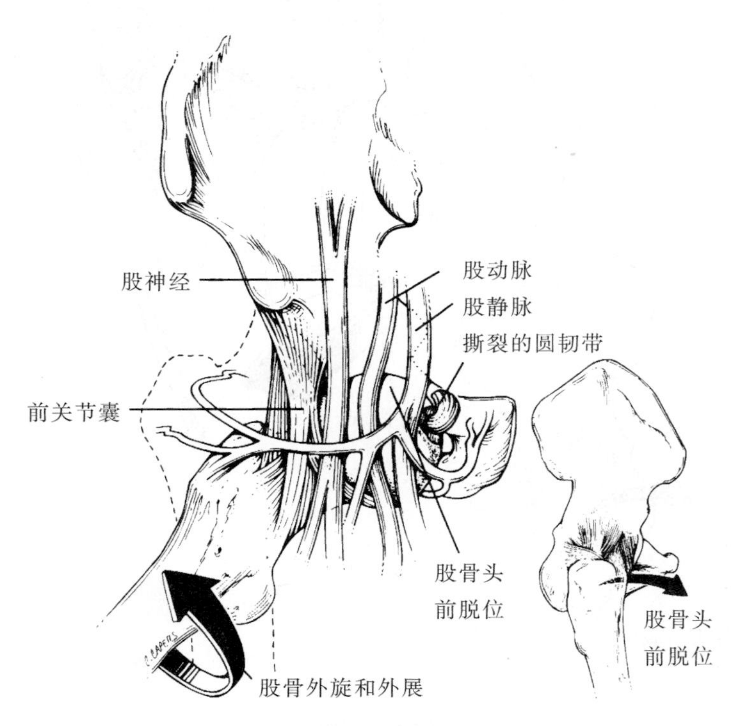

图16-2 髋关节前脱位示意图。

(2)髋关节外展和极度外旋。

(3)腹股沟区可触及包块。

(4)移位的股骨头可压迫股静脉,形成下肢血栓。

3. 治疗

(1)在全麻下闭合复位,纵向牵引和极度内旋。

(2)极少需要切开复位。

髋关节中心脱位

1. 损伤机制:股骨头突入骨折的髋臼。

2. 治疗:和髋臼骨折治疗相同。

股骨头骨骺滑脱症

损伤机制

1. 有时没有明确的致伤原因,因为生长板软弱,在正常的应力下也有可能骨折。

2. 股骨颈向前、向外旋转,而股骨头向后、向内滑动(图16-3)。

3. 滑动率决定急性或慢性损伤。

临床表现

1. 疼痛可能放射至膝关节。

2. 臀中肌跛行。

影像学评估

通过股骨颈影像学表现来诊断。

治疗

1. 根据滑脱的类型和程度决定治疗方式。

2. 尽早手术治疗,以免发生更严重的移位而导致缺血性坏死。

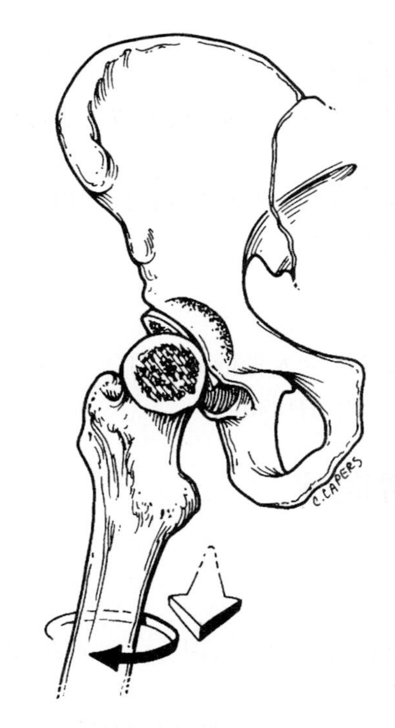

图 16－3 在股骨头骨骺滑脱中股骨颈旋前外展而股骨头向后内收。

股骨近端骨折

损伤机制

1. 囊内骨折:间接暴力,如使股骨颈成角的剪切力。
2. 囊外骨折:髋关节受到直接暴力。

临床表现

1. 囊内骨折
(1)即刻出现疼痛。

(2)如果骨折移位,下肢出现短缩和极度外旋。
(3)如果嵌顿或没有移位,则畸形不明显。
(4)活动和疼痛是一致的。
2. 囊外骨折
(1)可能为粉碎性骨折伴大量失血。
(2)即刻出现疼痛,不能行走。
(3)下肢的短缩和外旋畸形更明显。

治疗

1. 两种类型的骨折均需切开复位内固定。
2. 转送患者时牵引以尽量减轻疼痛。

过度使用性髋部损伤

股骨颈应力骨折

1. 损伤机制
(1)如果没有潜在的骨病,则有运动量的增加或训练的改变。
(2)未处理的单纯应力骨折可能发展为移位的股骨颈骨折。
2. 临床表现
(1)疼痛位于腹股沟区或大腿前方。
(2)晨起明显疼痛,适度活动后减轻。
(3)运动员可能没有明显感觉疼痛,但中度跑步锻炼会引起疼痛。
(4)活动度下降,极度屈曲和内旋疼痛明显。
(5)压痛不明显。
3. 影像学评估
(1)早期普通影像学检查看不到典型的硬化和明显的骨折线,症状出现数周后可能看到(图16-4)。
(2)标准的诊断方法:放射性同位素骨扫描。
(3)如果影像检查和骨扫描阴性,行MRI检查确定诊断。

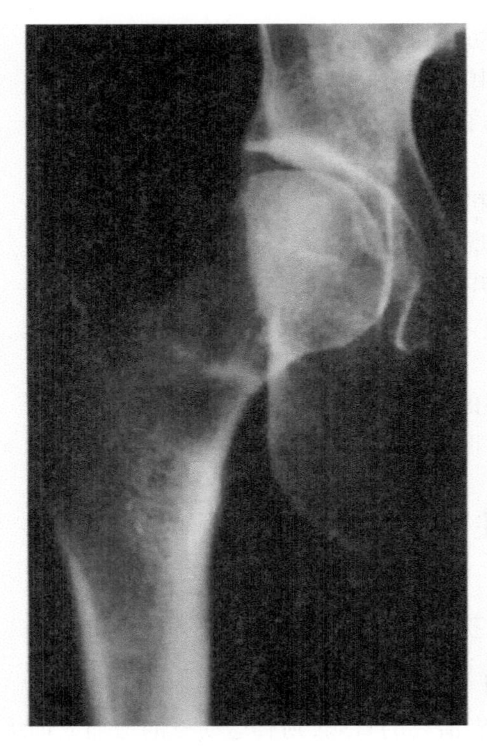

图16－4 股骨颈内侧压缩性骨折，在出现症状2～4周后显示典型的硬化和骨内骨痂。

4. 治疗

(1)应激反应或压力侧应力骨折

a. 保护性负重，直到晨起疼痛消失并能够无痛地离床活动。

b. 骨折愈合期间进行水中运动和固定自行车有氧运动。

c. 逐渐增加无痛活动直到反复负荷无痛。

d. 如果疼痛复发，则限制活动6～8周或减少活动。

e. 完全康复需2年或更长时间。

(2)张力侧应力骨折

a. 手术治疗以免发生骨折移位等并发症。

b. 限制体育运动，直至影像学提示骨折愈合。

(3)移位的股骨颈应力骨折：闭合复位或切开复位内固定。

其他应力骨折

1. 耻骨支应力骨折

(1)损伤机制

a. 腘绳肌起始部位产生的拉应力。

b. 双侧骨折或者发展为对侧骨折同时存在。

(2)治疗：限制引起疼痛的活动。

2. 股骨干应力骨折

(1)损伤机制：内侧转子下区域产生明显的压应力。

(2)影像学评估：股骨内侧皮质增厚，偶尔可见骨折线。

(3)治疗：限制引起疼痛的活动。

肌起始部位疼痛

1. 成年运动员

(1)近端收肌肌群紧张：髋关节最常见的痛性过度使用性损伤。

(2)外展肌群也可能紧张。

(3)臀中肌近髂嵴部位的肌腱炎会引起痛性不稳。

(4)治疗：初次疼痛过后，进行热疗或超声波理疗、轻度拉伸、服用非甾体类抗炎药、渐进性抗阻训练等治疗。

2. 成长期青少年运动员

(1)容易损伤腰带肌群的起始部位的骨突，而不是损伤肌肉或肌腱本身(图16-5)。

(2)损伤机制

a. 由于肌肉突然负荷或过度推进的反复应力(骨突炎)。

b. "髋骨隆突挫伤"：腹部肌群的强力收缩或直接打击使髂骨隆突从骨盆上撕脱。

(3)基于病史、体格检查和典型的影像学改变做出诊断。

(4)骨突炎的治疗

a. 愈合期间避免负重,通常扶拐保护性负重。
b. 没有必要手术。
c. 拉伸肌群,以防止骨突上过度紧张。
d. 根据疼痛缓解情况逐渐恢复活动。
e. 极少数患者需切除移位的骨突或愈合过程中形成的大量异位骨。
f. 在接触性运动中,保护骨突防止再次损伤。
g. 灵活性和力量恢复之前不要完全恢复运动。

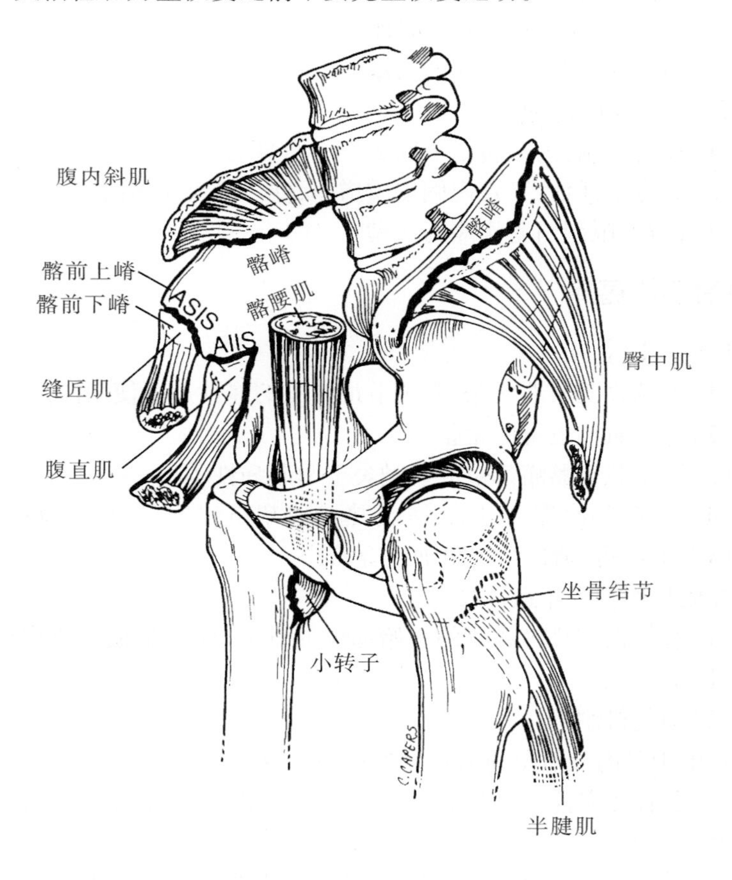

图 16－5　青少年髋关节撕脱的常见部位。

滑囊炎和弹响髋

转子滑囊炎

1. 臀大肌－阔筋膜张肌和股骨大转子之间滑囊的慢性炎症。
2. 直接触诊诊断，有时需注射局麻药诊断。
3. 治疗
(1)减少引起疼痛的活动。
(2)屈伸运动拉长髂胫束。
(3)非甾体类抗炎药或局部注射皮质类固醇。

髂腰肌滑囊炎

运动员可能会引起腹股沟区的疼痛

外侧弹响髋

1. 臀大肌慢性滑囊炎或肌腱炎引起。
2. 临床表现
(1)在行走、跑步或旋转时髋关节有响动或半脱位的感觉。
(2)内收位伸膝、伸髋再屈髋会引发有症状的弹响。
(3)患者在伸髋站立时用力内旋髋关节可以引发弹响。
3. 治疗
(1)治疗潜在的滑囊炎。
(2)对于顽固的病例，手术切除纤维化组织。

内侧弹响髋

1. 继发性肌腱炎或慢性髂腰肌滑囊炎引起。
2. 髋关节由屈曲、外展、外旋等体位伸直时，髂腰肌跨过骨盆时在髂耻隆起上摩擦发生弹响。

3. 弹响时同时出现腹股沟前方深部的疼痛。

4. 治疗

(1)伸展髋部屈肌。

(2)顽固的病例可以手术治疗。

腹股沟疝

损伤机制

腹壁缺损伤致部分腹腔内容物被挤出。

临床表现

腹股沟前方疼痛。

治疗

手术治疗,术后3个月后恢复运动。

(欧阳侃 陆伟 译)

第 17 章

膝关节肌腱损伤

肌肉拉伤

损伤机制

1. 受到强烈的被动力量后强行向相反的方向收缩肌肉。

2. 主动快速的伸展肌肉超过理想长度，导致断裂或肌腱交界部的永久性无力。

分型

1. Ⅰ级：最轻的炎症反应，伴最小的结构破坏。

2. Ⅱ级：实质性的组织损伤。

3. Ⅲ级：肌腱部分中断，但不是完全断裂。

临床表现

1. Ⅰ级

(1) 受伤部位的酸痛或胀痛。

(2) 伴有腘绳肌拉伤，极度屈髋时紧张，但是对抗屈膝时一般无疼痛。

(3) 无触痛，大腿周长无改变或肿胀。

(4) 步态周期无变化，髋部活动度正常。

(5) 在俯卧位髋关节完全伸展、用力最小时活动度 <90°可确诊股

四头肌拉伤。

2. Ⅱ级

(1)运动员可能会主诉在活动期间大腿后侧(腘绳肌)区域能感觉或听到“啪啪”声。

(2)肿胀,股四头肌和腘绳肌的拉伤大腿周长都会增加。

(3)肌肉缺损处有触痛。

(4)疼痛导致步态异常。

a. 股四头肌拉伤

a)行走时不愿屈膝。

b)臀部内收肌通过步态的摆动期拉腿,使髋关节外旋。

b. 腘绳肌拉伤

a)行走时屈膝以减少完全伸膝引起的疼痛。

b)髋关节屈曲受限,甚至屈膝,导致腘绳肌短缩。

(5)股四头肌拉伤导致力量下降。

3. Ⅲ级

(1)在受伤时剧烈疼痛。

(2)腘绳肌区能感觉或听到“啪啪”声。

(3)肿胀和大腿周长显著增加。

(4)触及肌肉缺陷或团块。

(5)力量下降。

(6)随着腘绳肌拉伤,被动屈髋或伸膝引起疼痛。

治疗

1. 开始用 RICE:休息(Rest)、冰敷(Ice)、加压(Compression)和患肢抬高(Elevation)。

(1)休息,从暂时停止运动到扶拐避免负重。

(2)压碎的冰袋敷在伤处;并用扎带固定冰袋,每天更换 2 ~ 3 次,每次 15 ~ 20 分钟。

2. 非甾体类抗炎药可缓解急性损伤的肿胀和疼痛。

3. 治疗的深入取决于损伤程度、疼痛和活动能力。

4. Ⅰ级拉伤通常在 48 小时以内明显,但可能需要长达 1 周的时间来明确Ⅱ级或Ⅲ级的拉伤。

5. 每天评估疼痛、大腿周长、损伤部位、膝关节运动的无痛弧线和肌力检查。

6. 康复的进展,从等张到等长锻炼,根据疼痛的程度而不同。

恢复运动

1. Ⅰ级:不用停止竞技或训练。
2. Ⅱ级:停止竞技或训练 1 ~3 周。
3. Ⅲ级:停止竞技或训练 3 周 ~3 个月。

股四头肌挫伤/血肿

损伤机制

1. 大腿前侧的钝伤导致肌肉深层的肌内和肌间出血。

2. 股四头肌的压缩力穿过浅层肌肉,但是不能通过不可压缩的骨骼传导,导致股中间肌的挤压(图 17 –1)。

分型

1. 轻度:伤后 12 ~24 小时能主动屈膝 >90°。
2. 中度:45° ~90°。
3. 重度: <45°。

临床表现

1. 肿胀和疼痛。
2. 膝关节活动度下降。
3. 膝关节僵硬。

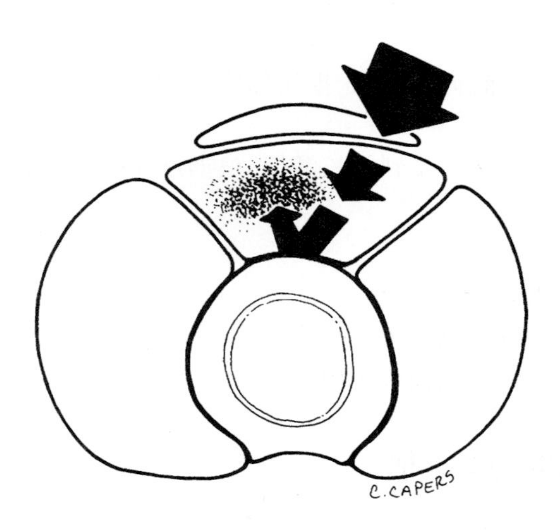

图 17－1　图示压缩力导致股四头肌的挫伤。

治疗

1. 用冰袋和加压带使膝关节固定在最大屈曲位。

2. 48 小时内行系列远端血管及神经系统检查。

3. 间断性测量大腿周长以监测出血的进展。

4. 如果损伤在 8 小时之内，抽吸血肿，注入 1% 利多卡因、皮质类固醇和透明质酸酶。

5. 一旦大腿周长稳定，即开始康复。

6. 活动度练习，能耐受时负重，冰按摩及重力辅助下屈伸运动。

7. 治疗期间不要使用热疗，因为会增加再出血的风险。

8. 当主动屈膝超过 120°无痛时，开始功能康复；当活动度正常时，恢复运动。

9. 超大的大腿垫或甜甜圈垫用氯丁橡胶套或弹力绑带固定，能保护挫伤的肌肉（图 17－2）。

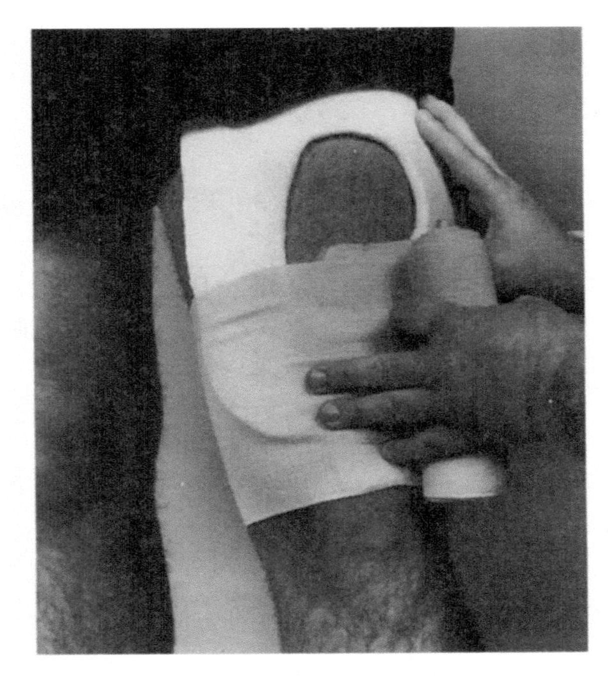

图 17－2　大腿垫或甜甜圈垫，用于保护股四头肌挫伤。

急性筋膜室综合征

损伤机制

股四头肌挫伤引起严重的肿胀，在坚韧的筋膜鞘的压迫下，导致毛细血管的血液流动降低和神经肌肉功能下降。

临床表现

1. 可在伤后早期的几个小时发生或迟至 64 小时后发生。
2. 主要的标志：与损伤不成比例的疼痛。
3. 如果发生较晚，会伸膝无力，被动屈曲膝关节时疼痛，并在膝关节、小腿和足的内侧感觉改变(这些结果可以不存在,但是伴有间室内压力升高)。

诊断方法

1. 检测间室内压力,可用 Whitesides 技术、有芯导管、狭缝导管或输注法。

2. 压力≥30mmHg 表明需要及时手术治疗。

3. 实验室检查:血红蛋白、血细胞比容、电解质、凝血酶原时间(PT)、PTT 和血小板计数。

治疗

1. 急诊手术(缺血后 5 ~6 小时会导致不可逆的损伤):进行筋膜切开术。

2. 术后康复取决于筋膜切开伤口大小和坏死量。

3. 恢复运动取决于初始挫伤和间室损害的严重程度。

创伤性骨化性肌炎

损伤机制

1. 是良性、非肿瘤性的异位骨化,与邻近骨的肌肉受到创伤有关。

2. 肌肉和其他软组织严重受压导致肌纤维、结缔组织、血管与骨膜的破坏。

临床表现

1. 如果有局部疼痛、肿胀和股四头肌挫伤的压痛,在保守治疗 4 ~5 天内无好转,则怀疑该病。

2. 如果局部症状 2 周之内没有明显改善,甚至加重,或者出现硬化,则可能性很大。

影像学评估

1. 起初,没有影像学表现。

2. 经过 3 ~4 周,肌肉会出现絮状阴影,受累及的骨骼会有骨膜反应。

3. 经过 6 ~8 周,可见团块边缘明显被花边图案样的新骨包围(团块的中心尚无骨化)(图 17 –3)。

4. 病变成熟后密度增加,偶尔直接与骨接连。

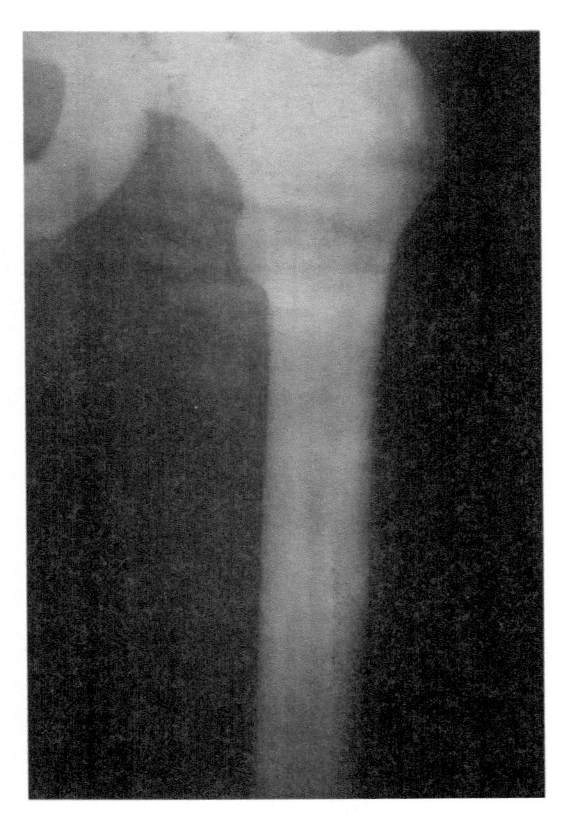

图 17 –3　骨化性肌炎的早期 X 线片表现。

5.6 个月时病变达到峰值(图 17－4),然后经过数月收缩。

6. 三相骨扫描、动脉造影、超声、CT 和 MRI 可用于诊断病变。

治疗

1. 急性期治疗方法与中度至重度股四头肌挫伤类似。

(1)RICE、制动和限制负重。

(2)伤后 8 小时内可以抽吸血肿并注入 1% 利多卡因、类固醇和透明质酸酶。

2. 口服吲哚美辛,50mg,每日 3 次。

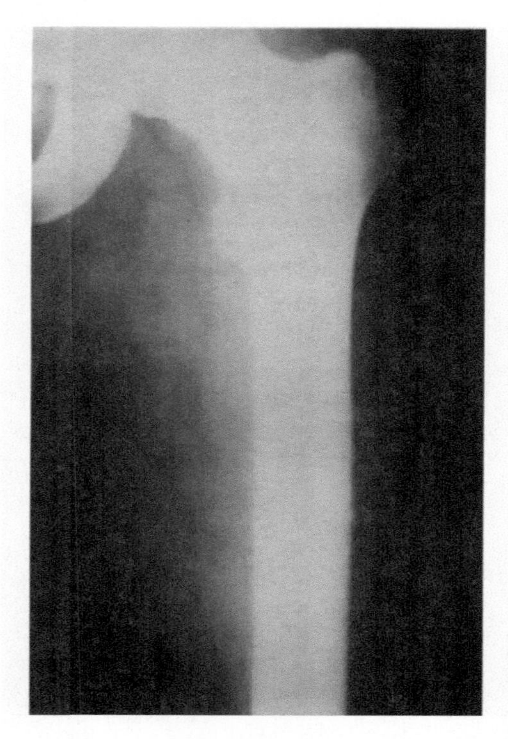

图 17－4　骨化性肌炎的晚期 X 线片表现。

3. 康复的原则同股四头肌挫伤，根据疼痛和活动度来决定进程和是否恢复运动。

4. 对于多次受伤的部位要用护垫。

5. 手术切除病灶

(1) 可用于有持续性局部疼痛或肌肉功能障碍者，或者是限制了邻近关节的活动度导致功能性障碍者。

(2) 至少伤后 6 个月，确保病变成熟后才能进行。

股四头肌腱断裂

损伤机制

1. 突发的、暴力的股四头肌收缩导致完全断裂，通常由跌落引起。

2. 镜下的部分撕裂继发于举重下蹲时肌肉的过度使用。

临床表现

1. 几乎 90% 的患者超过 40 岁：肌腱断裂被认为是继发于年龄相关的退行性变。

2. 通常情况下，运动员听到响亮的“啪啪”声，并立即不能伸腿或承重。

3. 完全断裂：不能完全伸膝抵抗重力，可在近髌骨上极触及软组织缺损。

影像学评估

1. 侧位摄片显示正常股四头肌轮廓丧失和代表缩回肌腱的软组织团块伴钙化。

2. 其他异常：髌上边界不清的团块、消失的股四头肌腱、钙化、髌骨下移、关节积液和髌骨骨刺。

3. CT、超声、关节造影和 MRI 有助于诊断。

治疗

1. 如果去除致病因素，轻微的部分撕裂可以迅速解决。

2. 肌腱断裂需要手术治疗（保守治疗效果不佳）。

3. 为了达到最佳效果，伤后要尽快进行手术，术后固定下肢，并且进行适当的康复练习。

4. 残留的问题：髌骨疼痛，股四头肌肌力减退，残留伸直迟缓和股四头肌腱骨化性肌炎。

髌腱断裂

损伤机制

1. “非接触性”损伤（轴性旋转、扭曲或减速），而不是直接创伤。

2. 伴发的易损伤的结构：囊外结构、前交叉韧带以及内侧或外侧的稳定结构（例如，内侧副韧带）。

临床表现

1. 在髌腱和髌骨上极可触及的缺损（检查时必须屈膝 90°）。

2. 髌骨下极和关节线（髌骨上移）之间的间距超过 1 横指提示髌下肌腱断裂。

影像学评估

1. X 线片可显示髌骨上移。

2. 如果 2 周内没有发现，髌骨会显著地向近端回缩，伴有股四头肌挛缩和粘连。

治疗

手术修复。

跳高膝(Jumper's knee)

损伤机制

1. 过度劳损导致股四头肌止点和髌腱(在下极)的肌腱炎。

2. 运动员连续应力性用膝和偏心用力,超过了伸肌装置内在的抗张能力。

3. 伸膝装置突然和反复的过度负荷,有时因装置内的不平衡加剧可导致肌腱结构无力。

4. 过度负荷发生于运动员的腿在膝关节半屈位时落地;股四头肌偏心收缩后脚离开地面时,或者是加速、减速、急停或转身的运动中。

分型

1. Ⅰ级:无疼痛。
2. Ⅱ级:只有极度用力时疼痛。
3. Ⅲ级:用力活动1~2小时后疼痛。
4. Ⅳ级:4~6小时后任何竞技活动都会引起疼痛,成绩下降。
5. Ⅴ级:开始体育活动后即疼痛,要停止运动。
6. Ⅵ级:在日常活动中疼痛,不能参加任何体育活动。

临床表现

1. 前方疼痛,绝大多数在髌骨下极的肌腱止点处。

2. 体力活动或长时间屈膝坐位时,疼痛加剧。

3. 股四头肌萎缩、股内侧肌斜部发育不良和踝关节背屈肌功能不良。

4. 无关节肿胀。

体格检查

1. 髌骨上下极触诊会诱发疼痛,少数肌腹或胫骨结节处有触痛。

2. 股四头肌突然收缩、被动屈曲膝关节 > 120°、下蹲以及对抗腿部伸展时疼痛。

3. 伸膝时，髌骨强行推向远侧则下极会轻度抬高（图 17 －5）。

4. 半月板检查阴性。

影像学评估

1. 采用显示软组织的侧位平片。

（1）肌腹增厚。

（2）退变。

（3）偶有髌骨下极延长或不规则。

（4）肌腱内有小骨片。

2. 超声检查、CT 和 MRI 有帮助。

治疗

1. 1 ~5 级损伤

（1）保守治疗：休息，症状可控则可以继续活动，非甾体类抗炎药，冷冻疗法及其他物理疗法。

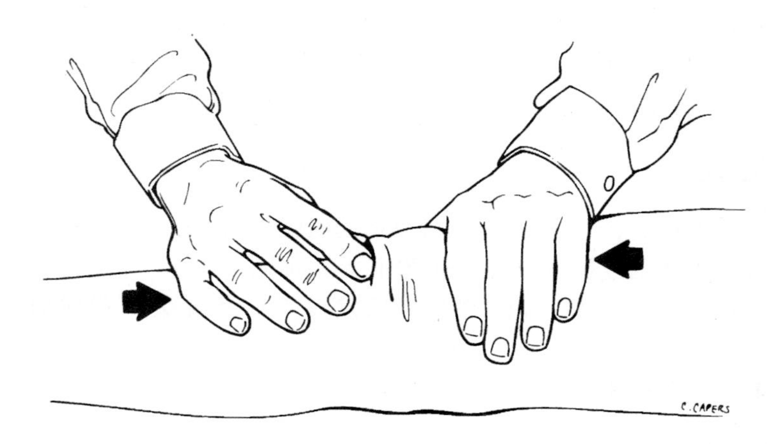

图 17 －5　在伸展膝关节时，髌骨强行推向远侧则下极会轻度抬高，而且下极有触痛。

(2)避免肌腱内注射皮质类固醇,因为有断裂的风险。

(3)从等长到等张训练的渐进性康复,以疼痛为导向。

(4)戴髌下带,以减少肌腱止点的应力(图 17 -6)。

2.6 级损伤

(1)保守治疗,但是要休息避免引起疼痛的任何活动,而且休息的时间要更长。

(2)如果 4 ~6 个月后没有改善,则需要手术。

3.肌腱完全断裂或撕脱:需要手术。

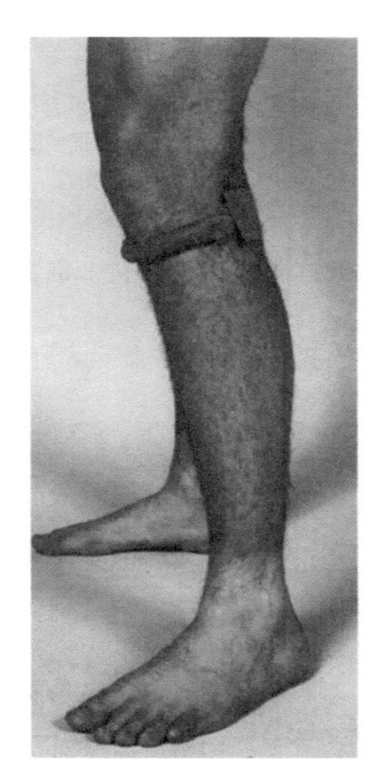

图 17 -6　髌下带可以减少肌腱止点的应力。

胫骨结节骨软骨病(Osgood-Schlatter 病)

损伤机制

1. 髌腱位于胫骨结节止点的骨突炎。

2. 由于功能性过度负荷导致髌腱的反复应力或者胫骨结节的直接创伤。

临床表现

1. 年轻运动员和青少年运动员。

2. 在体力活动的期间和之后有疼痛,特别是那些要求大力股四头肌收缩的运动。

3. 压痛更明显,水肿,在胫骨结节及周边部皮肤常有温热感。

4. 有完全正常和积极的活动度,但被动屈曲和抵抗伸展时疼痛。

5. 股四头肌和腘绳肌的灵活性下降。

6. 相应的生物力学改变:膝外翻、内翻足和胫骨明显外旋。

影像学评估

1. 轻微胫骨内旋位的侧位摄片(使用软组织显像技术)(图 17 -7),可以显示出胫骨结节碎片,增厚的髌腱,以及对应髌下脂肪垫的不规则间隙和下角消失。

2. 晚期病变的三种类型

(1) Ⅰ型:突出的、不规则的胫骨结节。

(2) Ⅱ型:Ⅰ型,并且胫骨结节前上方有游离的小骨块。

(3) Ⅲ型:正常胫骨结节,但前上方有游离的小骨块。

3. 超声检查可以显示与疾病相关的其他表现。

治疗

1. 休息,停止任何引起疼痛的活动,以避免反复的应力损伤骺核的

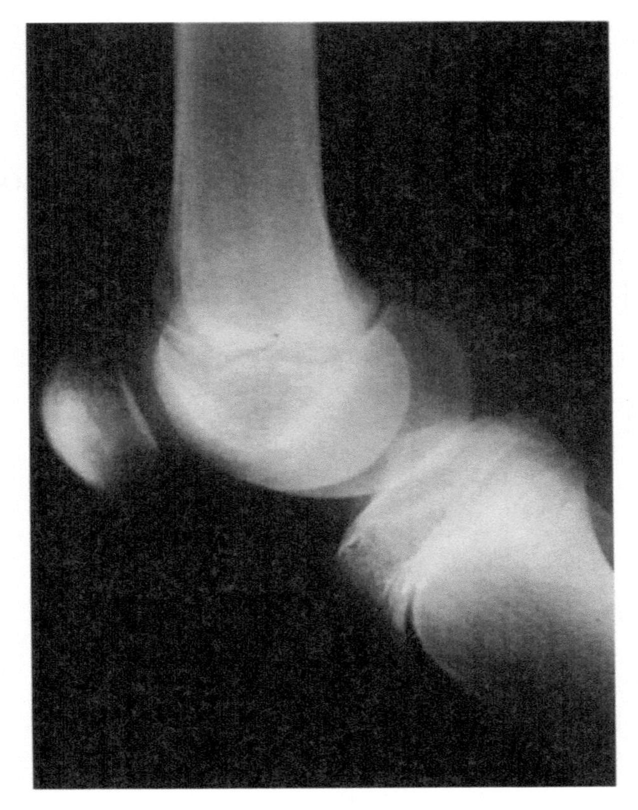

图 17－7 胫骨结节骨骺发育不良的阳性病例。

骨化以及与胫骨结节其他部分相分离。

2. 如果要求严格限制活动，可能需要长腿（股踝）支具固定 1～2 周。

3. 可用冷冻疗法（包袋和按摩）镇痛，并口服非甾体类抗炎药。

4. 不推荐皮质类固醇注射和超声治疗。

5. 急性期消退后，开始功能性康复。

6. 体格检查、X 线片及超声检查基本正常、结节部无压痛、股四头肌和腘绳肌功能完全恢复，才能恢复运动。

7. 在高风险的运动期间,戴有护垫的支具,以保护胫骨结节避免直接外伤。

髌腱骨软骨炎(Sinding-Larsen-Johansson 病)

损伤机制

由于功能性过度负荷,髌腱在髌骨下极止点处的牵拉性骨软骨炎。

临床表现

1. 膝前疼痛,尤其是跑步、上下楼梯和跪地时。
2. 髌骨下极压痛。
3. 伸膝对抗时疼痛。

影像学评估

1. Ⅰ期:外观正常。
2. Ⅱ期:髌骨下极不规则钙化。
3. Ⅲ期:部分钙化融合。
4. ⅥA 期:完全钙化融合,外观正常或呈泪滴表现。
5. ⅥB 期:在髌腱有分离的小骨块。

治疗

1. 暂时停止所有疼痛性活动。
2. 急性或严重的慢性病例,疼痛的控制要求短期关节制动。
3. 恢复运动的康复计划与 Osgood-Schlatter 病基本相同,或者是局部疼痛缓解。

鹅足肌腱炎

损伤机制

是止点性肌腱炎，与跑步、旋转、跳跃和突然减速的运动有关，导致大腿内侧肌肉的紧张性收缩。

临床表现

1. 内侧膝关节间室疼痛，在跑步、转身或踢打时明显。
2. 鹅足肌腱在胫骨的止点区域有触痛。
3. 被动外旋，抵抗膝关节屈伸期间的内旋动也可诱发疼痛。
4. 当合并有症状的滑囊炎时，能触及有捻发音的局部肿胀。

治疗

1. 休息并停止活动、冰敷、功能性扎带、非甾体类抗炎药和腘绳肌伸展。
2. 如果需要，滑囊内注入皮质类固醇。
3. 疼痛消退后逐步恢复活动。
4. 戴矫形器控制膝外旋和足内旋。

半膜肌肌腱炎

损伤机制

1. 可以是Ⅰ度损伤，因腘绳肌不灵活、伸肌装置排列不良或者训练不当导致。
2. 或者Ⅱ度损伤，由于膝关节内紊乱，导致肌腱功能性过度负荷。

临床表现

1. 后内侧膝关节疼痛，在长跑、跳跃、反复屈伸运动或者长时间行走期间或之后出现。

2. 局部压痛，在后内侧角、关节线以下、肌腱或胫骨止点处明显。

3. 囊性变，沿肌腱（直头部分）到胫骨止点可触及局部肿胀。

治疗

1. 休息、冰敷、非甾体类抗炎药、超声、激光、干扰电流、局部皮质类固醇（如有必要）和腘绳肌伸展。

2. 如果疼痛持续存在，进行骨扫描以排除内侧胫骨平台的骨坏死。

3. 保守治疗无效的慢性病例，可能需要关节镜治疗。

髂胫束综合征

损伤机制

1. 这种过度使用综合征与膝关节反复屈伸活动相关，导致髂胫束及其周围结构肿胀。

2. 在行走或跑步时髂胫束反复摩擦外上髁所致。

3. 直接打击导致综合征，产生急性出血性滑囊炎。

临床表现

1. 膝关节外侧疼痛，有时放射至胫骨或阔筋膜。

2. 进行性疼痛，在跑步或骑自行车后明显。

3. 反复的膝盖运动诱发疼痛，在弹跳、速跑或加速时加重。

4. 疼痛导致中断训练，但重新开始跑步或骑自行车又迅速恢复。

5. 在严重的病例中，行走时也可引起疼痛，从而导致跛行。

体格检查

1. 压痛，有时触诊关节线以上 2～4cm 股骨外上髁和 Gerdy 结节时有捻发音；无外侧关节线疼痛。

2. 无肿胀。

3. 腘肌腱和外侧副韧带无疼痛。

4. 在严重的情况下，整个外侧间室疼痛。

5. 手法诱发股骨外上髁的疼痛有助于确诊。

(1)仰卧位运动员进行主动膝关节屈伸，检查压痛点；疼痛在屈曲 30°～40°时最明显。

(2)运动员健侧卧位，并髋关节外展，检查者进行内翻应力试验时会诱发疼痛。

(3)在患膝屈曲 30°～40°时站立或膝屈曲位跳跃时有疼痛。

6. Ober 试验检测髂胫束的灵活性(图 17－8)。

(1)运动员健侧卧位，检查者用一手固定骨盆，另一只手控制其他肢体。

(2)臀部先外展，后伸，然后向床面内收。

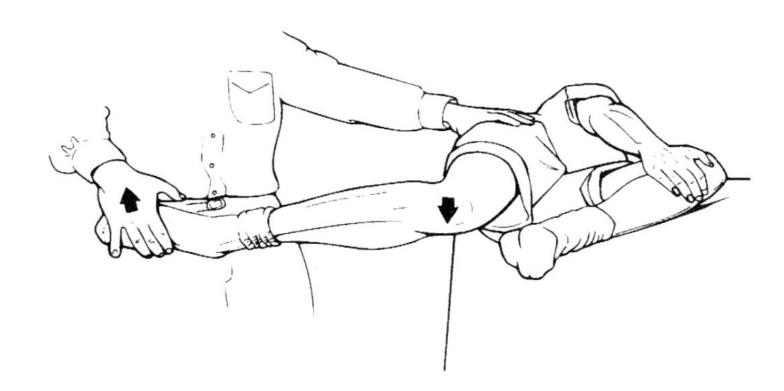

图 17－8 检查髂胫束灵活性的方法(Ober 试验)。运动员健侧卧位，检查者用一手固定骨盆，另一只手控制其他肢体。臀部先外展，后伸，然后向床面内收。如果患髋仍被动外展，显示髂胫束紧张。

(3)如果患髋仍被动外展,显示髂胫束紧张。

7. 半月板和松弛试验阴性。

影像学评估

1. X 线片无异常。

2. 超声检查可显示髂胫束下的低回声区(股骨外上髁)。

治疗

1. 在急性期,相对休息 3 ~ 4 天(病情严重时,关节制动,不要负重)。

2. 冰敷(局部应用和按摩)、非甾体类抗炎药、超声、微波、按摩疗法和激光疗法。

3. 尽可能进行髂胫束、阔筋膜张肌、髋关节外旋肌和腘绳肌的伸展练习。

4. 直到股骨外上髁疼痛消失,才能进行活动;如果疼痛复发,停止运动。

5. 如果保守治疗无效,则需要手术治疗。

腘肌肌腱炎

损伤机制

1. 腘肌腱功能性过度负荷阻碍股骨在胫骨上向前滑动和胫骨内旋。

2. 类似髂胫束综合征的过度使用综合征,几乎所有耐力跑运动员都有发生。

临床表现

1. 在下坡跑或下楼梯时意外的后外侧膝关节疼痛。

2. 在应力活动停止后仍有明显的活动性疼痛。

3. 当充分休息或上坡跑时疼痛立即缓解。

4. 疼痛与步态相一致，当膝关节屈曲 20°～30°时明显；当行走时膝关节完全伸直则缓解。

体格检查

1. 间室外侧相对腘肌腱的位置有压痛，在关节间隙以上外侧副韧带的股骨止点的前或后部明显。

2. 胫骨内侧缘腘肌腱止点上方和腓肠肌前内缘压痛。

3. 诱发疼痛的手法有助于明确诊断：

(1)屈膝 90°或完全伸膝时对抗腿的内旋。

(2)腿外旋时对抗屈膝。

(3)腿屈曲完全外旋时被动伸展腘肌。

治疗

1. 首先，相对的休息、冰敷(局部和按摩)、非甾体类抗炎药和超声。

2. 如果疼痛持续，在最痛的部位局部注射皮质类固醇(一般是股骨止点，但不要注入腱纤维内)。

3. 康复：股四头肌和腘肌的伸展强化练习，腘绳肌伸展练习，纠正训练的错误，渐进性恢复下坡运动。

股二头肌肌腱炎

损伤机制

过度使用性损伤；外伤性肌肉撕裂比在远端止点的单纯肌腱炎更常见。

临床表现

1. 膝关节后外侧疼痛，随运动逐渐加重。

2. 症状起病隐袭。

3. 腓骨小头肌腱止点处压痛。

4. 对抗主动屈膝诱发疼痛。

治疗

1. 首先休息、冰敷(局部和按摩)、非甾体类抗炎药和功能性膝关节扎带固定。

2. 康复:腘绳肌,伸展和力量训练。

(贾震宇 何涛 徐卫东 译)

第18章

伸肌结构疾病

伸肌机制问题

伸膝机制对线不良

1. 体检髌骨问题多见。

2. 易感性包括从骨盆到足的骨和肌肉的异常。

(1)骨性异常(股骨前倾、膝外翻和胫骨矩外旋)会增大股四头肌的牵拉角度。

(2)髌骨上移、股骨外侧髁低浅和髌骨形状会影响伸肌机制。

(3)股直肌、髂胫束、腘绳肌、腓肠肌、比目鱼肌或髌周支持带的紧张可能加剧伸肌机制的异常。

(4)其他因素

a. 过度成角畸形(内翻或外翻)。

b. 功能性腿短。

c. 膝过伸或反屈。

d. 广泛的关节松弛。

e. 髌骨位置异常。

f. 股内侧肌斜部力量相对于股外侧肌力量不足。

伸肌机制问题的分型

1. 完全不稳定(髌骨脱位)。

2. 混合不稳定和疼痛(髌骨半脱位)。
3. 无不稳定的疼痛。

急性髌骨脱位

损伤机制

1. 典型的扭动,非接触性运动。
2. 少数情况是膝关节外翻时外力打击膝外侧。
3. 髌骨完全脱离股骨滑车,留在股骨外侧髁。

临床表现

1. 膝关节不支,运动员跌倒。
2. 髌骨脱位,直到膝部完全伸直,当患者感觉的东西"啪"地弹回原位时,疼痛缓解。
3. 伤后不久膝关节肿胀。
4. 急性脱位后可以复发,但有些患者可能只有半脱位。

髌骨半脱位

损伤机制

1. 运动员试图旋转、扭曲、转身或做其他需要膝关节用力旋转的动作时发生打滑。
2. 髌骨明确滑出正常位置,但随后可以自发性并瞬间复位。

临床表现

1. 没有髌骨脱位后正常位置持续畸形的特点。
2. 部分有关节半脱位病史的患者可能会完全脱位。

单纯疼痛

损伤机制

1. 通常起病缓慢，由于过度使用导致的疼痛综合征。

2. 偶有疼痛综合征从膝关节前方的钝性外伤开始发病。

临床表现

1. 膝前痛

(1) 活动时加剧，屈膝时间延长。

(2) 下楼梯时疼痛。

2. 肿胀通常并不明显，但过度使用膝盖会出现轻度肿胀。

3. 膝前弹跳感、研磨感或其他的捻发音。

4. 伸膝时轻度、短暂的发作，使膝关节似乎不正常弯曲，直到髌骨确定在正常位置。

体格检查

一般原则

1. 在患者直立位、坐位和仰卧位时检查。

2. 在患者站立、行走、上下矮凳时，尤其要注意髌骨活动。

坐位

1. 屈膝 90°，观察髌骨的位置。

2. 检查胫骨扭矩时，从上方观察膝关节并观察踝关节的踝轴。

3. 检查 Q（或结节沟）角（图 18－1）；在屈膝 90°时，髌腱的残余外偏角是远端伸肌机制的异常对线。

4. 主动伸屈膝关节时，可触及膝前的捻发音。

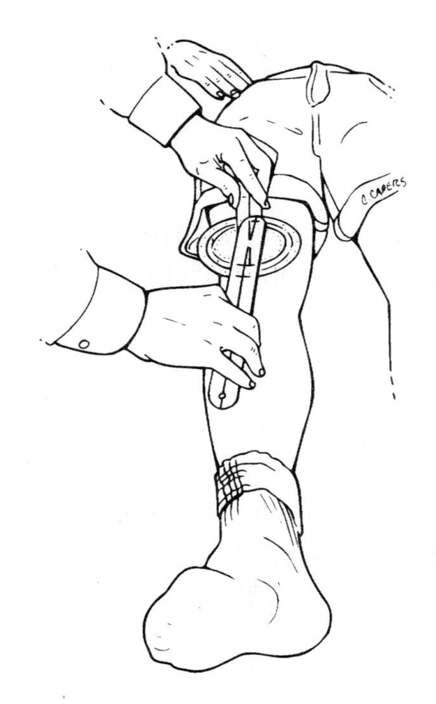

图 18－1 在患者坐位和仰卧位时测量 Q 角。测角器中轴置于髌骨的中心，近侧臂朝向髂前上棘，而远侧臂沿髌腱朝向胫骨结节。

5. 在伸膝时，髌骨轨迹呈现平缓的 C 形曲线。

6. 患者抱着双膝主动屈曲 45°时，注意作用于髌骨的肌肉力量。

仰卧位

1. 横向和纵向压迫髌股关节，膝关节完全伸直和屈曲 30°时，检查压痛和捻发音。

2. 检查积液和活动度。

3. 膝关节完全伸直和股四头肌紧张时测量 Q 角，将量角器中轴对准髌骨中心。

（1）近侧臂朝向髂前上棘，而远侧臂沿髌腱朝向胫骨结节。

(2)Q 角:正常男性≤10°;女性可以达到 15°。

4. 髌骨肌腱的髌骨下极止点压痛。

5. 被动屈曲和伸展膝关节,在内侧髌骨区域用手指可触及内侧滑膜皱襞。

6. 检查髋关节活动范围(尤其是内旋和外旋);股骨旋转畸形会加重髌骨病变。

7. 检查腘绳肌和跟腱的紧张度。

8. 检查屈膝 20°~30°位髌骨的不稳定。

(1)沿髌骨内侧缘用力,尽力向外侧推挤,脱位髌骨(图 18-2)。

(2)活动度增大(相对于健侧膝)为阳性。

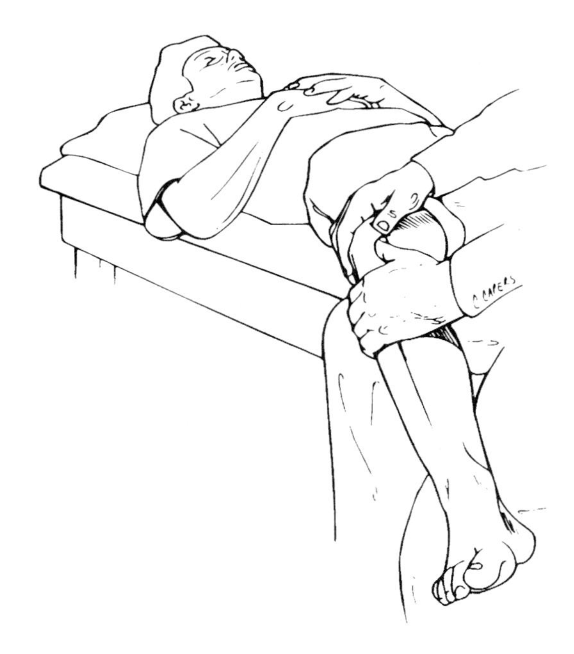

图 18-2　屈膝 20°~30°位检查髌骨不稳定,检查者沿髌骨内侧缘用力,尽力向外侧推挤,脱位髌骨,相比对侧膝活动度增大为阳性。

影像学评估

标准的前后位和侧位摄片

1. 有关髌股关节的特征性表现很少。

2. 排除其他致病因素(如骨关节炎、剥脱性骨软骨炎)。

髌内表现(髌骨轴位)

1. 有助于诊断髌股关节紊乱;有多种技术。

2. 重要提示:在近乎完全伸膝位摄片(图 18-3)。

3. 诊断关键

(1)滑车沟的总体发育。

(2)髌骨外侧倾斜(表明外侧支持结构紧张)。

(3)髌骨向外侧移位离开了滑车沟的中央。

(4)其他骨性异常:沿髌骨外侧缘的副骨化中心,撕脱骨折或沿内侧缘的钙化,或髌骨剥脱性骨软骨炎。

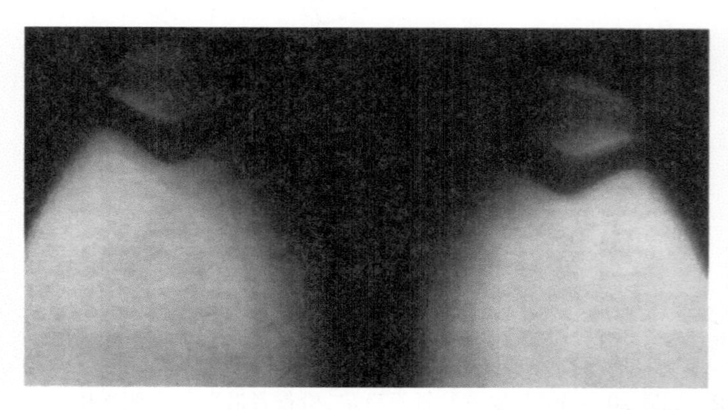

图 18-3 屈膝小于 90°时休士顿髌股位片。这种摄片位,相对于屈膝位摄片,不能显示髌骨向股骨滑车远端的移动。

其他成像方法

1. CT:可在膝关节完全伸直时诊断髌股关节对线异常。

2. MRI:评估关节面,并提供了更多动态的髌股轨迹。

3. 骨扫描:显示髌股关节疾病的代谢成分。

关节镜检查

1. 只有在保守治疗无效且功能障碍需要手术干预时才施行。

2. 允许髌股关节全面检查。

3. 最佳入路:近端入路。

4. 可见的疾病:髌骨或滑车的软骨软化症,大的内侧或髌上皱襞,显著的髌骨外侧倾斜,少见的在完全伸直时髌骨外侧脱位。

5. 被动屈曲膝关节评估髌骨轨迹;在正常髌骨对线的情况下,屈膝 40°时髌骨内面侧接触内侧滑车。

治疗

非手术治疗

1. 治疗性练习

(1)通过股四头肌肌肉活动,并选择性加强股内侧肌斜部的力量来控制髌骨轨迹。

(2)腘绳肌和腓肠肌灵活性。

(3)股四头肌的灵活性和髂胫束伸展。

(4)敏捷性和协调性练习。

(5)最后,渐进性恢复运动的计划。

2. 辅助治疗

(1)非甾体类抗炎药在治疗性练习中是有益的。

(2)对于炎症区的透入疗法,可采用超声和 10% 氢化可的松,尤其是髌骨肌腱炎。

(3)因有肌腱断裂的危险,应避免注射皮质类固醇。

(4)支具或胶带外部支持。

(5)足部旋前的运动员应戴矫形支具。

(6)避免长时间固定;即使是急性不稳定,也要有限固定。

手术治疗

1. 进行彻底的保守治疗,但仍有显著功能障碍者,需要手术治疗。

2. 关节镜手术可用于软骨软化症清理关节面,取出游离体,或清理肥厚的髌下脂肪垫。

3. 实施部分滑膜切除术,以去除显著增厚的纤维化的滑膜皱襞。

4. 对于那些单纯的疼痛综合征而不是髌骨不稳定,可备选松解外侧支持带。

5. 直接开放的修复手术极其有限。

6. 开放的伸膝机制重建技术可改变作用于髌骨的肌肉力量和髌骨的位置。

7. 关节镜或开放手术,需要适当的康复治疗。

(贾震宇 何涛 徐卫东 译)

第19章

半月板和软骨损伤

半月板功能解剖学

半月板的运动(图19－1)

1. 内侧半月板的微小运动。
2. 外侧半月板前后移位(即活动的范围)可以达到11mm。

功能作用

1. 膝关节稳定的机械衬垫。
2. 维持股骨相对胫骨的合适位置,让膝关节的活动保持一致。
3. 协助前十字韧带维持膝关节前后方向的稳定。
4. 防止膝关节过伸和过屈。
5. 帮助润滑膝关节。

半月板撕裂的损伤机制

1. 急性创伤或慢性退行性改变。
2. 非接触性创伤,包括过伸、过屈或旋转暴力。
3. 扭转或剪切应力把半月板卡在股骨髁与胫骨平台之间,如果暴力超过半月板的剪切强度,则可能造成半月板撕裂。

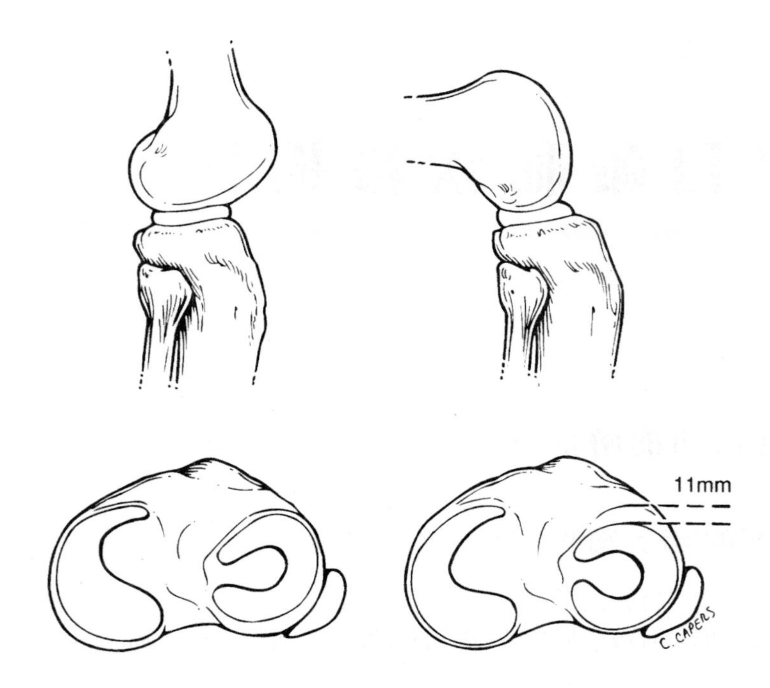

图 19－1　事实上，内侧半月板前后角的连接距离远比外侧半月板的大，它被内侧关节囊韧带牢固地固定着，同时内侧胫骨平台也要更凹，所有这些导致内侧半月板相对更加牢固。相比之下，外侧半月板有多达 11mm 的位移，因为前后角靠得更近。同时，关节囊附着在外侧半月板的地方很少，外侧胫骨平台也相对更平坦。

分型

根据撕裂的方向（图 19－2）进行分型。

桶柄状撕裂

1. 最常见的纵行撕裂类型。
2. 病史比较明确，症状比较典型。
3. 可以移位到髁间窝，如果出现复位，只有等到碎片被重新移除后

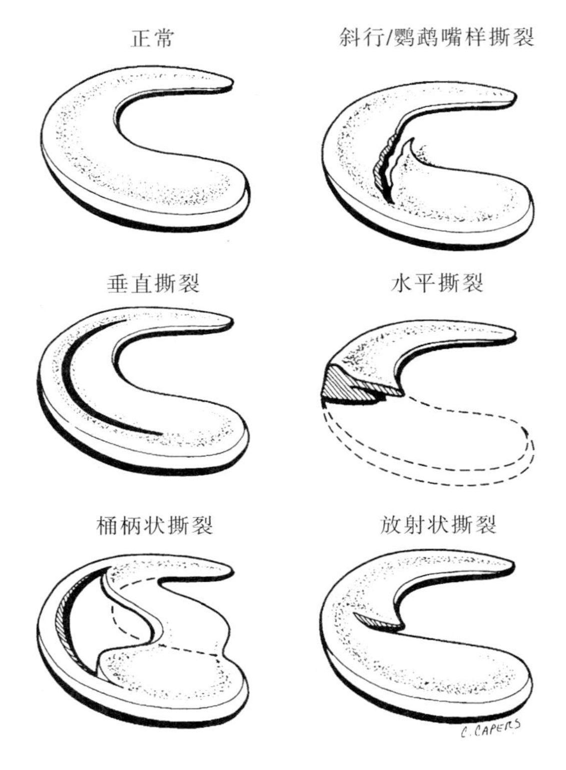

图19-2 半月板损伤的分类。

症状才会消失。

垂直撕裂

1. 半月板后2/3。
2. 症状在膝关节由屈曲至逐渐伸展的过程中出现。

横行(放射状)撕裂

1. 外侧半月板较常见,常合并其他类型的撕裂。
2. 通常在半月板中后1/3连接处或后角附着处。

水平撕裂

1. 经常发生在半月板中1/3。
2. 典型的症状出现在半月板的不稳定部分移位到关节腔内。

斜行(皮瓣样或鹦鹉嘴样)撕裂

1. 最常出现的损伤。
2. 通常出现在内侧半月板中后1/3处。
3. 当运动员膝关节旋转或下蹲时出现牵拉和弹响,撕裂的半月板移位到关节腔里。

退行性撕裂

1. 隐痛和反复发作的关节积液。
2. 临床症状(弹响、牵拉感或打软腿)取决于撕裂的严重程度。

临床表现

1. 症状由力学的不稳定或滑膜的炎症引起。
2. 关节线处能闻及或触及弹响声。
3. 旋转或屈曲动作时出现疼痛(患肢下跪、下蹲或旋转)。
4. 进出汽车时出现疼痛或参加剧烈活动有困难。
5. 膝关节不安全感或无力,膝关节打软腿。
6. 关节交锁(损失20°~30°的伸展活动),在损伤时或撕裂范围扩大时出现,半月板被卡在关节腔内。
7. 慢性损伤患者的交锁症状会更轻微,可能只损失5°的伸膝活动。
8. 膝关节不适感。
9. 受伤数小时后或第二天出现关节积液。
10. 病程超过2周可出现股四头肌萎缩。

体格检查

1. 半月板损伤最可靠的临床表现之一:关节线处疼痛。

2. 完全被动伸展时出现膝关节前内侧或前外侧不适感，提示半月板损伤。

3. 多种手法检查可发现半月板损伤所致的关节线处疼痛或弹响声。

(1) McMurray 试验阳性经常出现在半月板大片撕裂或桶柄状撕裂的患者，但还要结合其他的阳性结果。

(2) 改良 McMurray 试验（图 19 - 3）

a. 将膝关节由屈曲逐渐伸直。

b. 用力外旋或内旋胫骨，产生外翻或内翻应力。

c. (+) 征：关节线处痛性的弹响或咔嗒声。

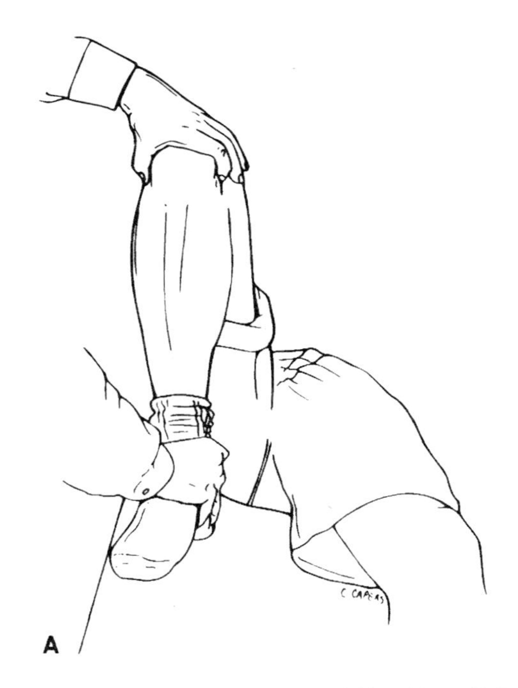

图 19 - 3　在改良 McMurray 试验中，用力外旋或内旋胫骨，而外翻或内翻应力作用于膝关节（取决于哪一方的膝关节被检查）。膝关节起始于屈曲位（A），并逐渐移位到伸展位。（待续）

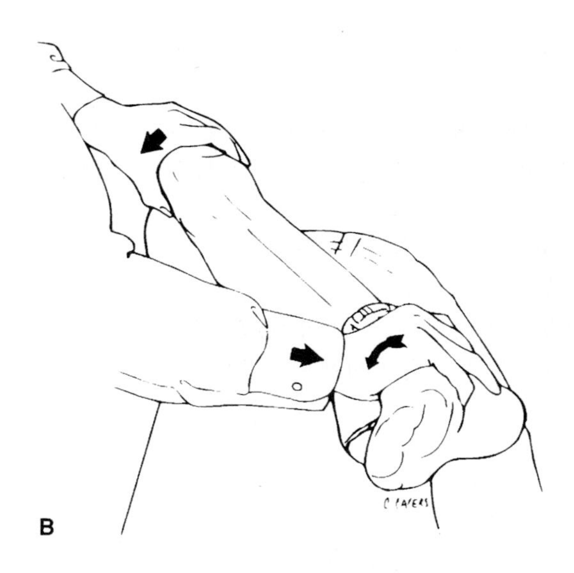

图 19-3(续) (B)检查者感觉关节线处是否有咔嗒声或弹响。

(3)其他手法检查:Apley、Steinmann 和 Anderson 试验。

(4)完全弯曲时出现疼痛,伴或不伴旋转,提示后角损伤。

影像学评估

X 线片

1. 对可疑半月板撕裂进行初步病情判断必不可少;有助于排除其他类似半月板撕裂的病变。

2. 对退变性撕裂:关节间隙狭窄,股骨髁扁平,软骨下骨硬化或骨赘形成。

双重对比关节造影术

可确诊内侧半月板疾病;但对外侧半月板紊乱难以确诊。

磁共振成像

1. 主要针对体格检查有可疑阳性体征或保守治疗无效的患者。

2. 相对于外侧半月板撕裂,能更有助于显示内侧半月板撕裂。

半月板撕裂的治疗

保守治疗

1. 适用于大多数患者,除外以下几种严重情况:难以复位的膝关节交锁,半月板桶柄状撕裂并移位需急诊手术者。

2. 适用于半月板退变性撕裂,除外有膝关节明显力线改变引起的临床症状且保守治疗无效的患者。

3. 严重关节肿胀或渗液者可使用非甾体类抗炎药。

4. 早期目标

(1)减少渗液,恢复正常步态,关节伸屈活动无疼痛,防止股四头肌萎缩及保持心血管系统耐受力。

(2)使膝关节适应关节承载力的改变,并提供充足的软组织修复时间。

5. 中期阶段

(1)改善股四头肌力量、耐受力、平衡性及本体感觉。

(2)肿胀及疼痛导致的异常步态。

6. 为了取得最理想的治疗效果,使膝关节通过包括负重及功能性锻炼等积极活动,从而达到患者的个人运动需求。

外科治疗

1. 对于难以复位引起的膝关节交锁,半月板桶柄状撕裂并移位,可行关节镜下半月板部分切除或修复,以恢复正常行走并避免半月板或关节软骨的进一步磨损。

2. 对于保守治疗无效的膝关节明显力线改变导致的半月板退变性

撕裂，关节镜下膝关节清理术有助于治疗磨损或撕裂的半月板。

3. 半月板部分切除术：适用于大部分半月板撕裂，膝关节持续肿胀疼痛，或者保守治疗无效有明机械性症状，以及难以重返赛场的运动员。

4. 半月板修复术

（1）建议应用于半月板红区（半月板外周10% ~30%）撕裂，撕裂长度在1 ~4cm以及镜下探及不稳定的半月板。

（2）无论采用关节镜还是切开手术，半月板修复均有助于恢复正常的膝关节活动，并避免发生退变性关节炎。

软骨损伤

软骨软化症

关节软骨发生软化和轻度关节炎等改变，合并软骨纤维化和关节面不平。

1. 损伤机制

（1）髌骨受直接暴力导致的严重创伤。

（2）膝关节功能性改变或机械性排列紊乱（多发生关节退行性变）引起的慢性、反复、长期的损伤。

（3）先天性代谢不良和营养失调可导致非创伤性关节软骨软化症。

2. 分级

（1）Ⅰ度：外表呈正常的弹性软骨，但质较软。

（2）Ⅱ度：软骨表面形成泡状突起。

（3）Ⅲ度：软骨表面碎裂，呈“蟹肉样”改变（图19 -4）。

（4）Ⅳ度：软骨缺损形成及骨质硬化（图19 -5）；随着病情发展，可发生软骨块脱落及游离体形成；软骨下骨暴露导致缺损处周边软骨磨损。

3. 临床表现

（1）股四头肌轻度萎缩，损伤部位关节间隙压痛，McMurray试验阳性（患者有疼痛感），膝关节过伸过屈痛。

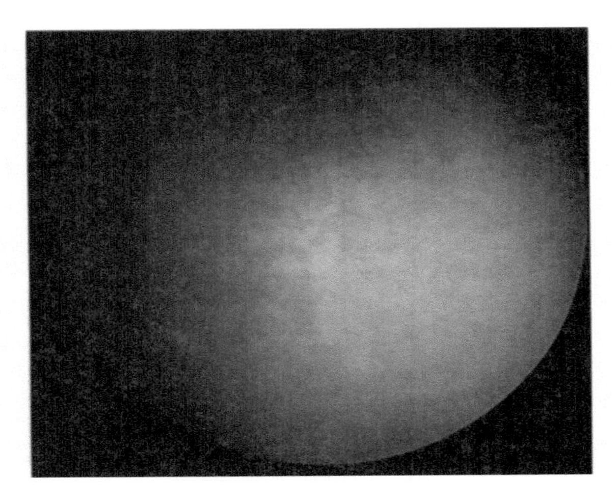

图19－4　镜下显示髌骨软骨软化，呈Ⅲ度损伤。

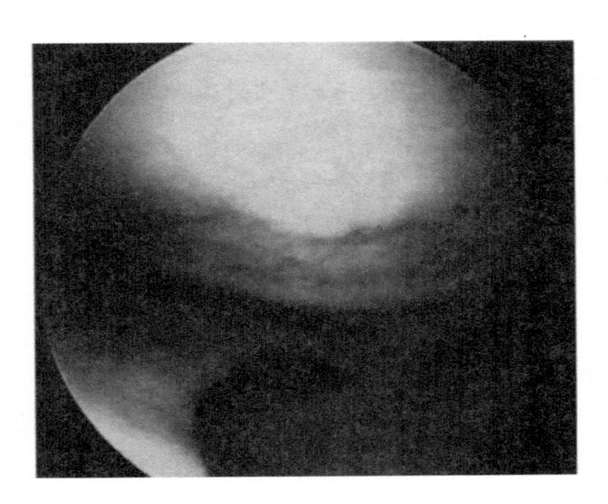

图19－5　镜下显示股骨髁软骨Ⅳ度损伤。

（2）一般无关节积液，但后期可出现。

（3）一般无关节不稳，除非由软骨问题引起的慢性韧带磨损导致关节不稳。

4. 影像学评估

（1）X线片通常为阴性，无诊断学意义。

(2)X 线片对于辨别膝关节轴位、髌股关节对位不良或不明原因引起的骨软骨炎有一定帮助。

5. 治疗

(1)休息、热敷或冷敷、肌肉等长收缩锻炼,使用非甾体类抗炎药及避免剧烈运动。

(2)如果积极的保守治疗无效,则有关节镜探查的手术指征。

(3)Ⅰ度损伤无需手术治疗。

(4)Ⅱ~Ⅳ度损伤需手术清除不稳定的软骨。

剥脱性骨软骨炎

骨块及表面关节软骨从血运丰富的软骨下骨剥脱。

1. 损伤机制

(1)无明显诱因。

(2)可能的病因:外伤、骨软骨或软骨下骨骨折不愈合、缺血,或者过伸时胫骨髁间隆起前方与内侧股骨髁外侧部撞击。

2. 临床表现

(1)不明确的、间歇性的、非特异性症状。

(2)关节反复肿胀,易受刺激,关节交锁及"打软腿"。

(3)软骨损伤区域局部压痛。

(4)关节积液(或无此症状)。

(5)明显的游离体。

(6)股四头肌萎缩,关节扪及捻发感,膝关节活动受限。

(7)Wilson 征:膝过伸及髋关节内旋时出现膝关节疼痛,此为剥脱性骨软骨炎典型特征。

3. 影像学评估

(1)X 线片

a. 可见局部软骨下骨骨块从股骨髁脱落,密度不一(图 19-6A)。

b. 骨块脱落后,可见脱落处缺损(图 19-6B)。

(2)骨扫描、X 线断层摄影、CT 及 MRI 有助于诊断。

4. 关节镜诊断:有助于确诊、对损伤分级及治疗。

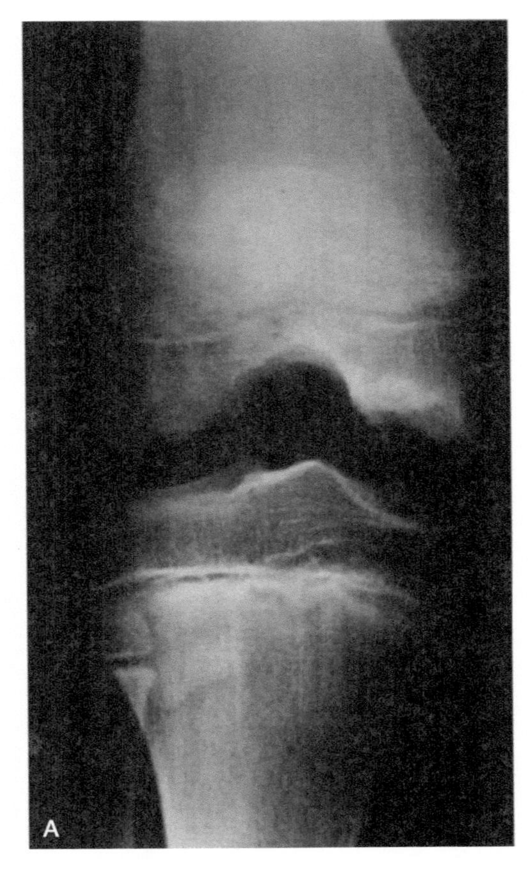

图 19 –6　(A) 可见局部的软骨下骨骨块从股骨内髁脱落。(待续)

5. 治疗

(1) 青少年剥脱性骨软骨炎

a. 对症状较轻者,保守治疗有效。

a) 尽量制动,预防急性发作。

b) 一般无需石膏固定;使用铰链式膝关节支具即可。

c) 短期内避免高强度剧烈运动可缓解症状。

d) 痊愈后可恢复运动。

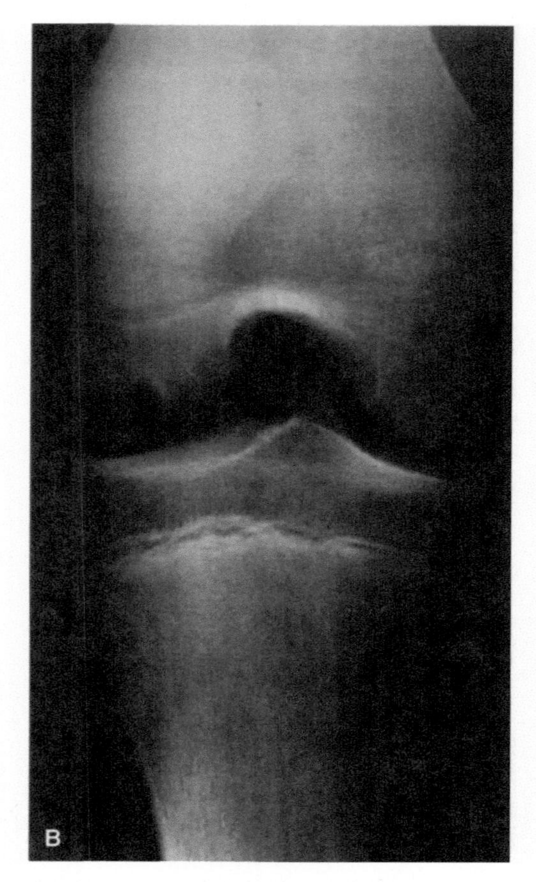

图 19-6(续) (B)图中股骨外侧髁软骨缺损处提示剥脱性骨软骨炎。

b. 如果症状 8～10 周内无减轻，骨扫描或 MRI 无好转，则行关节镜探查术。

c. 手术治疗：软骨下钻孔，螺钉固定软骨块，骨移植，切除不稳定软骨块；术后谨慎康复至完全恢复运动。

(2)成人初发的剥脱性骨软骨炎

a. 保守治疗，避免剧烈活动。

b. 如果症状持续，则行关节镜探查。

c. 稳定的软骨块通常能保留或通过表面钻孔减压，无需行内固定术。

d. 如果软骨块已脱落超过数周，则需行软骨块摘除术。

软骨骨折

1. 损伤机制

(1) 软骨与软骨表面软组织直接撞击；一般骨折线在钙化软骨与正常软骨层交界处的薄弱区域。

(2) 常见发生部位：外侧股骨髁及内侧髌骨软骨面。

(3) 损伤最常发生于膝关节屈曲时。

2. 分型(根据关节镜下所见)(图 19－7)

(1) 原发外伤性

a. Ⅰ型：线性撕裂

b. Ⅱ型：放射状撕裂。

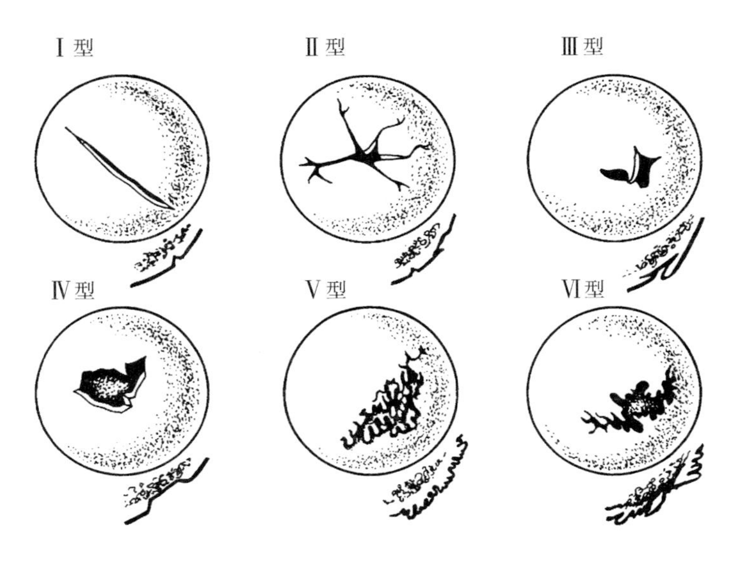

图 19－7　软骨损伤分型。

c. Ⅲ型:软骨瓣形成。

d. Ⅳ型:软骨缺损。

(2)退变性

a. Ⅴ型:纤维状改变。

b. Ⅵ型:退化性改变。

(3)放射状撕裂最常见,Ⅲ型及Ⅳ型损伤次之。

(4)损伤通常在表面正常的软骨边缘。

3. 临床表现

(1)通常有最近或数月前的外伤史。

(2)症状类似半月板损伤(例如:关节交锁、活动受限、打软腿)。

(3)膝关节长期疼痛。

(4)常有晨僵及间歇性的或剧烈活动后行走受限。

(5)爬楼梯尤其是上楼时行走困难。

(6)膝关节屈伸时弹响。

4. 体格检查

(1)体征类似半月板损伤。

(2)急性、非特异性体征

a. 股四头肌轻度萎缩。

b. 不同程度的滑膜积液。

c. 关节血肿较罕见。

d. 软骨缺损处关节线压痛。

e. 过伸过屈痛。

f. 股骨髁处压痛,或压髌试验阳性。

g. 一般无关节不稳,除非合并有韧带损伤。

(3)急性期关节穿刺抽液

a. 血性关节液:可能为骨关节损伤合并有软骨下骨出血。

b. 关节积血:由前十字韧带或其他韧带损伤、滑膜炎、半月板红区损伤引起。

c. 关节积血含有脂肪:急性骨关节骨折。

d. 关节滑膜液白细胞计数可鉴别外伤后疾病和炎症性疾病。

5. 影像学评估

(1)一般X线片上无法看到单纯软骨损伤,关节造影显示不清。

(2)骨扫描常有助于显示关节损伤的病灶。

(3)MRI也有助于诊断。

6. 关节镜诊断

(1)关节软骨骨折诊断的金标准。

(2)急性关节软骨骨折依据损伤机制不同,在镜下表现为软骨塌陷、软骨瓣形成或放射状撕裂(图19－8)。

7. 治疗

(1)保守治疗并使关节积液在6～8周内吸收;若反复关节积液,则说明有软骨或半月板损伤。

(2)大多数损伤需外科治疗。

(3)治疗目的:维持及恢复关节功能,缓解疼痛。

(4)尽管手术多能改善症状,但几乎不能恢复如前。

(5)继续体育运动将不利于远期的病情改善。

骨软骨骨折

1. 损伤机制

(1)一般由间接暴力引起,如伸膝或轻度屈膝时关节外翻或内翻扭曲受伤,髌骨脱位或半脱位。

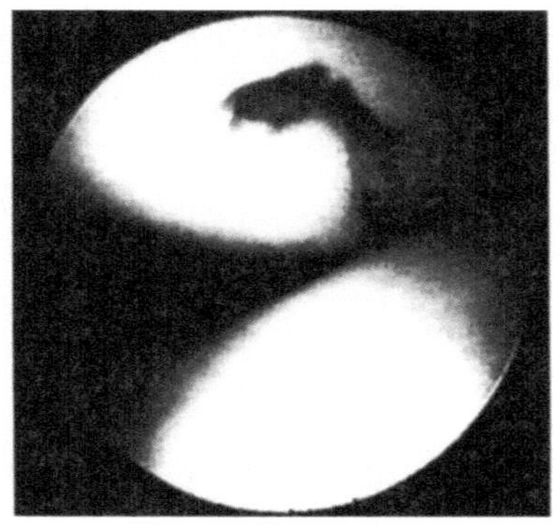

图19－8　关节损伤的关节镜下照片。

(2)偶发性的,由直接暴力引起。
(3)骨折累及关节软骨及与之连接的软骨下骨。
(4)骨折可能移位。
(5)好发部位:髌骨、股骨外侧髁及内侧髁。
2. 分型
(1)外伤性骨折:直接暴力累及关节软骨。
(2)原发性骨折:膝关节旋转或受压,也可能由表面创伤引起。
3. 临床表现
(1)多为年轻运动员。
(2)膝关节突发性疼痛并有折断响声。
(3)慢性期症状类似半月板撕裂。
4. 影像学评估
(1)X 线片可显示骨关节骨折。
a. 需多方位摄片显示骨折及起始部位。
b. 骨折片通常显示为一条细线(从软骨下骨脱落)。
c. 骨折线有时只显示两端。
d. 髌骨骨折在起始位或 Merchant 位显示较为清楚。
(2)骨软骨骨折很容易在 MRI 上被忽略。
5. 关节镜诊断:确定损伤程度及范围的最佳方法。
6. 治疗
(1)急性期治疗:骨折无移位可行固定、保守治疗并避免运动。
(2)骨折移位则需手术治疗。

(冯文哲 朱伟民 译)

第20章

膝关节内韧带(前、后交叉韧带)损伤

急性前交叉韧带损伤

损伤机制

1. 足部停驻时减速,如篮球的篮板球或跑步中的折返。

2. 各种滑雪运动(图20－1)

(1)结合外旋和外翻的力量导致前交叉韧带－内侧副韧带损伤(图20－1A)。

(2)后足固定不动,而胫骨向前的外力(图20－1B)。

(3)膝关节屈曲时内旋的外力,导致前交叉韧带断裂(图20－1C)。

3. 前交叉韧带和其他韧带结构在过伸损伤时可能撕裂。

4. 大多数前交叉韧带损伤是非接触性的,但可以涉及接触性的(足部停驻时膝外侧的打击)。

临床表现

1. 受伤时听到“啪”的声音或感觉到弹跳感,不能继续参与运动。

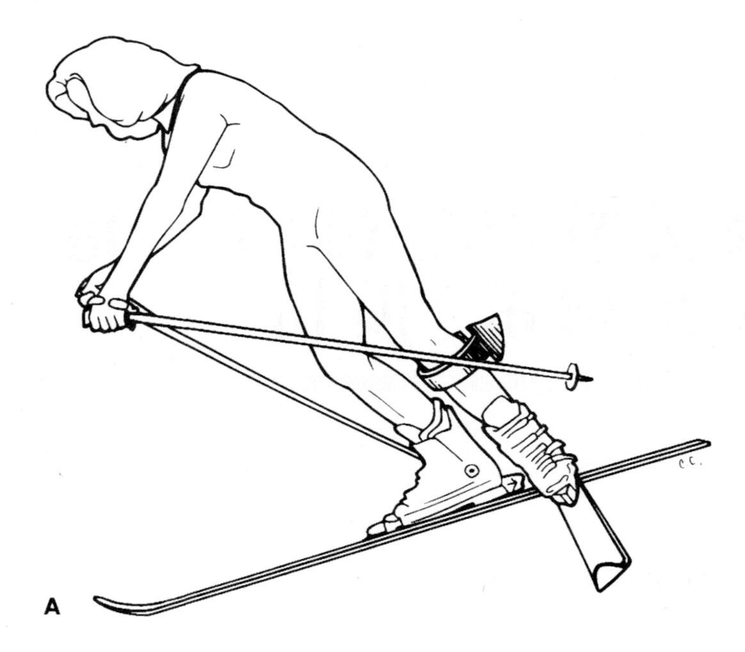

图 20－1 滑雪中前交叉韧带的损伤机制。(A)滑雪者向前跌倒时牢牢抓住一块滑雪板的内侧边,产生了外旋和外翻的压力,伤及内侧副韧带和前交叉韧带。(待续)

2. 关节积血导致肿胀(数小时内)。

体格检查

1. 比较患膝与对侧膝关节。
2. 检查积液和活动度。
3. Lachman 试验(图 20－2)
(1)检查前交叉韧带撕裂最可靠的方法。
(2)胫骨前移的量,以及是否存在终点现象都很重要。
4. 其他试验:前抽屉试验用于检查前内侧旋转不稳定和轴移试验。
5. 韧带检测仪器(例如,KT－1000)能够客观定量检查胫骨位移。
6. 检查合并伤,它们能显著增加功能不稳定和未来的变性。

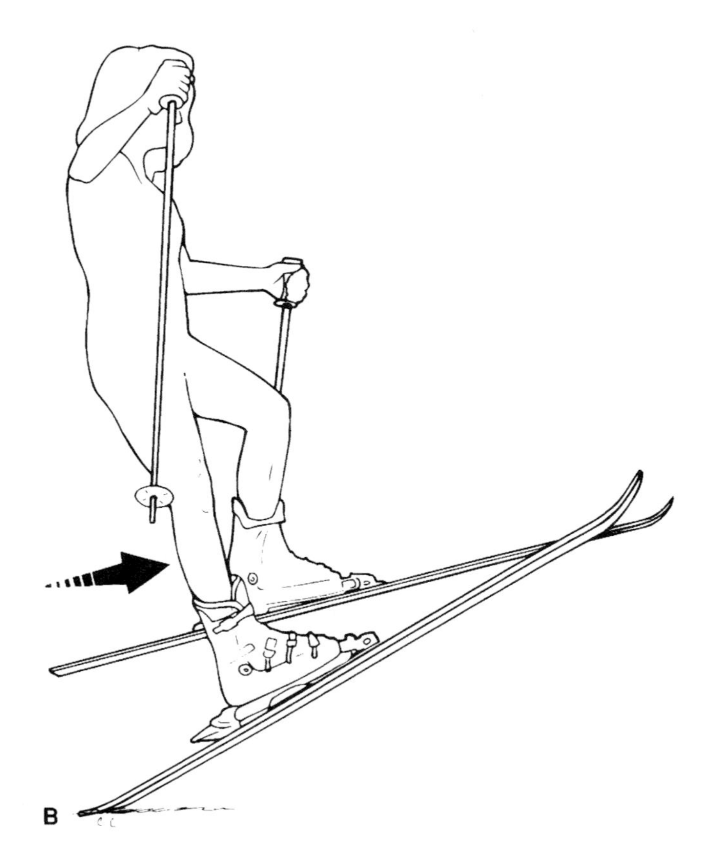

图 20－1(续)　(B)滑雪者跳下并落地,而身体前倾,滑雪板的尾部首先撞地,导致滑雪板折断,胫骨相对固定的足部有向前的外力。(待续)

影像学评估

1. 前后位、侧位、轴位和髌骨位摄片能排除合并的骨损伤。

2. 外囊征(Segond 骨折)(图 20－3)

(1)前后位外侧关节囊在胫骨近端的止点有小的撕脱骨折片。

(2)提示前交叉韧带撕裂合并外侧韧带和关节囊损伤。

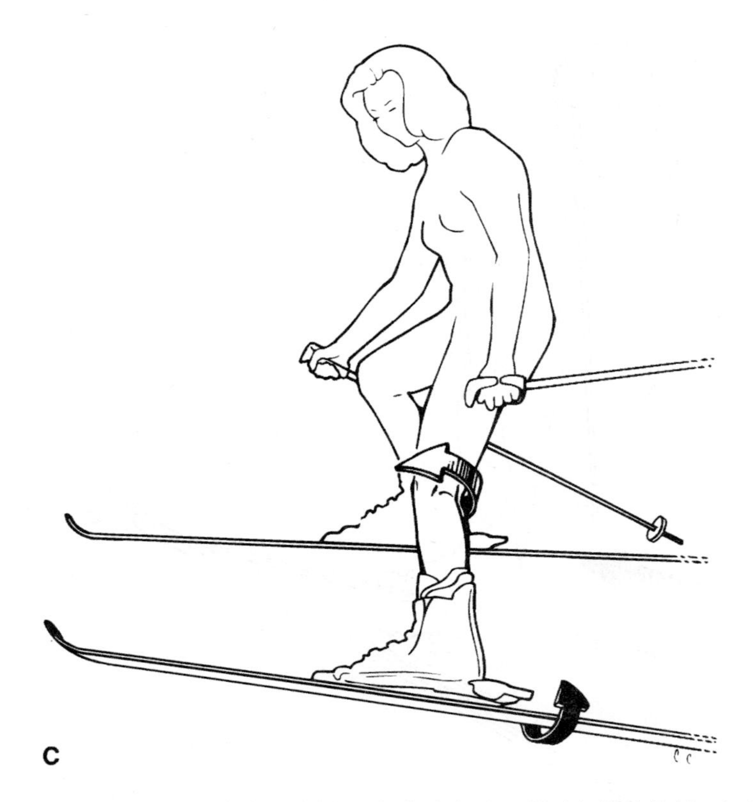

图 20 -1(续) (C)滑雪者向后跌倒后,抓住内侧边。滑雪板快速旋转,造成内旋损伤,撕裂了前交叉韧带。

3. MRI(图 20 -4)

a. 对于诊断前交叉韧带损伤是不需要的,但可以评估合并伤。

b. 年龄和活动量是重要因素:年轻、活跃的患者。

治疗

1. 治疗方法的选择

(1)参与富有挑战的灵活性运动时,那些选择保守治疗者损伤复发的风险很高。

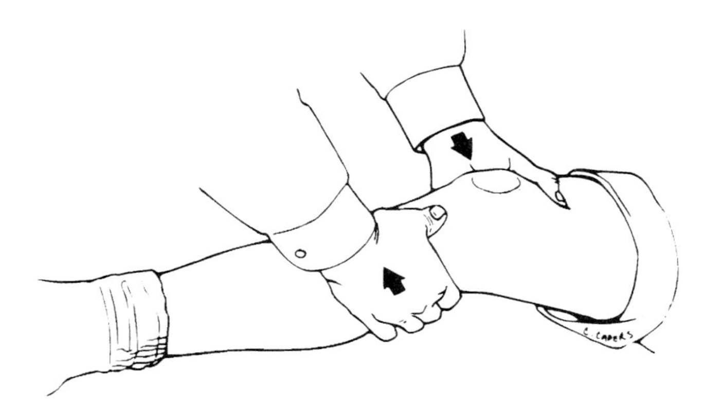

图 20－2　Lachman 试验,是检查前交叉韧带撕裂最可靠的方法,应让患者尽量放松,并且要和对侧肢体相比较。

(2)对于那些尽量保持积极生活方式的患者,可以建议手术。

(3)不愿或不能参加术后康复的患者,不是理想的手术选择。

2. 非手术(保守)治疗

(1)治疗合并病变(如半月板撕裂),处理急性创伤,康复并建立恢复运动的目标。

(2)急性期

a. 处理积液,恢复活动度和肌肉控制,并恢复正常步态。

b. 在受伤的现场,予冰敷膝关节,以减少出血和肿胀。

c. 在没有出现关节积血和保护防卫之前进行体检(如 Lachman 试验)。

d. 使用膝关节支具制动,但不能全时或长期使用。

e. 冰敷常可以减轻积液。

f. 数周之后恢复正常的活动度,适当进行屈伸练习和髌骨活动练习。

g. 进行力量练习,以重新建立肌肉控制并启动腘绳肌主导的步态。

(3)功能康复阶段

a. 开始时要保证充分的伸展和屈曲接近正常,积液消退,腘绳肌力量达到正常 90% 以上,而股四头肌肌力达到正常 70% 以上。

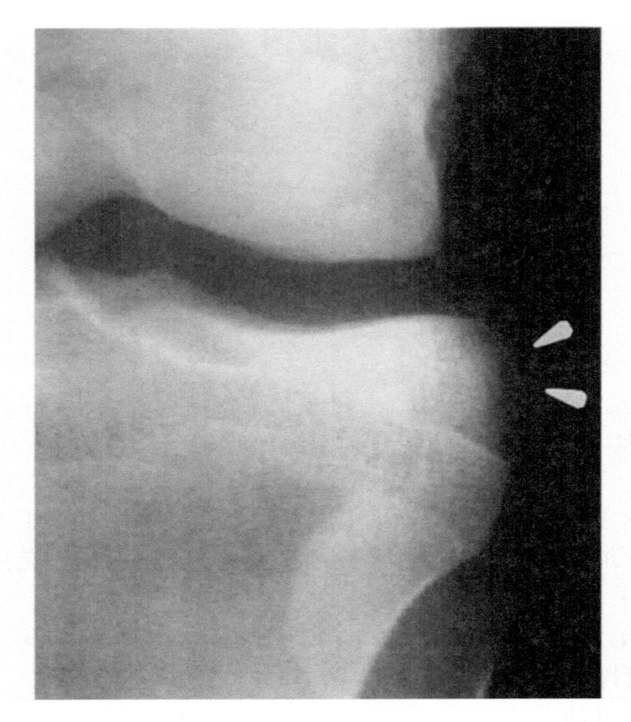

图20-3 外囊征(Segond 骨折)。注意从胫骨外侧缘撕下的小骨片,仅在关节线以远。这表示外侧关节囊在胫骨的止点有撕裂。

b. 适合患者的支具。

c. 启动间断性跑步计划,从直立慢跑进展到加速跑,最后敏捷性锻炼。

d. 使用平衡训练,以改善本体感觉。

e. 增加专项运动训练,并继续加强力量锻炼。

(4)恢复运动

a. 允许在功能康复顺利完成后进行。

b. 根据对力量、耐力和敏捷性的整体功能评估结果决定。

c. 劝阻恢复高风险的运动(如篮球、橄榄球和足球),因为半月板或

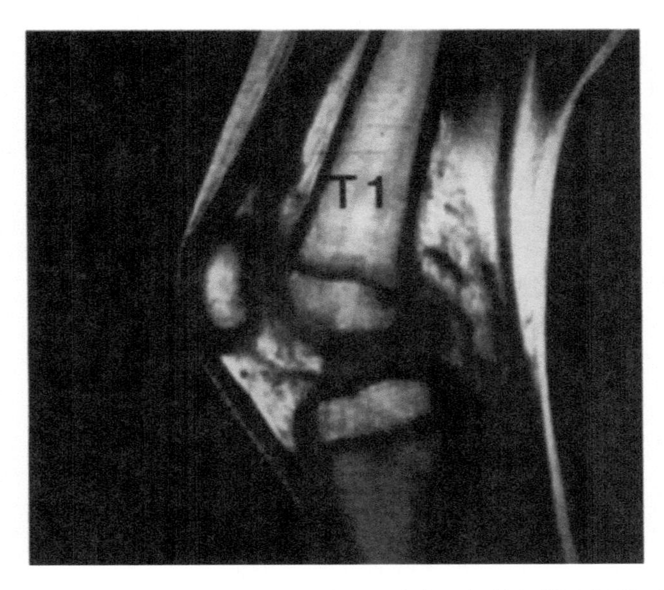

图 20 -4　急性前交叉韧带撕裂 MR 图像。注意在股骨外侧髁和胫骨平台的软骨下区域的信号强度增高,这些“骨淤伤”的重要意义还不清楚。

关节面再次损伤风险很高。

3. 手术治疗

(1)手术时机

a. 手术要推迟至损伤 3 周以后,待急性期解决后,活动度得到恢复,以及关节纤维化风险下降后进行。

b. 如果有多发性韧带损伤,宜早期进行手术治疗。

c. 如果有伸直阻碍,阻碍的原因和前交叉韧带重建需要同时处理,或者前交叉韧带重建在解决阻碍恢复伸直之后进行。

(2)评估和处理合并伤:进行诊断性关节镜检查,以评估其他损伤(如半月板撕裂、关节面破坏、骨软骨骨折),然后相应地进行处理。

(3)修复或重建方案

a. 基础修复前交叉韧带的方法很少采用,因为失败的风险很大。

b. 基础修复与增强可行,但有几个缺点。

c. 用自体移植进行的基础重建(通常是中 1/3 髌腱)固定在解剖位置:我们采用该种治疗选择。

4. 部分前交叉韧带撕裂

(1)非手术治疗,如果

a. 韧带撕裂 <50% 。

b. Lachman 试验显示增大的位移 <4mm,并有良好的终点。

c. 轴移试验阴性或不明显。

(2)外科手术治疗,如果

a. 韧带撕裂 >50% 。

b. Lachman 试验显示增大的位移 >4mm。

c. 轴移试验阳性。

术后康复

1. 手术后立即进行,把患膝置于锁定的伸直位支具中。

2. 尽早重建股四头肌和腘绳肌的活动度和肌动控制。

3. 作为非手术治疗,渐进加强力量练习。

4. 功能康复的进展取决于活动度的恢复,足够的肌肉控制和力量,以及消除肿胀。

恢复运动

1. 前提是有足够的力量和成功完成功能康复,包括特定运动项目的操练。

2. 平均恢复运动的时间是 9 个月。

3. 功能性的前交叉韧带支具(抵抗内翻和外翻载荷,以及过伸张力)推荐在外科手术后使用 1 年,避免接触性运动中再次损伤,尤其是外侧打击。

慢性前交叉韧带损伤

损伤机制:持续 6 周或以上,不能进行基础修复。

临床表现

1. 有“打软腿”,大体上有膝关节不稳的感觉。

2. 至少累及前内侧和前外侧部分,也可能累及后外侧部分。

体格检查

1. 前内侧不稳定:前抽屉试验。

2. 前外侧不稳:轴移试验。

3. 后外侧旋转不稳定:后外侧抽屉试验、外旋反屈试验及内收 30°位应力试验。

治疗

1. 非手术治疗

(1)适合老年人、久坐、有轻度不稳定的患者。

(2)很多患者对非手术治疗反应良好。

(3)目标:恢复完全的活动度和肢体力量(如果慢性损伤有肌肉萎缩,则实现令人满意的肌肉力量比较困难)。

(4)如果康复消除了功能不稳定,则基本不需要手术。

a. 关节镜手术适用于有持久性机械性症状(如交锁)、持续性关节疼痛或积液的患者。

b. 部分半月板切除、半月板修复、滑膜切除术或前交叉韧带清理术可能会有助于整体的康复和避免外科固定手术。

2. 手术治疗

(1)选择标准类似于急性前交叉韧带损伤

a. 2°的不稳定、肌肉萎缩和关节病变也很重要。

b. 有症状的功能性不稳定伴反复积液和打软腿,尽管使用了支具并进行了足够的康复治疗,仍需要手术固定。

(2)关节外重建

a. 对于前内侧不稳定,手术的目的是重建后斜韧带。

b. 对于前外侧不稳定,手术旨在重建中外侧 1/3 的关节囊及髂胫束,转移肱二头肌腱长头进行管道重建。

c. 对于后外侧旋转不稳,后外侧重建手术只用于:

a)外旋反屈试验阳性。

b)后外侧抽屉试验 >1 +。

c)外侧半月板缺如,内收应力试验张开 2 ~3mm。

(3)关节内重建

a. 对于活跃的慢性功能性不稳定,尤其是有 2°不稳定、退行性变或半月板破坏的患者。

b. 自体移植

a)最流行的技术:自体骨 - 髌腱 - 骨移植使用髌腱中 1/3,以及髌骨下极和胫骨结节用骨栓。

b)优点:增强韧带力量,早期骨栓坚强固定,以及不会传播疾病。

c)缺点:供区并发症(如髌股关节痛),机械性问题,手术时间延长。

c. 移植物

a)尸体的同种移植和固定骨栓的自体移植。

b)前交叉韧带的同种移植能替代前交叉韧带功能缺失者。

c)优点:早期并发症少,髌股关节损伤少,手术时间短,手术切口最小和功能恢复可能很快。

d)缺点:可能传播疾病,血运重建时间长,需要保护的时间长。

急性后交叉韧带损伤

损伤机制

1. 最常见的原因:在屈膝时从前向后打击胫骨。

2. “孤立性”或间断性撕裂:运动员屈膝时跌落,而足部是跖屈位(图 20 -5)。

3. 孤立性撕裂也可发生在膝关节强制过度屈曲而足部背屈时。

4. 意外的、突然的膝关节过伸可导致损伤;如果膝关节被迫过伸 30°,后关节囊先撕裂,然后是后交叉韧带,通常前交叉韧带也撕裂。

5. 旋转暴力合并外翻或内翻应力也可能导致后交叉韧带撕裂,内侧或外侧副韧带撕裂,并可能有前交叉韧带撕裂。

临床表现

1. 轻微肿胀伴轻度血性积液:2 小时内肿胀,相比前交叉韧带损伤或髌骨脱位的紧张度要轻。

2. 在膝后腘窝或后外侧角有压痛。

3. 胫骨近端前方擦伤。

4. 走路时膝关节屈曲,以避免伸直疼痛。

5. 腓总神经损伤,可发生在内翻应力损伤后外侧韧带。

体格检查

1. 基于胫骨相对于股骨后移的稳定性试验。

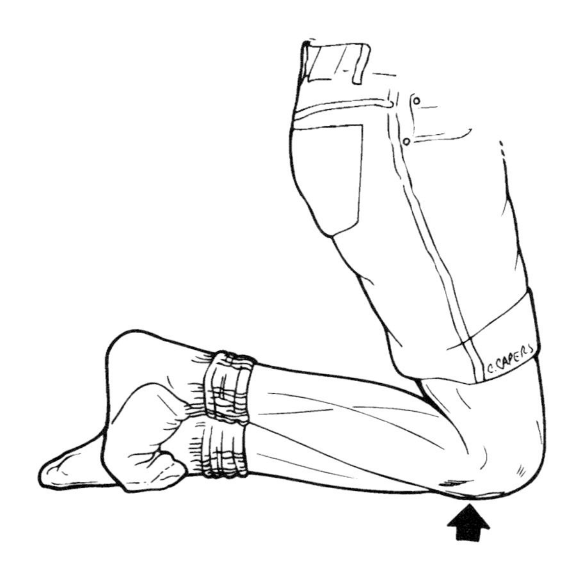

图 20 –5　间断性或孤立性后交叉韧带损伤的机制是屈膝位跌倒时足部跖屈。

2. 下沉试验（图 20－6）

（1）屈曲膝关节和髋关节 90°。

（2）患侧膝的胫骨结节与正常膝关节相比“消失”或侧面观察“下降”。

（3）如果后交叉韧带断裂，重力导致胫骨相对于股骨后移。

3. 后抽屉试验（图 20－7）

（1）后抽屉征（施加力量作用于胫骨使其向后移动）是一个敏感的检查后交叉韧带损伤的方法。

（2）如果试验持续阳性且伴有胫骨内旋，可明确诊断。

4. 其他试验

（1）股四头肌主动活动试验：膝关节屈曲 90°，患者紧张股四头肌，胫骨能复位到正常位置。

（2）Godfrey 试验：屈曲髋关节和膝关节 90°，检查者持握足跟，并与健侧比较胫骨结节向后移位的程度。

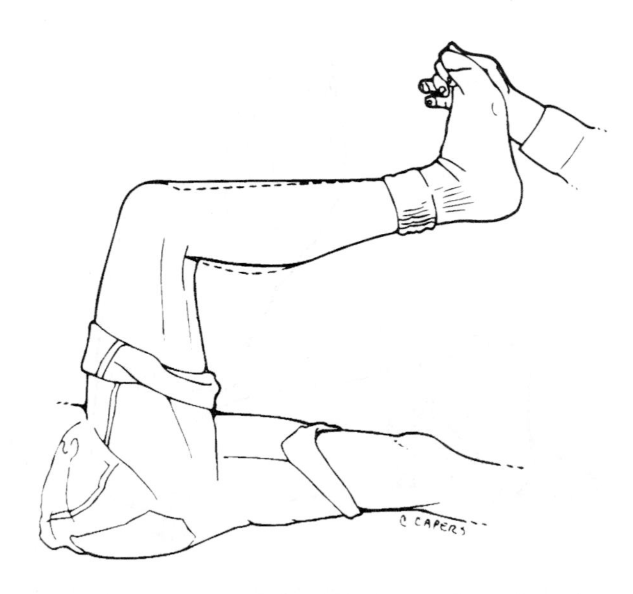

图 20－6　下沉试验阳性提示后交叉韧带断裂。

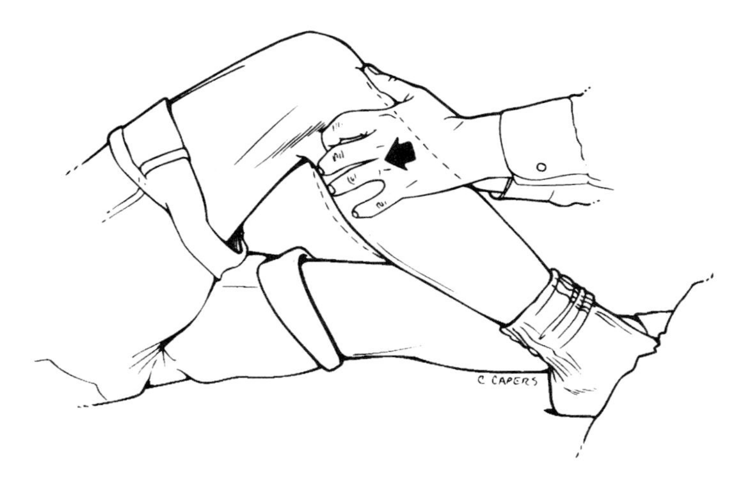

图 20－7　后抽屉试验,施加力量作用于胫骨使其向后移动,是一个敏感的检查后交叉韧带损伤的方法。

(3)Shelbourne 动态后移试验:屈曲髋关节 90°,检查者持握足跟,慢慢地充分伸直膝关节展;有弹响或感觉到膝关节复位。

(4)后 Lachman 试验:在与试验相同的屈曲位置进行(约 30°),但感觉到后终点。

(5)反向轴移试验:可能提示后交叉韧带损伤,但最适合检查后外侧旋转不稳定;对于屈曲的膝关节施加外翻负荷,然后将膝盖伸直;屈曲时半脱位的关节在伸直时复位。

5. 在后交叉韧带损伤中后外侧抽屉试验和外旋反屈试验阴性,但在后外侧损伤中阳性。

影像学评估

1. 侧位摄片:胫骨后移或下沉。

2. 前后位应力摄片有助于明确损伤程度。

(1)孤立性撕裂,胫骨向后移动。

(2)超过 10mm 的移位提示合并韧带损伤(即后外侧)。

3. 胫骨后缘的撕脱骨折提示后交叉韧带损伤。

4. 急性损伤导致后交叉韧带的 MRI 信号强度增强(图 20－8)。

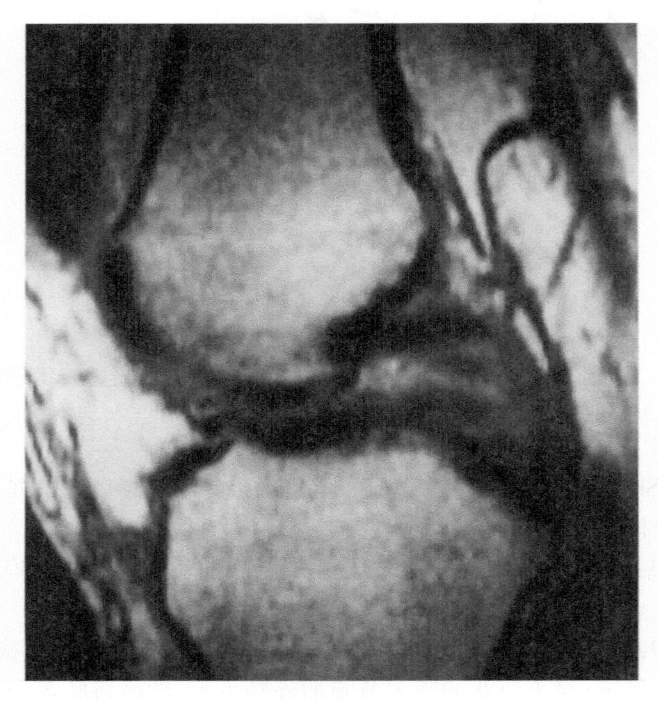

图 20－8　MRI 能够显示后交叉韧带断裂。

治疗

1. 通常,孤立性后交叉韧带撕裂是间断性的,可采取非手术治疗。

2. 对于骨性撕脱,可通过手术对骨片重新缝扎或螺钉固定。

3. 对于合并其他韧带损伤的后交叉韧带损伤,需要手术治疗;在急性期,解剖化修复合并的韧带损伤。

4. 对于后交叉韧带的基础修复一定要给予加强手术。

(1)髌腱是最好的加强手术的材料。

(2)采用其他的自体移植组织的成功率很有限。

康复

1. 早期活动是令人满意的。

2. 伤后 2 周内要重视股四头肌肌力练习。

3. 在接下来的 4 周中,增加腘绳肌伸展练习。

4. 恢复运动,需要恢复完全的活动度、肌力、体力和耐力,与未受伤的膝关节一样。

慢性后交叉韧带损伤

损伤机制

1. 后交叉韧带的动力由股四头肌支持,膝关节的本体感觉依赖于完整的股四头肌机制。

2. 后交叉韧带损伤导致的关节松弛允许膝关节剪切力的发生;当正常的本体控制失败时,症状变得明显并逐渐加重。

临床表现

1. 不稳定或松弛的症状:持续性疼痛、不稳、肿胀或不稳定的反复发作。

2. 后交叉韧带断裂在进行下山跑、减速运动、跑步后即停和下楼梯等活动时很困难。

3. 后交叉韧带损伤合并其他主要后外侧断裂的韧带损伤时,导致严重的半脱位和不稳定(特别是过伸和内翻应力)。

4. 半月板撕裂或关节面破坏会增加骨关节炎的发生率。

治疗

1. 目标:纠正功能障碍,恢复膝关节功能。

2. 保守治疗:康复训练和教授本体感觉控制机制(图 20 - 9)。

3. 手术治疗的标准类似于急性后交叉韧带损伤。

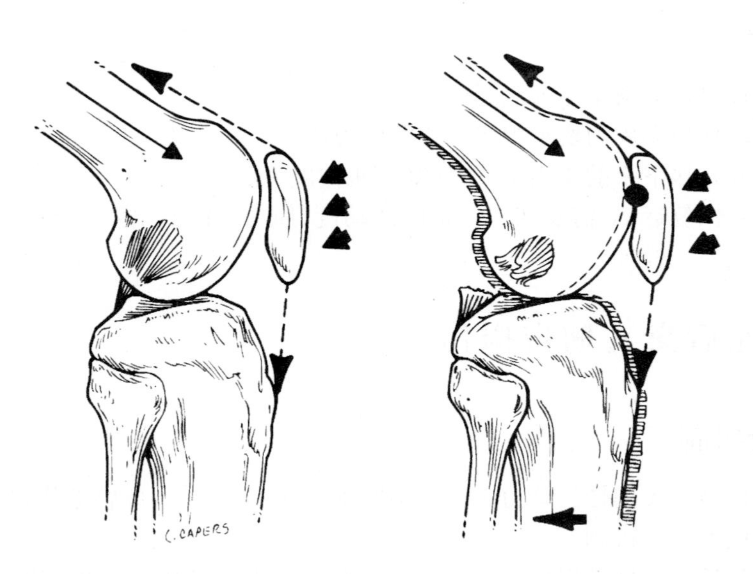

图 20－9　股四头肌的功能机制对于膝关节的本体感觉控制是必需的,交叉韧带的静力稳定性保护了髌骨关节机制和半月板,在减速和下降活动中使股量停留在胫骨上。

（贾震宇　何涛　徐卫东　译）

第21章

膝关节外韧带和关节囊损伤

内侧韧带复合体损伤

内侧韧带复合体的功能解剖

1. 1°功能：抵抗膝关节外翻和外旋的外力，轻度抵抗胫骨外旋时胫骨前移。

2. 2°功能：为了保护内侧半月板。

损伤机制

1. 接触性应力

(1)引起内侧韧带复合体断裂。

(2)急性前内侧旋转不稳定：当足部触地时，接触性外力作用于膝关节外侧或胫骨近端，产生外翻和外旋应力。

(3)内侧关节囊韧带与其浅层的胫侧副韧带断裂：单纯外翻应力。

(4)后斜韧带断裂。

a. 复合外翻和外旋应力。

b. 由于外翻力增加，胫侧副韧带和中间内1/3关节囊韧带受伤，造成前内侧旋转不稳定。

c. 随着进一步的应力损伤，前交叉韧带会断裂，导致急性前外侧旋转不稳定。

2. 非接触性损伤

(1)内侧韧带复合体断裂，可由跌倒或突然外翻应力(例如，滑雪时"抓边缘")，或突然外旋外力(例如，滑水时触水或骑自行车的过程中足部触地)引起。

(2)减速、转身(cutting)、扭转、旋转动作都会导致内侧韧带复合体断裂。

a. 根据涉及的应力，前交叉韧带、内侧半月板和后交叉韧带也会损伤。

b. 膝关节脱位可随着外翻应力的加大、有胫骨外侧平台骨折时发生。

分级

1. Ⅰ级内侧韧带复合体扭伤：韧带纤维微撕裂，通常源于外翻应力，有间质出血和局部压痛，但没有明显的不稳定。

2. Ⅱ级内侧韧带复合体扭伤：更多韧带纤维受累，韧带不完整，通常是由于中度外伤，有轻度到中度的临床不稳定。

3. Ⅲ级内侧韧带复合体扭伤：韧带完全中断，通常是由于严重外伤，有显著的临床不稳定。

临床表现

1. 一般表现

(1)受伤时闻及或触及"啪"声，但通常与前交叉韧带损伤有关。

(2)单纯内侧韧带复合体损伤，肿胀不太明显；即使合并前交叉韧带断裂，肿胀也可能是轻微的，因为关节积血外渗到了软组织中。

(3)功能不稳定可以表现为打软腿，是由于疼痛和无力抑制了股四头肌反射。

(4)使用肌肉夹板和改变步态可以使行走时无打软腿。

(5)伸直障碍(通常与半月板撕裂有关),常继发于肌肉痉挛和疼痛,是由于伸直时内侧韧带结构紧张;损伤后的几个小时会有“假性交锁”。

(6)因软组织损伤后的疼痛使屈曲受限。

(7)内侧韧带复合体处常常能触及韧带断裂的位置。

2. Ⅰ级内侧韧带复合体扭伤

(1)疼痛局限于关节内侧。

(2)患者常能够行走,但是步态是痛性的,由于痉挛和疼痛,伸膝受限。

(3)内侧韧带的局部肿胀和压痛,但没有明显的不稳定。

3. Ⅱ级内侧韧带复合体扭伤

(1)触痛和肿胀局限于损伤部位。

(2)患者能够行走,但是由于痉挛和疼痛,伸膝受限。

(3)轻度不稳定。

4. Ⅲ级内侧韧带复合体扭伤

(1)不稳定的程度取决于累及的韧带结构和继发损伤的情况。

(2)伤后即刻疼痛可能比Ⅰ级或Ⅱ级扭伤要轻。

(3)肿胀可能提示关节积血。

(4)由于痉挛和疼痛,运动更加受限。

(5)合并伤更多。

体格检查

1. 外展应力试验

(1)是内侧韧带复合体最重要的临床检查方法。

(2)检查时屈膝30°(图21-1),检查胫侧副韧带和中内1/3关节囊韧带,在完全伸直时检查后交叉韧带和后内侧关节囊结构。

(3)患者取仰卧位,大腿支撑于床面;用一只手握住前足,轻轻把腿摆向外侧,另一只手对膝关节外侧施加压力。

(4)对膝关节外侧施加对抗压力时,在中线位置前后移动足部。

(5)检查异常活动和病理性“开放”的程度,即0~5mm、5~10mm

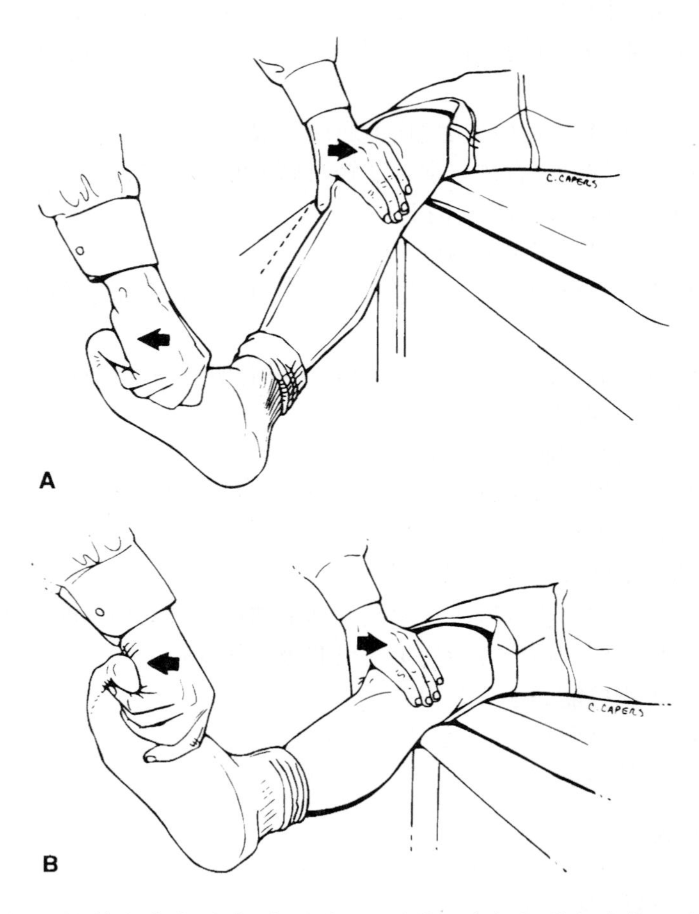

图 21 －1 （A）外翻应力试验，在屈膝 30°时检查内侧韧带复合体的完整性。（B）在充分伸膝时进行外翻应力试验。

或 > 10mm。

（6）随着不稳定的增大和其他结构的损伤，终点变得更软（即"松软的"）。

2. 其他稳定性检查：用来检查合并伤。

影像学评估

1. 摄片位

(1)前后位、侧位、压痕位(通道位)和髌下位。

(2)X线应力位摄片能帮助明确内侧间室不稳定和骨骼不成熟者的骨骺损伤。

2. MRI:有助于明确合并伤(前交叉韧带、外侧韧带复合体和半月板的情况)。

治疗

1. 一般原则

(1)目标:恢复膝关节稳定性,最大限度发挥功能,并能恢复到伤前的活动水平。

(2)保护受伤的结构避免进一步损伤,促进愈合,康复下肢,并检查膝关节以安全地重返活动,以及极小的再损伤概率。

(3)用非手术的方法治疗Ⅰ级和Ⅱ级扭伤及部分Ⅲ级扭伤。

2. Ⅰ级内侧韧带复合体扭伤

(1)扶拐行走,进行保护和避免不适。

(2)间歇冰敷患处,以减轻疼痛和肿胀。

(3)RICE(休息、冰敷、压迫和抬高)。

(4)压痛处注射局麻药可以缓解不适,并能完全伸直。

(5)立即开始等长锻炼,快速进入渐进性阻抗锻炼。

(6)随着不适缓解,停用拐杖,开始运动。

(7)更积极的康复,以恢复体力、耐力、灵活性、柔韧性及活动度。

3. Ⅱ级内侧韧带复合体扭伤

(1)与Ⅰ级扭伤相同的是:扶拐,RICE,需要时还可注射局麻药。

(2)患者通常用康复支具更舒适,能充分进行活动,但要保护伤者避免损伤结构受到外翻应力。

(3)扶拐以保护性负重。

(4)立即开始等长锻炼,只要没有不适,可快速进入渐进性阻抗锻炼。

(5)每周轻轻地检查稳定性;稳定性通常在数周内到达最大。

(6)随着不适减轻和稳定性恢复,停用拐杖和支具,开始积极的康复。

4. Ⅲ级内侧韧带复合体扭伤

(1)对于有弥漫性膝关节肿胀,尤其是关节积血和显著活动障碍的患者,要用拐杖、RICE、支具或夹板、早期功能锻炼,以减轻疼痛、肿胀和活动受限。

(2)如果没有合并关节内损伤(如半月板或前交叉韧带撕裂),考虑非手术治疗。

a. 延长扶拐活动,戴限制活动的支具4~6周,以防止极端活动。

b. 轻轻地检查稳定性,观察进展情况。

(3)Ⅲ级扭伤,有显著不稳定时传统上采用急诊切开手术修复,具有良好的治疗效果。

a. 同时修复合并伤(如半月板和前交叉韧带撕裂)。

b. 术后,下肢佩戴限制活动的支具6周。

c. 传统上限制最后30°的伸膝。

d. 目前,一些医生治疗Ⅲ级扭伤时采用早期0°~90°保护性活动,尤其是合并有前交叉韧带损伤时。

后外侧旋转不稳定

功能解剖

1. 膝关节后外侧很复杂,与肌肉肌腱韧带相互交联形成弓状复合体(图21-2)。

2. 弓状复合体的缺损会导致最严重的功能障碍,有可能不能完全伸膝。

3. 解除后外侧的限制会增加胫骨外旋;程度取决于屈膝的角度。

4. 弓状复合体:主要是限制后侧张开。

5. 后外侧功能障碍会加大内旋松弛和外旋程度。

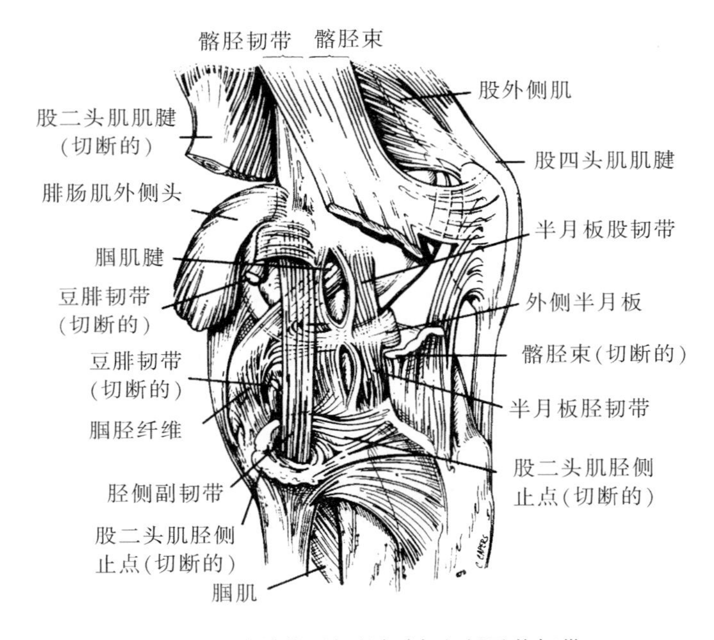

图21-2 膝关节后部的解剖,包括弓状韧带。

损伤机制

1. 损伤弓状复合体,而没有伤及后交叉韧带,导致后外侧旋转不稳。

(1)后外侧旋转不稳是胫骨外侧平台相对于股骨外侧髁的畸形外旋和后侧半脱位。

(2)后交叉韧带完整时才发生畸形旋转。

(3)不稳定可以单发,或者合并前外侧或前内侧不稳定,或与两者同时发生。

2. 损伤的典型机制:过度伸膝和外旋。

3. 后外侧旋转不稳定可发生于导致直接打击的接触性损伤,或作用于膝关节的间接外力导致的非接触性损伤。

(1)常见于橄榄球:常直接打击到伸直位的膝关节的前内侧,导致过度伸膝,同时胫骨外旋(图21-3)。

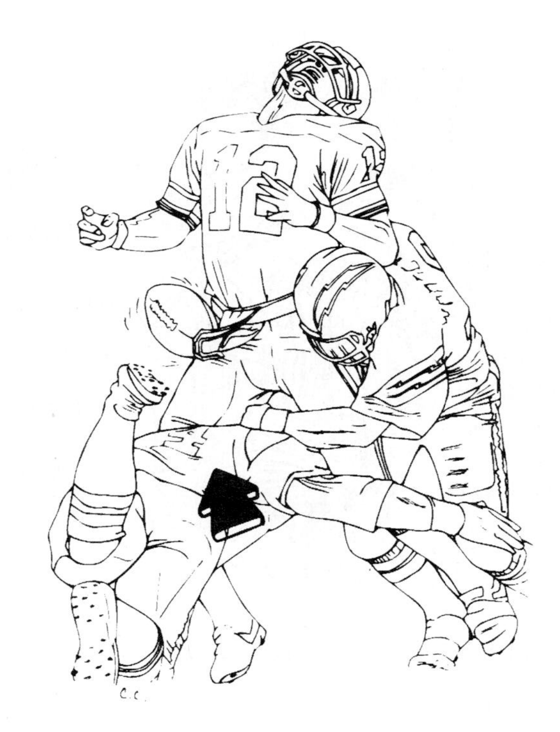

图21－3 后外侧结构的损伤机制，通常直接打击到伸直位的膝关节的前内侧，导致强力的过伸，同时胫骨外旋。

（2）非接触性过伸损伤是由于突发或意外的大腿和身体的减速，以膝关节后外侧结构作为杠杆，作用于固定或触地的足部。

4. 膝关节伸直时，后外侧关节囊是制约损伤主要的结构，罕见伴发后交叉韧带损伤。

5. 典型的后外侧伴后交叉韧带损伤是由于屈膝时直接打击膝关节前方。

临床表现

1. 后外侧旋转不稳定合并其他损伤：运动员受伤的腿不能承重，通常要及时就医。

2. 单纯后外侧旋转不稳定：运动员可能会有轻微肿胀，走路跛行，直到伤后数天或数周才就医。

3. 慢性后外侧旋转不稳定：最常见的主诉是"向后打软腿"导致过伸，使运动员不自觉地表现屈膝步态；运动员扭转、旋转、转身困难，伤腿不能"蹬开"；疼痛局限在关节线内侧。

体格检查

1. 后外侧抽屉试验（图 21－4）

（1）检查时膝关节屈曲 90°或 30°。

（2）将双手放在胫骨近端，拇指放在胫骨结节两侧。

（3）外旋小腿和足部，并反复进行推压和外旋动作。

（4）推压时观察和感觉胫骨的后移和外旋。

（5）与健侧相比较。

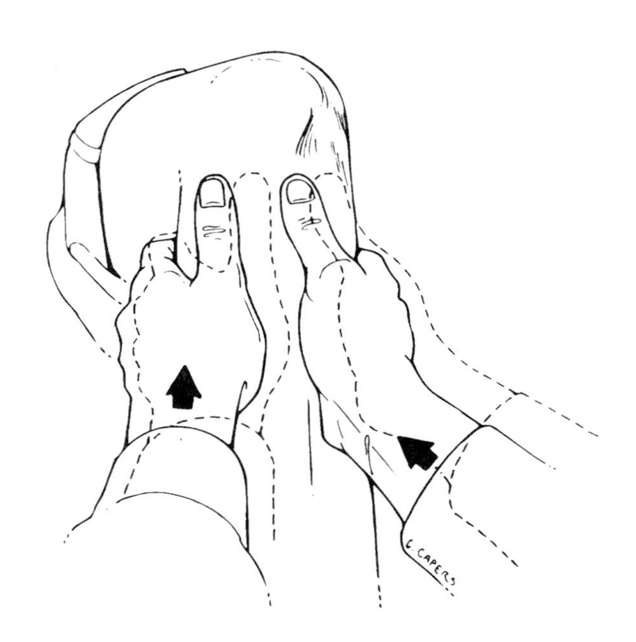

图 21－4　后外侧抽屉试验，用于检查胫骨的后侧和外旋移动。

2. 后抽屉试验

(1) 评估后交叉韧带的完整性。

(2) 检查时膝关节置于中立内旋位。

(3) 与后外侧抽屉试验结果相比较。

3. 如果患者有后外侧旋转不稳定,而后交叉韧带完整,则膝关节内旋时存在后抽屉征。

4. 外旋反屈试验

(1) 检查伸膝时股骨相对于胫骨的异常活动。

(2) 检查时患者仰卧,腿伸直。

(3) 将一手置于膝后,另一手握住前足内侧,抬高小腿,尽可能伸膝(图 21 -5)。

(4) 想象和感觉(用膝后的手部)外旋反屈。

(5) 和健侧比较外旋反屈。

5. 体征

(1) 膝关节内侧或小腿上段有擦伤或淤斑。

(2) 腓总神经损伤,短暂的感觉异常或者完全性麻痹。

影像学评估

1. "弧形征"

(1) 腓骨小头撕脱的骨片。

(2) 在急性膝关节损伤,表明后外侧韧带损伤。

2. MRI

(1) 对于明确膝关节后外侧韧带和骨骼的损伤非常有用,但是不能确定损伤的具体类型或确切位置。

(2) 对于检查交叉韧带和半月板的完整性和解剖状态最有帮助。

治疗

1. 急性后外侧旋转不稳定

(1) 外科手术修复急性韧带或肌腱损伤,采用韧带对韧带和软组织对骨的直接缝合技术。

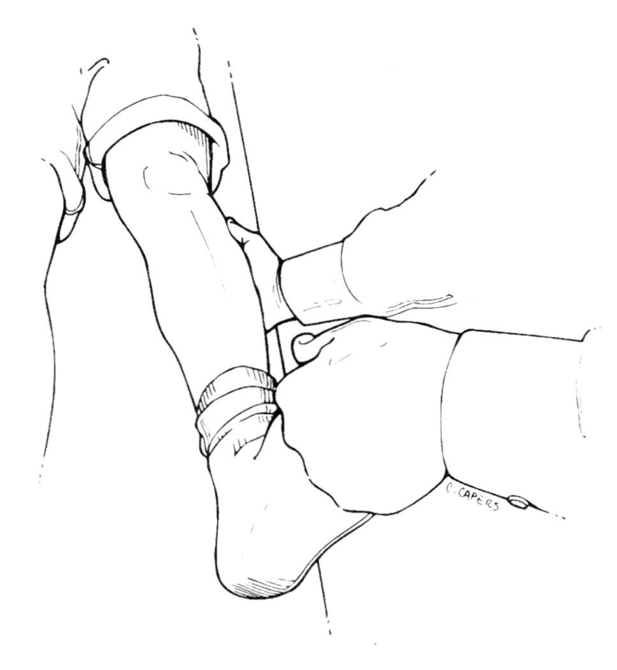

图 21 -5　外旋反屈试验，检查时抓住大蹞趾，抬高下肢，观察伤肢的外旋反屈，并与对侧比较。

(2)合并前交叉韧带损伤的后外侧旋转不稳定，首先修复关节囊和关节外损伤，再进行前交叉韧带重建，以早期康复时能完全伸膝。

2. 慢性后外侧旋转不稳定

(1)对于联合的前后外侧旋转不稳定，后外侧严重时，进行关节外和关节囊重建。

(2)如果后外侧旋转不稳定的半脱位不太严重，考虑结合关节内交叉韧带和关节囊手术。

(3)对于慢性后外侧旋转不稳定的三种常见的韧带重建方法：弓状复合体的加强和收紧、腘窝搭桥和腓侧副韧带重建。

（贾震宇　何涛　徐卫东　译）

第 22 章

足踝创伤

踝关节扭伤

踝关节外侧韧带扭伤

1. 损伤机制

(1)踝关节不完全着地(例如,开始接触地面的瞬间)形成的内翻和内旋会导致踝关节外侧韧带损伤(图 22－1)。

(2)强制跖屈和内收会导致距腓前韧带断裂,随后跟腓韧带出现部分断裂;随着暴力持续加重,跟腓韧带完全断裂;最终累及距腓后韧带。

2. 分级

(1)Ⅰ级:轻度扭伤。

(2)Ⅱ级:中度扭伤。

(3)Ⅲ级:重度扭伤。

3. 临床表现(伤后 48 小时)

(1)轻度扭伤:无明显肿胀,关节屈伸活动度良好,正常行走不需扶拐。

(2)中度扭伤:肿胀明显,关节屈伸活动度限制在 0°～30°,患肢需扶拐行走。

(3)重度扭伤:显著肿胀,淤斑形成,关节屈伸活动、患肢负重明显受限。

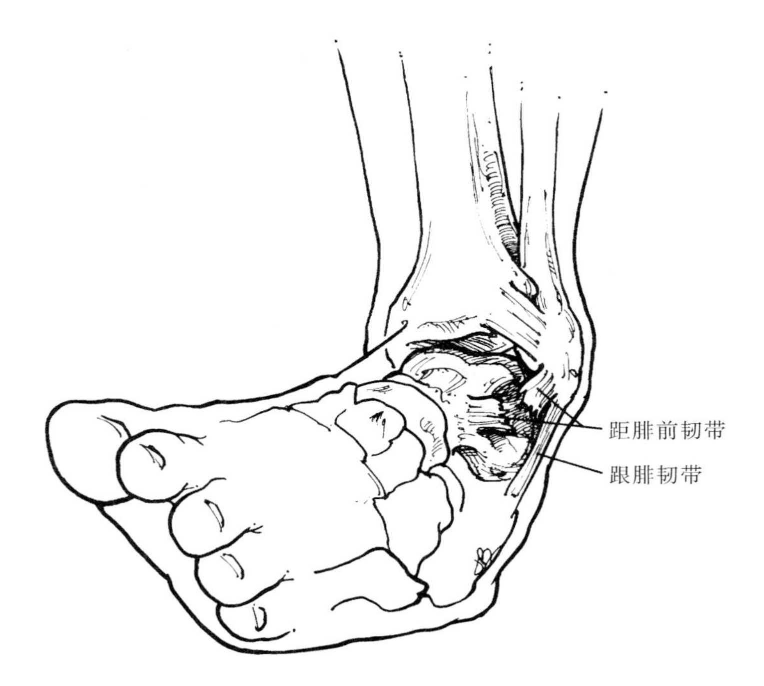

图 22－1　内翻或距骨倾斜导致踝关节外侧韧带损伤。

4. 体格检查

(1)一般检查

a. 广泛肿胀,内翻畸形,局部淤斑,压痛。

b. 足踝前外侧、跟腓韧带处压痛。

c. 内踝及其韧带联合处可有压痛、肿胀。

d. 稳定性试验延迟至疼痛、肿胀消退后进行(一般伤后 4～7 天)。

(2)前抽屉试验(图 22－2)

a. 主要评估距腓前韧带。

b. 取踝关节中立、跖屈位。

c. 一手固定胫骨远端,另一手前向牵拉足跟。

d. 当距腓前韧带断裂时,前向牵拉会导致距骨前外侧缘前移 1cm。

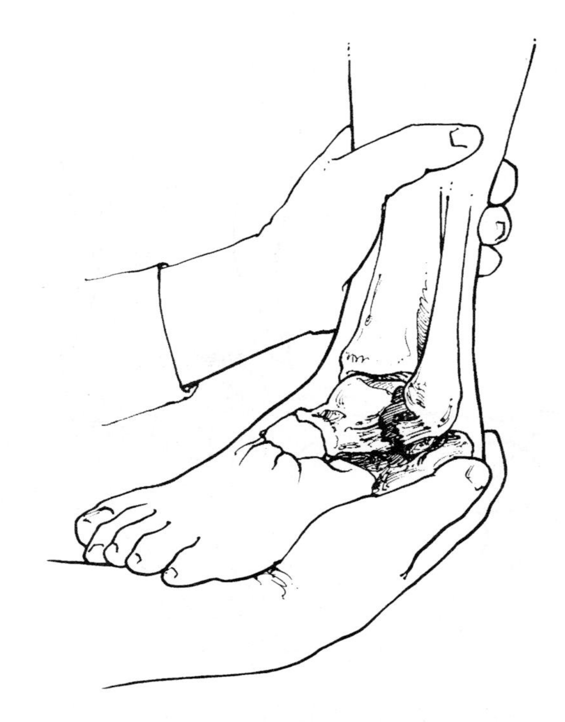

图 22－2 前抽屉试验显示距腓前韧带不稳定。

(3)内翻应力试验(距骨倾斜试验)

a. 主要评估跟腓韧带的完整性。

b. 踝关节保持中立、轻度跖屈位。

c. 一手固定胫骨,另一手使跟骰关节内翻。

(4)结论

a. 合并距腓前韧带压痛、外侧血肿、淤斑及前抽屉试验阳性,通常提示外侧韧带扭伤。

b. 无距腓前韧带压痛,可排除踝关节韧带断裂。

c. 无血肿和前抽屉试验阴性表明关节囊周围韧带完整。

5. 影像学评估

(1)正位、侧位片可显示韧带止点撕脱骨折和除外其他骨性损伤。

(2)负重 X 线片能够证实体格检查中发现的不稳定性(图 22-3)。

a. 距骨倾斜≥6°、前抽屉试验移位 >3mm,表明韧带损伤。

b. 与健侧对比,内翻应力试验时距骨倾斜 >10°,表明有显著的踝关节慢性不稳。

6. 治疗

(1)所有早期急性扭伤都可保守治疗,方法是早期功能康复锻炼。

a. 功能性治疗:短期保护(弹性绷带或者石膏制动),随后早期活动度锻炼及神经肌肉训练。

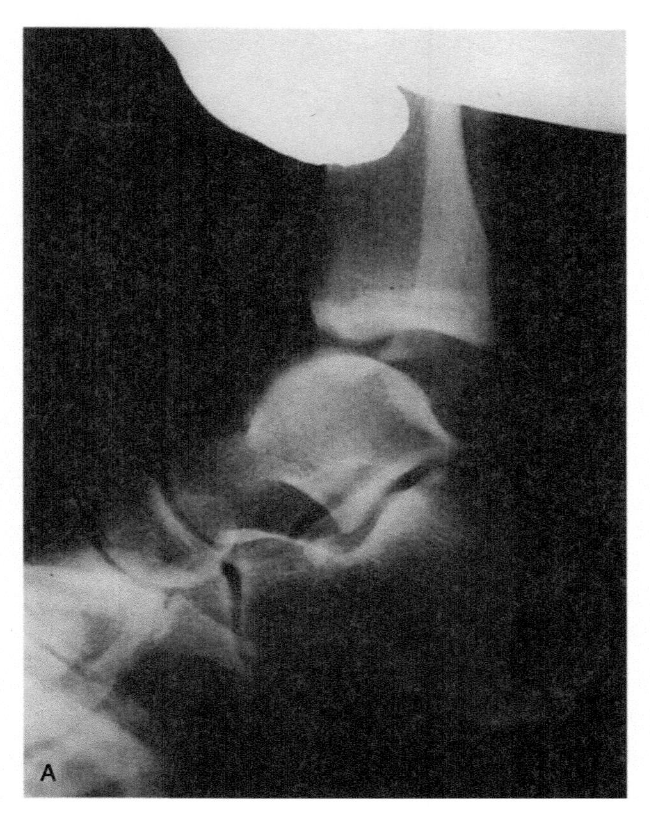

图 22-3　(A)X 线片显示距腓前韧带不稳定。(待续)

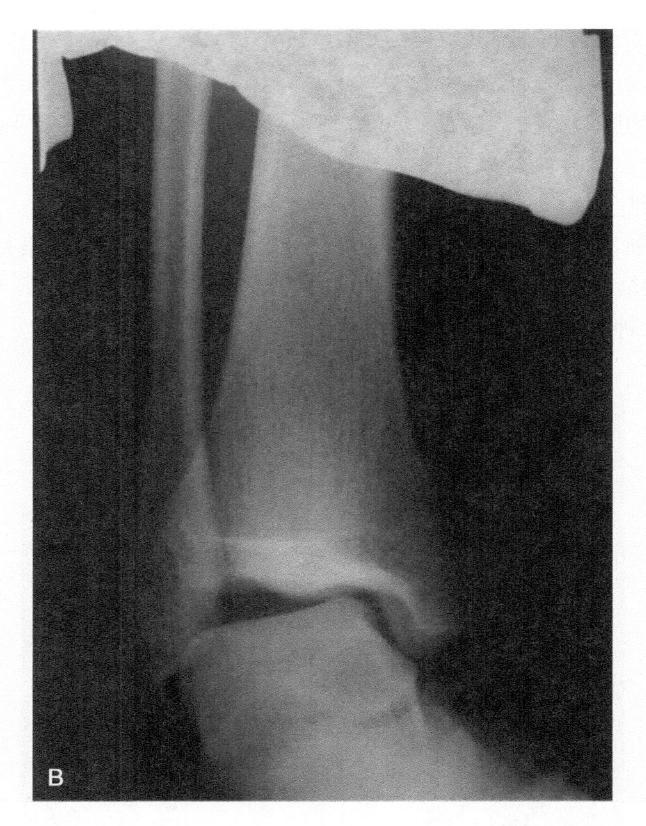

图 22－3(续) (B)内翻应力试验(距骨倾斜试验)证实跟腓韧带不稳定。

b. 相比单纯石膏固定或外科手术,功能性治疗能迅速恢复关节正常活动度和运动能力,而不会产生力学和功能的不稳定性。

(2)早期治疗的目的:消除疼痛、肿胀、关节僵硬。

a. 弹性绷带或者充气加压夹板固定(图 22－4)优于石膏,是因为能防止肌肉萎缩和关节僵硬。

b. 石膏固定可用于重度疼痛及肿胀患者,但过多的保护将会使踝关节僵硬。

c. 1 周后去除石膏固定,改弹性绷带或充气加压夹板固定。

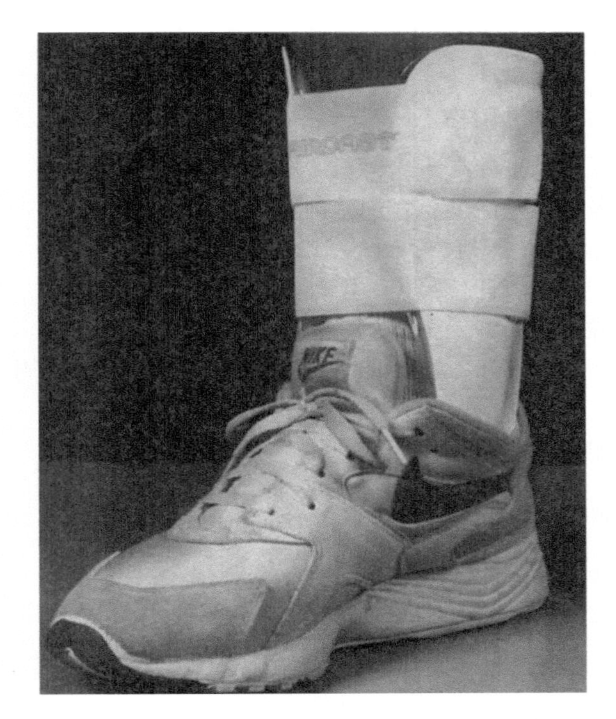

图22-4 使用充气加压夹板保护踝关节扭伤。

d. 在能耐受的情况下尽快开始部分负重和踝关节背伸、跖屈活动度训练。

e. 休息，抬高患肢，冰敷。

f. 开始等长力量训练同时，尽快进行等张和等速抗阻训练。

g. 当肌力许可时，开始本体感觉训练。

h. 当肌力恢复达正常水平时，可进行跑步和敏捷动作训练。

i. 强调跟腱力量的锻炼是为了防止再次扭伤。

j. 弹性绷带和充气加压夹板的使用：

a）轻度肿胀可固定几天。

b）血肿明显或者肿胀造成剧烈疼痛可固定6周。

c）当运动员感觉恢复良好时可终止。

d）当运动员恢复一般训练时再损伤,应继续固定保护。

7. 手术适应证

(1)反复功能及力学不稳定。

(2)非手术治疗效果不满意。

(3)涉及球类运动的年轻运动员易导致外侧韧带损伤。

8. 术后治疗

(1)术后即刻背伸位夹板固定 3 ~5 天。

(2)拆除夹板后开始按康复计划锻炼。

(3)术后 1 周拆线,弹性绷带或者充气加压夹板固定 5 周,持续康复锻炼。

(4)可耐受情况下完全负重。

胫腓联合韧带扭伤

1. 损伤机制

(1)当运动员急停做转身动作时,多导致踝关节外翻、旋转损伤(图 22 -5)。

(2)胫腓联合韧带损伤多合并踝关节骨折。

2. 分型(“frank”踝关节脱位无骨折)

(1) Ⅰ型:外踝半脱位。

(2) Ⅱ型:外踝半脱位伴腓骨畸形。

(3) Ⅲ型:腓骨旋后半脱位。

(4) Ⅳ型:距骨高位脱位。

3. 体格检查

(1)远端胫腓骨及内侧韧带处压痛。

(2)腓肠肌压痛征阳性。

4. 影像学评估

(1)正位、侧位和踝穴位摄片。

(2)外旋加压可明确诊断。

5. 治疗

(1)基于损伤的严重性和不稳定程度。

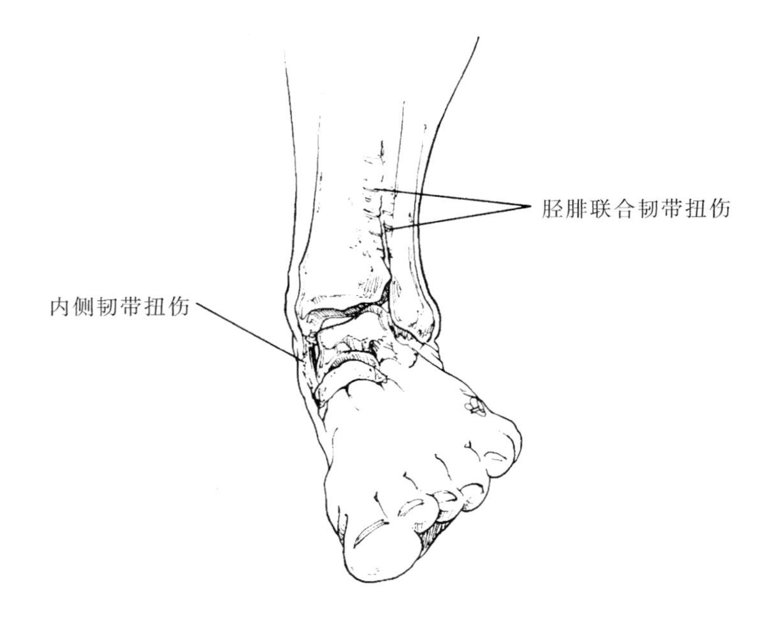

图 22 -5　外翻、旋转损伤导致胫腓联合韧带扭伤。

(2)关节稳定情况下可采用弹性绷带和充气加压夹板固定保护下负重,同时进行渐进性康复锻炼。

(3)经长腿石膏固定踝关节 6 周,X 线检查正常,但应力试验提示松动,应 3 周内随访复查。

(4)影像学提示联合韧带急性断裂,经保守治疗后效果欠佳,需螺钉固定维持稳定性。

a. 切口愈合后,在耐受情况下夹板保护开始活动度训练和负重。

b. 术后 8 ~12 周取螺钉,同时加强康复锻炼。

c. 术后 3 ~4 个月恢复正常活动。

内侧副韧带损伤

1. 损伤机制

(1)外旋、外翻应力(或合并跖屈或中立位)易导致内侧韧带部分断裂(图 22 -6)。

(2)典型的内侧韧带撕裂通常合并胫腓下联合韧带损伤或腓骨骨折,但也可发生在外侧韧带扭伤时;单纯内侧韧带撕裂很少见。

2. 体格检查

(1)内侧韧带、胫腓前韧带、外踝、近端腓骨压痛,排除其他损伤。

(2)评估踝关节稳定性和胫后肌腱的功能。

(3)常规 X 线应力检查评估稳定性及指导治疗。

3. 治疗

(1)单纯内侧韧带撕裂或者损伤,合并下胫腓联合扭伤可非手术治疗,采取保护性活动或石膏固定。

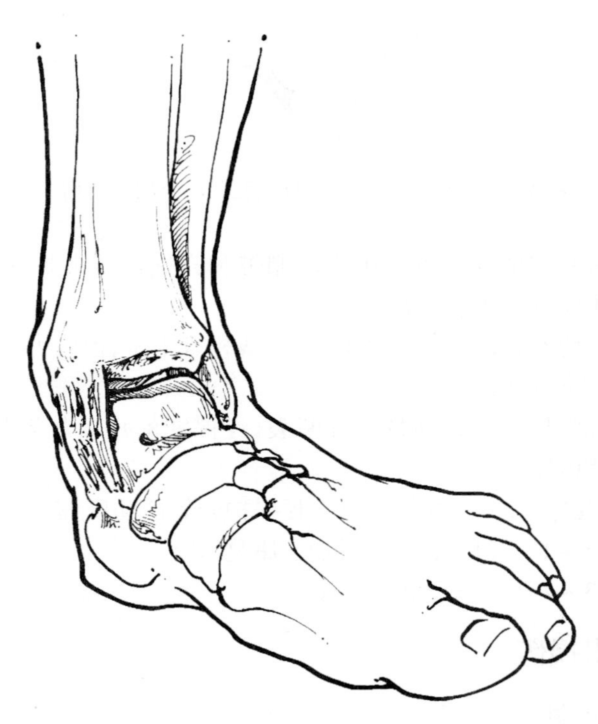

图 22 -6 外翻、旋转暴力导致内侧韧带部分断裂。

（2）不稳定的下胫腓联合韧带断裂需手术治疗；只有必须恢复踝关节稳定性时内侧韧带才需要外科治疗。

其他踝关节及足后部创伤性损伤

踝关节骨折

1. 损伤机制

（1）踝关节骨折是在踝关节韧带断裂基础上发生的。

（2）多见于间接暴力：小腿和足部之间发生内收、外展或者旋转力量。

2. 分型：基于损伤机制、足受伤时的姿势、外力作用（表22－1）。

3. 临床表现

（1）损伤时听到"砰"响。

（2）患肢负重能力基于损伤程度。

（3）关节畸形。

（4）某些踝关节骨折压痛可放射至膝部。

4. 影像学评估

（1）踝关节正位、侧位和踝穴位（20°内旋倾斜）摄片。如果近端踝关节疼痛、压痛，摄片应包括整个踝关节。

（2）影像学评估

a. 内踝骨折，内踝与距骨空间扩大。

b. 外踝骨折，与胫骨关系（在其上方或者下方）和定位（横断面、斜面）。

c. 通过远端胫腓关节移位程度评估下胫腓联合的完整性。

d. 距骨在胫骨下正常解剖位发生移位。

5. 治疗

（1）踝关节骨折是否需要内固定最终取决于复位情况。

（2）对于单纯无移位的内外踝骨折，短腿石膏或支具固定后可负重。

表22－1 踝关节骨折Lauge-Hansen分型

旋后内收型
Ⅰ型:在踝关节平面以下腓骨横行撕脱骨折或者外侧副韧带复合体撕裂
Ⅱ型:内踝垂直骨折
旋后外翻型
Ⅰ型:前胫腓韧带损伤
Ⅱ型:腓骨远端螺旋斜行骨折
Ⅲ型:后胫腓韧带断裂或后踝骨折
Ⅳ型:内踝横行骨折或三角韧带断裂
旋前外展型
Ⅰ型:内踝横行骨折或三角韧带断裂
Ⅱ型:联合韧带断裂或其附着点撕脱骨折——前后胫腓韧带断裂
Ⅲ 型:踝关节平面以上腓骨短、水平、斜行骨折,外踝短斜行骨折
旋前外翻型
Ⅰ型:内踝横行骨折或三角韧带断裂
Ⅱ型:前胫腓韧带断裂
Ⅲ型:踝关节面以上腓骨短斜行骨折
Ⅳ型:胫骨后外侧撕脱骨折

(3)无移位的双踝骨折需长腿石膏屈膝位固定。

(4)移位骨折需要复位内固定,但是不稳定或者复位失败的骨折最好的方式是用切开复位内固定,使其早期活动。

(5)骨折愈合后,当肌力恢复到正常80%～90%时,能从事体育活动。

(6)对于稳定性骨折,3～6个月内恢复正常生活,而恢复到伤前的运动水平则需6～12个月。

青少年胫骨远端骨骺骨折

1.损伤机制:踝关节内骨折是由旋前外旋型、旋后内收型骨折暴力所致。

2. 影像学评估

(1)仅靠 X 线片不能有效评估这类骨折(图 22－7A)。

(2)CT 能精确评估骨折的分类和移位情况(图 22－7B)。

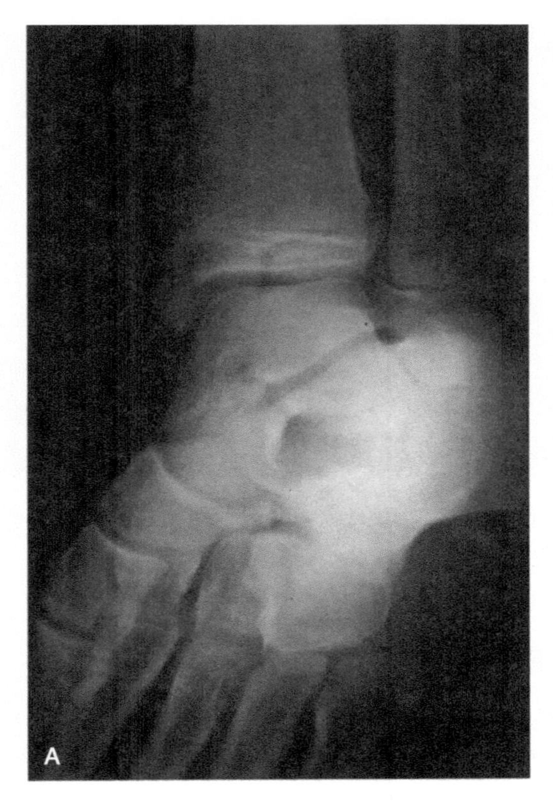

图 22－7 (A)胫骨远端骨骺骨折的早期征象。(待续)

3. 治疗

(1)骨折复位容易,但很难保持残留移位小于 2mm。

(2)某些合适的稳定性骨折也有必要行内固定。

(3)完全治愈及恢复正常功能需要 3～6 个月。

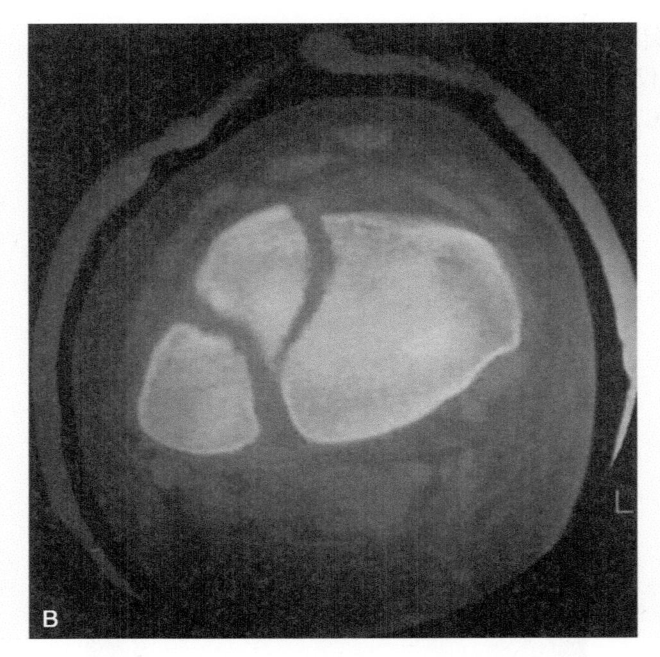

图22-7(续) (B)同一患者CT显示4~5mm移位,这种程度移位与创伤后关节炎密切相关。

踝关节骨软骨骨折

1. 损伤机制

(1)踝关节部分扭伤主要是由于距骨倾斜撞击内外踝所致。

(2)骨折多发生在距骨顶前外侧和后内侧。

(3)骨软骨损伤较少累及内外踝。

2. 分型

(1)Ⅰ型:压缩性骨折。

(2)Ⅱ型:骨软骨碎块部分剥离。

(3)Ⅲ型:骨软骨碎块完全分离、移位。

(4)Ⅳ型:骨软骨骨折移位。

3. 临床表现

(1)踝关节扭伤后出现原因不明的慢性疼痛。

(2)活动后反复疼痛、肿胀、关节不稳、无力、不能站立行走。

4. 影像学评估

(1)平片显示无异常(图 22 - 8A)。

(2)骨扫描或 MRI 提示骨折(图 22 - 8B)。

5. 治疗

(1)无症状、无移位骨折不需处理。

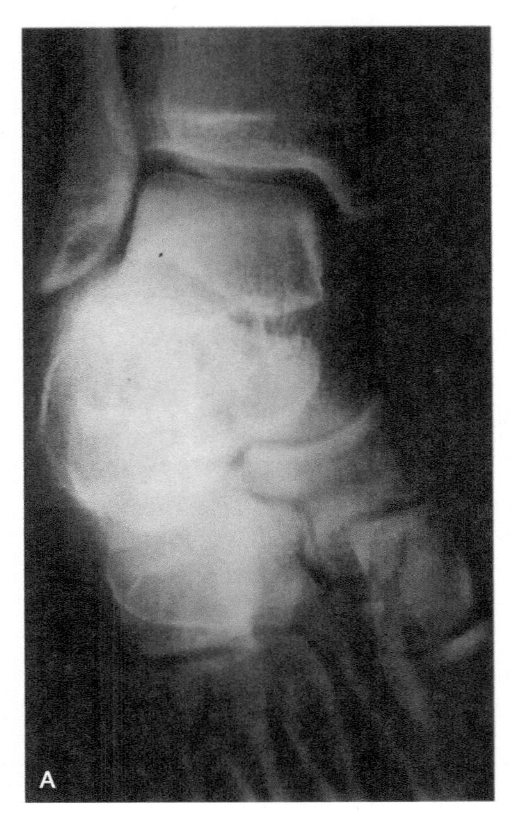

图 22 - 8　(A)踝关节慢性疼痛的患者,正位片显示无异常。(待续)

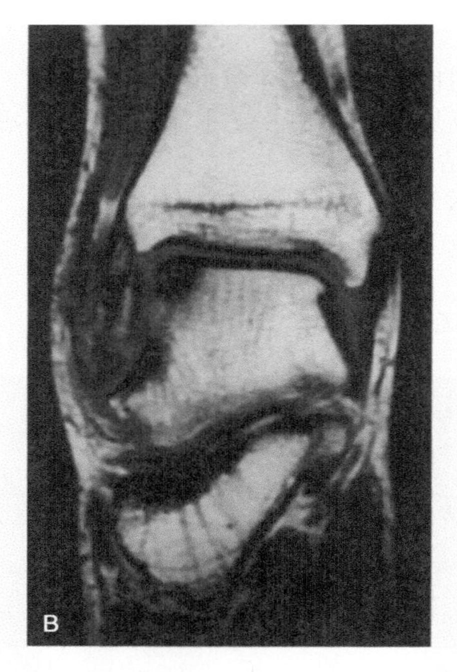

图 22－8(续) (B)MRI 显示外侧距骨的骨软骨损伤。

(2)Ⅰ级、Ⅱ级、内踝Ⅲ级损伤予短腿石膏固定 6～8 周。

(3)Ⅳ级、外踝Ⅲ级损伤需手术治疗。

(4)保守治疗无效的有症状病损仍需手术治疗。

(5)外科手术包括关节切开及关节镜技术。

距骨后突骨折

1. 损伤机制

(1)距骨后突骨折多由于足强力跖屈被胫骨后缘或跟骨结节上缘冲击所致(图 22－9),可急性或反复发作。

(2)足内翻导致距腓后韧带撕脱。

(3)最常见部位:后突外侧结节。

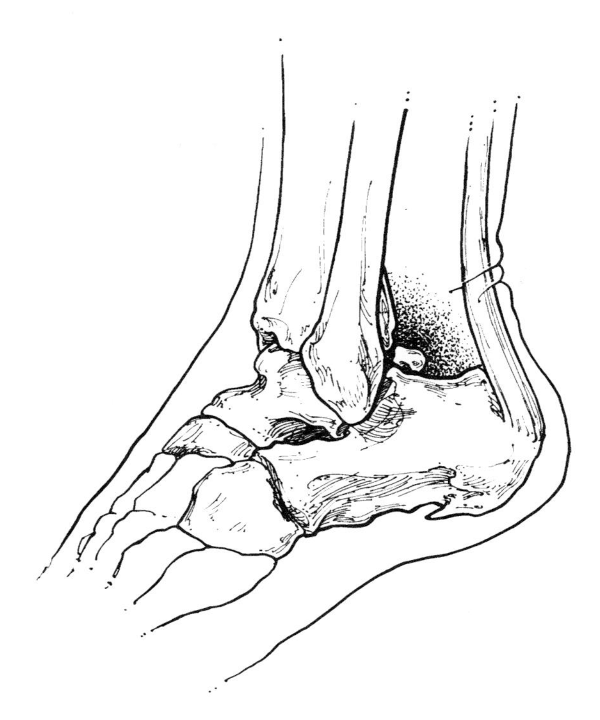

图 22－9　距骨后突骨折多由于足强力跖屈被胫骨后缘或跟骨结节上缘冲击所致。

2. 临床表现

(1) 暴力跖屈活动(如下山或跑)导致后外侧踝关节疼痛加重。

(2) 距骨后方压痛。

(3) 疼痛是由于抵抗踇长屈肌或者被动跖屈。

3. 影像学评估

(1) 侧位片是显示骨折的最佳方法。

(2) 急性骨折有不规则骨折线。

(3) 诊断不明确可行骨扫描。

4. 治疗

(1) 保守治疗:制动 4 ~6 周,急性期避免负重。

(2) 如果症状持续,需手术治疗;术后 1 ~3 个月内恢复正常活动。

距骨颈骨折

1. 损伤机制:高能量创伤。

2. 治疗

(1)为避免距下关节结构破坏,需达到解剖复位。

(2)存在高风险缺血性骨坏死。

距下关节脱位

1. 损伤机制

(1)内侧或外侧脱位。

(2)内侧脱位:足内翻损伤。

2. 临床表现:明显脱位畸形,距骨顶处皮肤隆起。

3. 治疗

(1)麻醉下复位可避免因皮肤张力过大导致坏死。

(2)大部分病例显示闭合复位效果良好。

(3)短期固定(2~3 周)可避免距下关节僵硬。

(4)如果肌肉力量良好,6~8 周可恢复正常活动。

(5)6~9 个月可进行对抗性运动。

足底筋膜撕裂

1. 损伤机制:多见于有足底筋膜炎早期症状或经多次皮质类固醇注射治疗的运动员。

2. 临床表现

(1)激烈运动后出现的突然足跟部剧烈疼痛。

(2)局部压痛、肿胀。

(3)随着肿胀消退,损伤部位可触及缺损。

(4)足弓部淤斑。

3. 治疗

(1)扶拐避免负重,冰敷时间 15 分钟,每天 3 次,直到症状消退(通常 2 周内)。

(2)一旦疼痛缓解,即开始逐渐负重。

(3)可用鞋子衬垫或支具加绑带提供支撑。

(4)扶拐至完全负重及基本能正常行走后撤拐。

(5)当脚尖站立时无痛即能完全恢复正常活动(通常需3~6周)。

(6)如果保守治疗无效,外科手术治疗是必要的。

腓骨肌腱脱位

1.损伤机制:足背伸引起腓骨肌腱的强烈收缩,导致外侧支持带损伤。

2.临床表现

(1)急性损伤

a.踝关节扭伤后几小时内,外踝肿胀不明显。

b.一旦肿胀加重,很难辨别肌腱正常走行。

c.与踝关节扭伤所致的关节异常活动类似。

d.主要区别:压痛点位置。

a)踝关节扭伤压痛点位于腓骨前方。

b)腓骨肌腱脱位压痛点位于腓骨后方。

(2)慢性复发性脱位

a.长期踝关节疼痛和(或)不稳。

b.痛性关节弹响。

c.通过抵抗踝关节背伸及跖屈,腓骨肌腱出现脱位。

3.影像学评估:通常显示无骨质破坏,偶尔也可见腓骨后侧缘撕脱骨折。

4.治疗:急性损伤及有症状的慢性脱位者需手术修复。

骨骼发育不全运动员的踝关节扭伤

1.损伤机制:内翻创伤能导致腓骨骨骺生长板撕裂(图22-10)、外侧副韧带损伤。

2.临床表现

(1)由于伤后能自行复位且X线片显示骨质无异常改变,踝关节扭伤所致的骨骺骨折经常被漏诊。

（2）通过腓骨远端骨骺处局部压痛点、肿胀可做出正确诊断。

3. 治疗

（1）短腿石膏固定 4 周可最大限度降低移位风险。

（2）移位骨折需切开复位内固定。

（3）当正常活动范围内感无痛及肌力恢复时，运动水平即可恢复正常，通常需伤后 6～8 周。

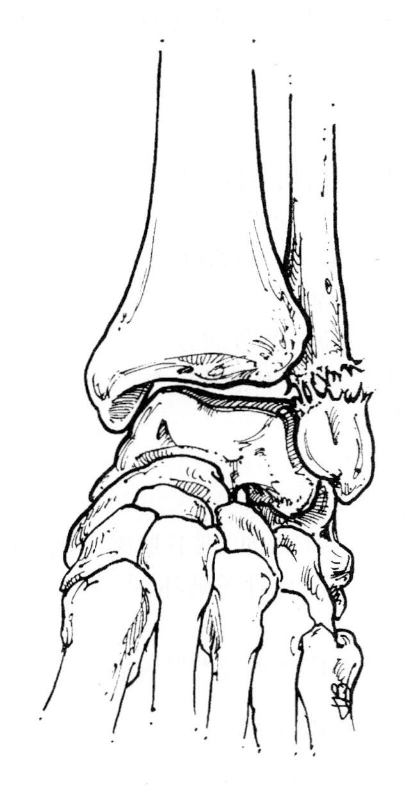

图 22－10　内翻损伤会导致腓骨远端撕脱骨折。

中足部损伤

跖跗关节骨折(Lisfranc骨折)

1. 损伤机制

(1)跖跗关节损伤多由于踝关节及前足强力跖屈所致,例如足球、篮球运动中滑倒或芭蕾舞演员用足尖站立。

(2)跖跗关节背侧韧带断裂,足呈跖屈畸形。

a. 跖骨、楔骨骨折时常发生。

b. 多能自行复位。

2. 临床表现

(1)重度损伤时局部肿胀明显。

(2)中足部背侧压痛。

(3)被动活动关节时疼痛。

3. 影像学评估:通常显示无骨质破坏,偶尔也可见腓骨后侧缘撕脱骨折。

(1)侧位片:了解第一跖骨背侧缘与外侧楔骨解剖定位。

(2)正位片:了解第二跖骨内侧缘与内侧楔骨最佳定位。

(3)斜位片:了解第三跖骨与外侧楔骨关系;评估第四、五跖骨与骰骨。

(4)跖骨基底部骨折、第二横断骨折或者骰骨骨折均提示严重韧带损伤。

4. 治疗

(1)解剖复位内固定。

(2)痊愈需数月。

Jones骨折

1. 损伤机制:第五跖骨干骺端横行骨折。

2. 临床表现和影像学表现

(1)新鲜骨折:损伤后即感疼痛,无前驱症状,影像学征象与急性损伤表现一致。

(2)亚急性期疼痛较急性期减轻,X 线片显示骨膜反应。

(3)陈旧性骨折表现为骨折不愈合、硬化性骨髓炎。

2. 治疗

(1)新鲜骨折予短腿石膏负重或非负重固定,愈合时间通常为 8 ~ 12 周。

(2)处理同亚急性期,延迟愈合达到痊愈需手术。

(3)陈旧性第五跖骨骨折不愈合外科治疗需骨移植或髓内钉固定。

(4)特别是运动员,骨折延迟愈合或不愈合导致残疾的风险很高。

第五跖骨基底部撕脱骨折(芭蕾舞骨折)

1. 损伤机制:足内翻所致腓骨短肌强烈收缩,常导致第五跖骨基底部撕脱骨折。

2. 治疗

(1)缓解症状、防止严重骨折移位。

(2)恢复正常活动需至少制动 6 周、肌力良好、外翻抗阻达伤前 80% 水平。

(3)骨折不愈合形成的纤维愈合,无症状可不需处理。

前足创伤性损伤

草皮趾

1. 损伤机制:第一跖趾关节过度背伸,近端趾骨与跖骨头撞击。

2. 临床表现

(1)疼痛、压痛、肿胀、痛性活动障碍。

(2)损伤 24 小时内肿胀和不适进行性加重。

3. 影像学评估

(1)可见第一踝骨头或跖骨干近端基部关节囊撕脱骨折。

(2)可见籽骨骨折。

4. 治疗

(1)急性期建议 RICE 和非甾体类抗炎药处理。

(2)无需皮质类固醇注射治疗。

(3)急性期过后:热疗、足趾主动活动和被动活动训练、足部肌力训练。

(4)严重损伤康复需 3 ~6 周。

(5)康复期间需绑扎脚趾或穿矫正鞋限制踇趾背伸,以缓解疼痛、消除肿胀。

(6)症状消失时可恢复正常活动。

踇趾籽骨损伤

1. 损伤机制

(1)通常无明显诱因,急性发作多见。

(2)疼痛多由于骨折、剥脱性骨软骨炎、籽骨炎、滑囊炎、籽骨下胼胝引起。

2. 临床表现

(1)疼痛多位于前跖部负重处,但体表定位不确切。

(2)籽骨明显压痛。

3. 影像学评估

(1)无移位骨折与双分籽骨很难鉴别。

(2)见斑点、囊性改变或者籽骨塌陷导致剥脱性骨软骨炎(缺血性坏死)。

4. 治疗

(1)休息和局部衬垫减压处理。

(2)症状反复可行手术治疗。

(3)术后 6 周可逐渐恢复正常活动。

(陈康　李皓　陆伟　译)

第 23 章

小腿、足踝过度使用性损伤

肌肉拉伤

损伤机制

1. 部分肌肉肌腱单元由于强力的离心收缩导致断裂。
2. 在肌腱结合部断裂后,伴有强烈的炎症反应和继发的纤维化。

分级

1. Ⅰ度:少许肌肉或肌腱纤维撕裂。
2. Ⅱ度:中度肌肉或肌腱纤维断裂,但肌肉肌腱单元保持完整。
3. Ⅲ度:肌肉肌腱单元完全断裂。

临床表现

1. Ⅰ度拉伤:仍强壮,但肌肉收缩有疼痛。
2. Ⅱ度拉伤:中度疼痛、肿胀和功能障碍;只能进行微弱而痛苦的肌肉收缩。
3. Ⅲ度拉伤:肌肉收缩时极度无力。

治疗

1. 冰敷和抬高。

2. 冰敷患肢后开始渐进性活动度练习。

3. 非甾体类抗炎药缓解疼痛。

4. 物理治疗(例如,超声、阴离子透入疗法、肌肉电刺激等)。

5. 恢复运动需要疼痛和肿胀消退,肌肉力量和功能能够满足运动计划。

胫骨纤维炎(胫骨痛)

损伤机制

1. 疼痛原因不明,但可能与后内侧胫骨远端骨膜炎症或撕脱有关。

2. 常常好发于跑步运动员,尤其是改变跑步方向、技术或鞋子类型者。

临床表现

疼痛和压痛位于胫骨嵴后6~10cm(图23-1)。

影像学评估

1. 排除应力骨折。

2. 慢性病例的胫骨远端后侧可有轻度增厚或不平。

3. 骨扫描通常正常或显示轻度、弥漫性痛性区域的摄取。

治疗

1. 休息,持续时间取决于疼痛情况。

2. 非甾体类抗炎药可能有好处。

3. 运动前进行伸展和小心热身活动。

4. 佩戴半刚性足矫形器,矫正解剖变异。

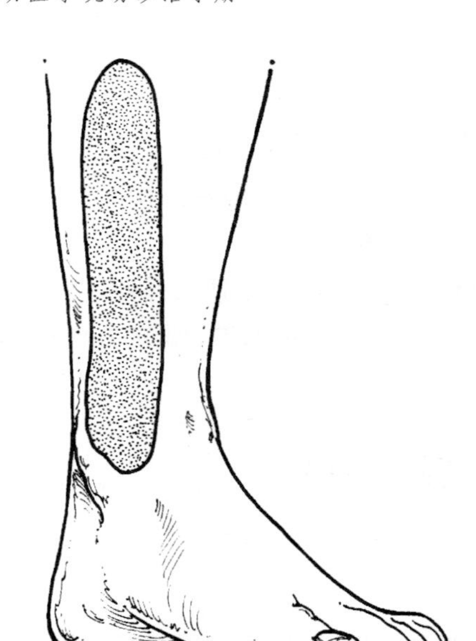

图 23－1 胫骨纤维炎的累及区域。

5. 使用跑鞋进行减震和稳固足跟。

跟腱炎

损伤机制

炎症、部分断裂和肌腱炎导致的慢性退行性改变。

非止点性肌腱炎

1. 临床表现

（1）跟腱止点以上 2 ~6cm 处疼痛，通常发生在运动后和清晨；随着病情加重，可能会在运动中或持续出现症状。

（2）局部增厚，沿着肌腱触痛。

(3)在损伤急性期有捻发音。

(4)腓肠肌-比目鱼肌的灵活性下降:伸膝是踝关节背伸障碍。

(5)腱旁炎可能先于肌腱炎发作(典型的与慢性腱旁炎伴发)。

2. 影像学评估

(1)常规 X 线摄片不能诊断,但能显示与慢性退行性变相关的肌腱钙化。

(2)超声:肌腱的质地变化或部分撕裂。

(3)MRI:检查肌腱最准确的方法,但要用于保守治疗无效或术前检查的肌腱炎。

3. 治疗

(1)单纯腱旁炎

a. 停止加重病情的活动,休息,拉伸,冷疗和佩戴抬高足跟或控制旋转的矫形器。

b. 急性期用非甾体类抗炎药缓解疼痛。

c. 不要对肌腱注射皮质类固醇。

d. 治疗无效的病例,可采取有限的手术治疗,以缓解肌腱压迫和松解腱旁粘连。

(2)肌腱炎

a. 保守治疗后恢复的预后不乐观。

b. 如果保守治疗 4～6 个月仍不能缓解疼痛,建议手术。

c. 严重的病例恢复缓慢,通常 6～8 个月后才能恢复高强度运动。

止点性肌腱炎

1. 临床表现

(1)症状局限于肌腱远端,最常见于后外侧(组织增厚明显);近端肌腱相对正常。

(2)运动中或运动后疼痛。

(3)灶性红斑,皮温升高,止点压痛。

(4)腓肠肌-比目鱼肌紧张。

2. 影像学评估

(1)跟骨止点处骨刺,偶尔肌腱远端钙化。

(2)跟骨 Haglund 突异常增大(图 23 -2)。

(3)MRI 可确定 1°病变是位于肌腱还是邻近组织。

3. 治疗

(1)目的是减少跟腱远端的张力和接触性应力。

(2)非甾体类抗炎药,冷疗和超声。

(3)有限的拉伸锻炼,控制力量训练。

(4)贴合足跟的鞋垫,并临时抬高足跟。

(5)在适当的时候,戴矫形器限制旋前或缓解另一只脚的对线不良。

(6)如果跟骨前后滑囊导致了慢性疼痛,可对滑囊小心地注射皮质类固醇;避免注入肌腱纤维。

(7)如果保守治疗无效,可考虑手术清创远端肌腱和去除突出的跟骨骨突。

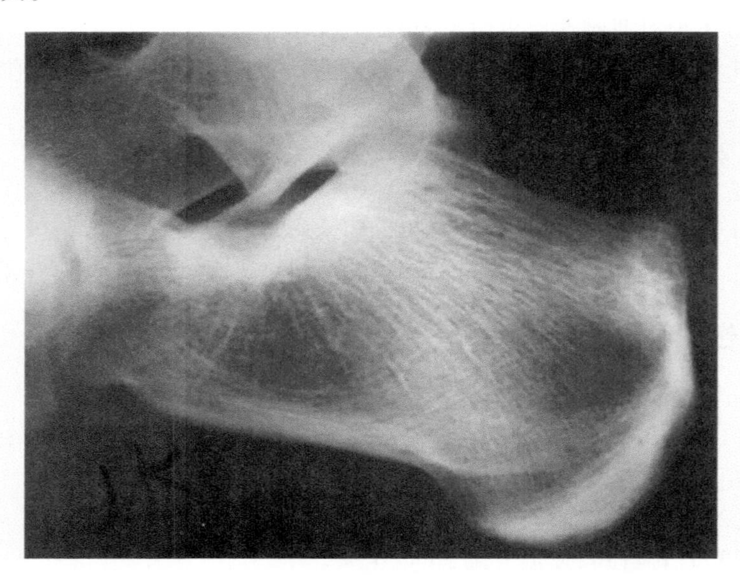

图 23 -2　X 线片显示慢性肌腱炎和 Haglund 突的反应骨。

跟腱断裂

损伤机制

剧烈运动导致强力的离心或向心性腓肠肌－比目鱼肌收缩。

临床表现

1. 突发的剧烈疼痛（好像踢或击打的），没有前驱症状。

2. 短暂的剧烈疼痛。

3. 如果不及时就医，则持续跛行，跖屈无力。

4. 蹬地无力致步幅减小，不能单肢踇趾抬起。

体格检查

1. Thompson 试验（图 23－3）

（1）最可靠的肌腱断裂检查方法。

（2）患者取俯卧位，双足悬空。

（3）用力挤压小腿肌腹；如果踝关节不能被动活动，足部不能跖屈，则可能完全断裂。

2. 触及肌腱缺损也能证实断裂。

影像学评估

1. X 线片对诊断无益，但能用于诊断并发症（如罕见的跟骨后结节撕脱骨折）。

2. MRI 和超声能确定非手术治疗中的肌腱短缩，或评估晚期及慢性断裂。

治疗

1. 非手术治疗

（1）总体上有效，但是伤后 6 个月内再断裂的风险较高。

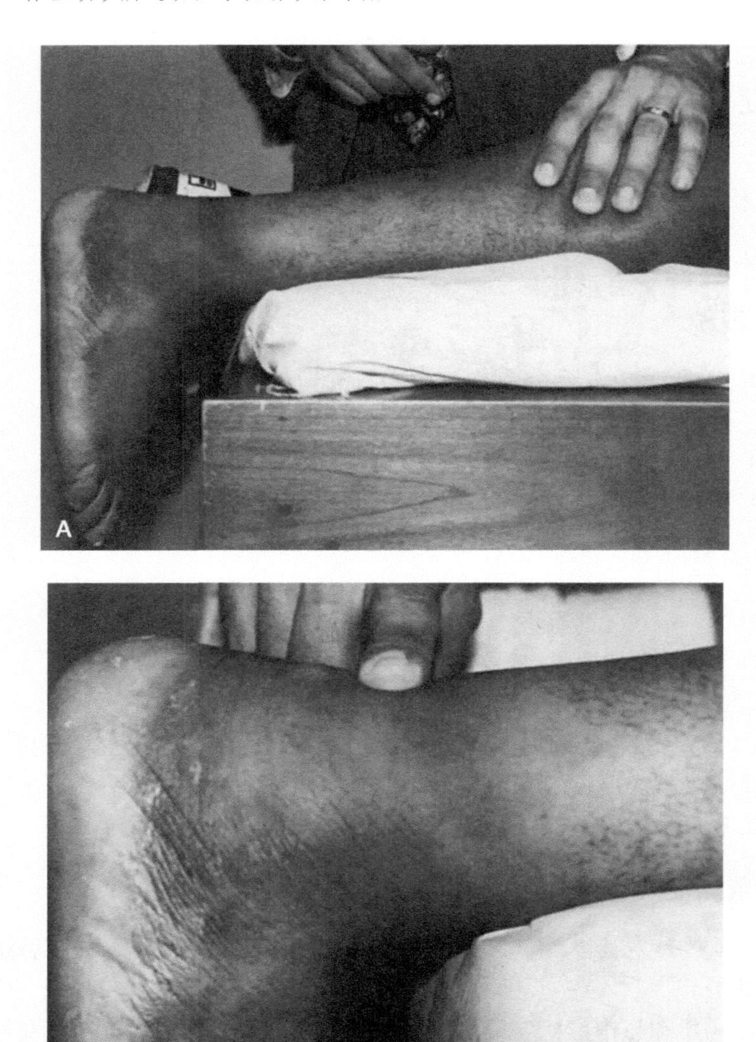

图 23－3　(A)跟腱断裂的 Thompson 试验阳性:这个动作足部不能跖屈。(B)触诊确定跟腱断裂的缺损部位。

(2)延长在马蹄位固定的时间,并延长康复时间。

(3)伤后48小时内发病的效果最好。

(4)短腿石膏固定足部于“强迫跖屈位”4周,然后“半马蹄位”固定4周。

(5)去除石膏,抬高足跟4周,然后渐进性开始康复锻炼。

2. 手术治疗

(1)手术并缝合跟腱断裂的断端:恢复腓肠肌-比目鱼肌力量最一致的方式。

(2)有些技术允许中立位石膏固定,或允许踝关节有限的早期活动度训练。

(3)手术治疗的患者能更早恢复功能性活动,避免为了恢复踝关节背屈进行长时间的马蹄位石膏固定。

(4)手术修复肌腱的再断裂风险相当低。

3. 术后处理

(1)当能够进行早期活动度训练时,使用限制背伸的夹板或可拆卸的支具。

(2)最好石膏保护4~6周。

(3)触地负重必须在前3~4周内进行。

(4)然后逐渐增加至石膏或支具保护下的完全负重。

(5)所有手术修复需要石膏或支具保护至少6~8周。

(6)渐进性开始阻抗训练,并继续恢复踝关节的灵活性。

(7)大多数患者手术后4~6个月恢复运动活动。

足跟痛

足跟挫伤

1. 损伤机制:常见于足部有很大活动度的脂肪垫。

2. 体格检查:跟骨结节内侧压痛。

3. 治疗

(1)脉冲超声波缓解炎症,点刺激缓解疼痛。

(2)手法按摩脂肪垫松解粘连。

(3)足跟杯吸收震荡。

(4)如果保守治疗无效,可注射皮质类固醇,但是可能发生脂肪坏死。

足跟垫外伤

1. 损伤机制:反复足跟垫创伤,使之变薄,脂肪和隔膜离散,减小了吸震能力。

2. 临床表现:早晨疼痛减轻,活动后迅速发作。

跟骨应力骨折

1. 损伤机制:不活跃的人突然进行剧烈的体育活动,或运动员突然加大训练的强度或持续的时间。

2. 临床表现

(1)跟骨急剧的、持续性、进行性的疼痛或深部的钝痛。

(2)撞击痛。

(3)挤压跟骨内侧和外侧边缘会引发疼痛。

(4)跟骨跖侧压痛。

3. 影像学评估

(1)侧位和45°特殊侧位片最佳。

(2)骨扫描能特异性诊断早期骨折。

4. 治疗

(1)休息并停止体育活动,直到骨折愈合。

(2)可以使用短腿石膏固定进行保护,以缓解症状。

(3)疼痛缓解后可负重和恢复活动。

足底筋膜炎

损伤机制

跟骨结节在跟骨跖面内侧止点处的骨膜撕脱、微撕裂和筋膜炎(图23-4)。

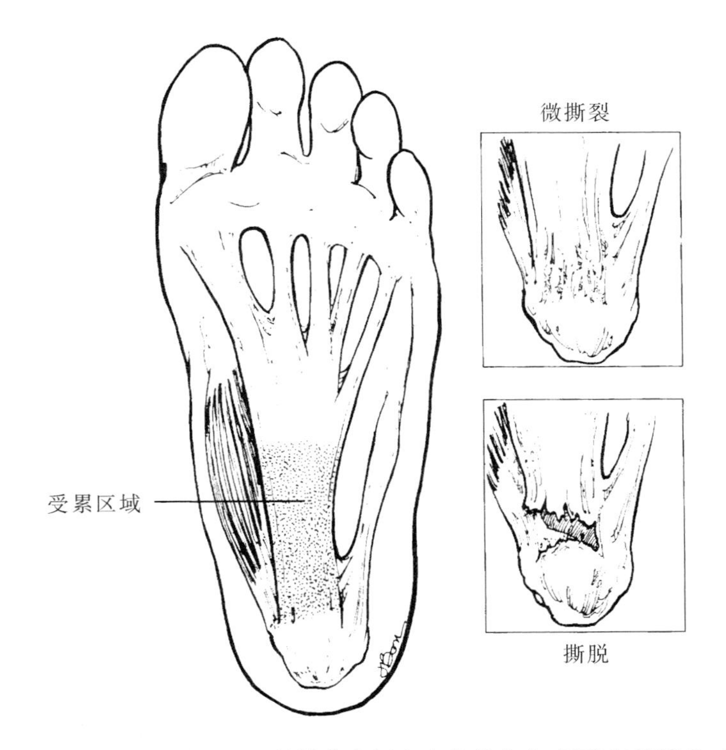

图 23－4　跖筋膜在跟骨跖面跟骨结节内侧止点处的病变，导致跖筋膜炎，包括骨膜撕脱、微撕裂和筋膜炎。

临床表现

1. 急剧的足跟疼痛，通常在跟骨结节内侧突的位置。
2. 疼痛可能会随着活动减轻或在运动中感到灼痛或钝痛。
3. 负重时疼痛加重。
4. 肿胀罕见。
5. 大多数单侧发病。

体格检查

1. 筋膜紧张。

2. 背伸的灵活性下降(即跟腱紧张)。

3. 被动拉伸筋膜和跟腱、足部背屈或让患者足趾站立时会引发疼痛。

影像学评估

1. 50%的病例有骨刺形成,但不会引起疼痛。

2. 骨扫描或 MRI 有助于诊断。

治疗

1. 休息和非甾体类抗炎药。

2. 跟腱拉伸训练。

3. 在软地面训练(如草地)。

4. 活动后冰敷 20 ~ 30 分钟。

5. 用软矫形器加 Tuli 足跟杯。

6. 佩戴矫形支具矫正内翻或旋前的畸形生物力学。

7. 对难治性病例采用踝足支具,夜间 5°背屈固定。

8. 缓慢而逐渐的恢复需要 1 年以上。

9. 如果保守治疗无效,可于内侧结节注射皮质类固醇,但反复注射可导致跖筋膜断裂或跟骨垫萎缩。

10. 作为最后的手段,可以考虑手术松解跖筋膜,但结果差异很大。

踝管综合征

损伤机制

1. 嵌压:胫后神经被屈肌支持带嵌压,或者其中一个或两个分支(即足底内侧和外侧神经)在穿过踇展肌时嵌压(图 23 - 5)。

2. 运动员中最常见的原因:足跟内翻或外翻、骨折、脱位和直接的压力(三角骨)。

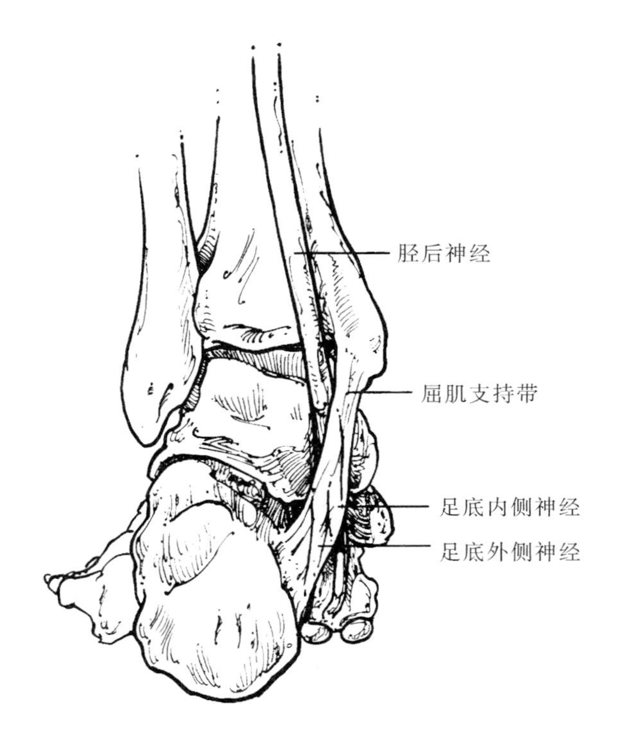

图 23－5　跗骨管综合征，是由于胫后神经或者一个或两个分支（即足底内侧和外侧神经）被屈肌支持带嵌压。

临床表现

1. 内踝疼痛放射到足底、足跟，偶尔到小腿和大腿。

（1）疼痛的局限性不明显。

（2）跑步者：足跟烧灼痛或足弓疼痛。

（3）活动时疼痛加剧，并引起纵弓痛性痉挛。

（4）夜间痛。

（5）脱鞋或抬高患足缓解疼痛。

2. 感觉异常、感觉迟钝和感觉过敏。

3. 烧灼感或足底或足趾麻木。

4. 在内侧或跖侧神经分布区感觉减退。

5. 胫后神经支配区的肿胀。

体格检查

1. 注意足跟过度内翻或外翻,足部过度外旋,或高弓足。

2. Tinel 征沿胫后神经或踇展肌阳性。

3. 背屈、内翻或外翻可以引发症状。

4. 沿踇展肌或胫后神经的近端或远端有压痛。

5. 跗管内直接注射皮质类固醇加利多卡因能缓解疼痛,可证实诊断。

影像学评估

1. 正位、侧位和斜位摄片能明确软组织肿块的轮廓、骨骼异常或有占位的创伤性病变。

2. 如果怀疑肿块,要进行 MRI 检查。

治疗

1. 休息,冰敷,非甾体类抗炎药,更换要穿的鞋子,鞋子松紧适度,增加足弓支撑和戴矫形器,以纠正足部力学异常。

2. 可进行皮质类固醇加利多卡因注射。

3. 如果保守治疗无效,可能需要跗管手术减压。

前足应力骨折

跖骨应力骨折

1. 损伤机制:重复性载荷导致骨衰竭和骨干骨折。

2. 临床表现

(1)疼痛,并有负重时跛行。

(2)肿胀。

3. 影像学评估:骨折可能并不明显,直到伤后数周,有新骨形成时才能显现。

4. 治疗

(1)休息,有限负重。

(2)扶拐通常就足够了,但是如果疼痛显著,可能需要石膏固定。

(3)疼痛可能会持续 2 ~3 周,愈合可能需要 6 ~8 周。

(4)所有症状消退且 X 线片显示愈合良好,可恢复运动。

(5)初返体育运动时佩戴刚性防护鞋。

籽骨应力骨折

1. 损伤机制:过度的功能性负荷。

2. 临床表现:局部的籽骨疼痛,负重或触压时加剧。

3. 影像学评估:可见骨折,随纤维联结会持续存在。

4. 治疗

(1)休息和夹板固定。

(2)佩戴甜甜圈矫形器以保护压力点。

(3)很少需要石膏固定。

(4)逐渐恢复体育活动。

(5)穿有夹板固定足踇趾的鞋子。

(6)慢性病例可能需要手术清创或修复不愈合的籽骨骨折。

前足反应性滑膜炎

跖骨痛

1. 损伤机制:增大的负重压力刺激跖骨头周围的软组织形成胼胝。

2. 治疗

(1)足部浸泡和非甾体类抗炎药缓解炎症。

(2)检查鞋子的病灶压力点;重新分布病灶压力,如穿特殊的鞋子抬高突出的跖骨头，或矫形嵌件以适应胼胝。

（3）修剪老茧。

（4）矫形器在跖骨头下方提供缓冲作用，以防止复发。

神经炎

1. 损伤机制

（1）跖间神经的刺激和炎症反应，因其是趾骨的感觉神经。

（2）进展到纤维化，然后是血管炎，可以刺激形成神经相关性瘢痕组织。

2. 治疗

（1）在早期阶段：休息，足部浸泡，护垫和非甾体类抗炎药。

（2）皮质类固醇注射可能会解决炎症。

（3）但是慢性神经瘤对保守疗法不敏感，会引起显著疼痛和功能障碍，应手术切除。

（何涛 徐卫东 译）

第24章

支具和绷带在创伤预防和治疗中的作用

预防性膝关节支具

设计理念

1. 保护膝关节避免受伤,或通过吸收竞技动作中直接或间接的作用于膝关节的压力以减轻损伤程度。

2. 理想的预防性护膝会减轻膝关节受伤的严重程度和频率,而不影响正常的速度和敏捷性。

预防性膝关节支具的类型

1. 有侧轴的铰链设计,适合于限制过伸(图 24-1)。

(1)早期的保护性支具的开发(侧方有铰链的支架),尽量减少对膝关节的直接侧方冲击和对膝关节上方和下方的间接打击力量。

(2)这些支具旨在静态限制膝关节的异常运动,尤其是对外翻压力的反应。

(3)设计时旨在保护内侧副韧带,避免直接接触性的外翻打击。

2. 以内侧和外侧为基础的设计,结合了塑料袖口或吊带系统,进行

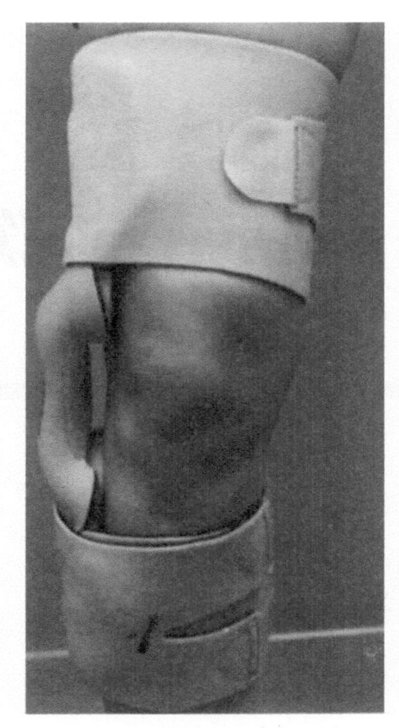

图 24－1 安德森膝关节固定器(Omni Scientific,Concord,加利福尼亚)。

有多轴铰链的内侧和外侧的支持。

(1)从理论上讲,新的设计减少了膝关节韧带的绝对张力,能分散膝关节上下的撞击力,增加冲击载荷的持续时间。

(2)厂商声称它们还保护其他韧带,包括在接触性和非接触性损伤中的前交叉韧带。

(3)许多支具也用作功能性或康复用具。

目前的适应证

1. 没有决定性的证据表明,预防性的膝关节支具能减少膝关节损伤的概率和严重性,事实上,反而增加了受伤的风险。

2. 因此,美国骨科医师学会和儿科学会现在并不推荐预防性膝关节支具。

康复性膝关节支具

设计理念

1. 从夹板或石膏固定受损韧带促进愈合的原则中发展而来；研究显示，膝关节损伤的韧带在可控弧中活动时能促进愈合。

2. 允许受伤的膝关节在手术或非手术治疗后的愈合过程中进行保护性活动，同时防止异常的内翻或外翻压力。

3. 设计包括内侧和外侧支撑臂，允许让膝关节运动的铰链系统，大腿和小腿的固定带，常有屈伸和伸直的限制器以限制活动弧（图24－2）。

优点

1. 使用简单和容易拆除，舒适，保护轻便，静态稳定，选购方便。

2. 易于获得术后膝关节的运动，关节强直率较低，而且很少需要进一步的膝关节处理。

潜在问题

1. 支具固定带下会有坠积性水肿。

2. 对于严重的成角畸形或极端的腿部尺寸配件困难。

3. 不正确的装配或铰链位置。

4. 保证佩戴支具的依从性能力有限。

目前的适应证

受伤运动员能良好接受的康复支具，便于早期积极康复。

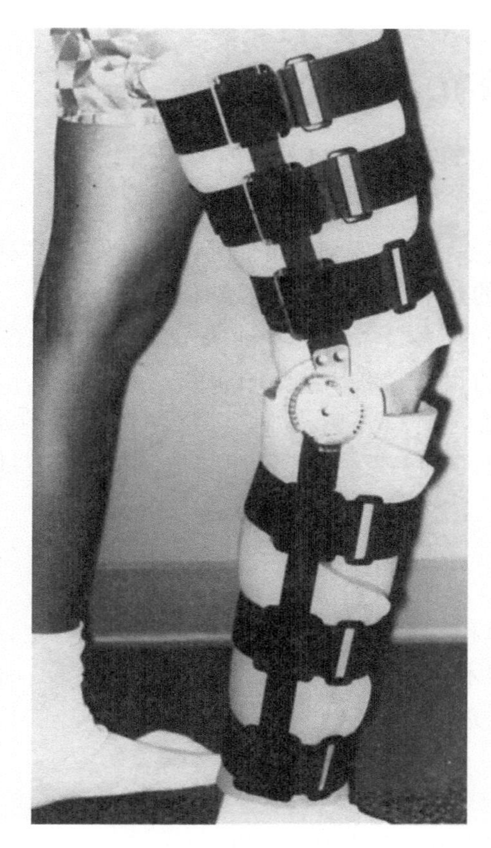

图 24－2 Vantage 长腿支具（Vantage 骨科，辛辛那提，俄亥俄州）。

功能性膝关节支具

设计理念

1. 保护和稳定不稳定的膝关节，并通过减轻疼痛、肿胀和不稳定，让运动员继续参加最高水平的运动。

2. 使胫骨相对股骨的绝对移位或旋转最小化，以防止过伸，增加对移位的抵抗。

3. 其他可能的机制:加强肢体本体感觉,改变转身动作中的肢体位置,能防止或使轴移时的打软腿最小化。

功能性支具的类型

1. 铰链后带设计:原型最初设计是为了控制 Joe Namath 膝关节的前内侧旋转不稳定(图 24 - 3)。

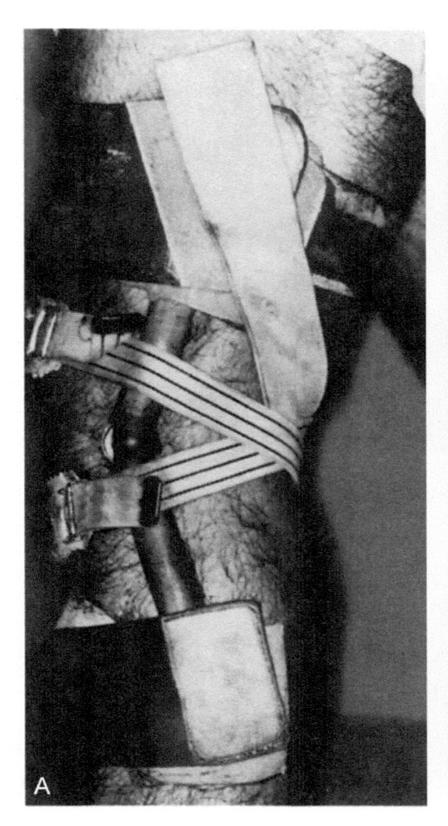

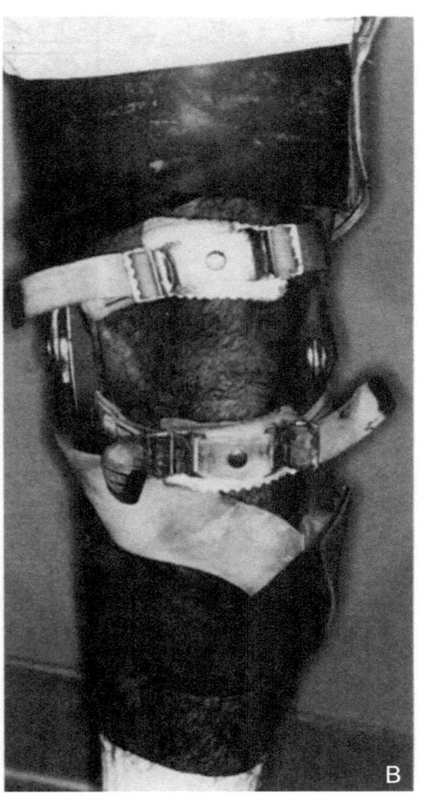

图 24 - 3　(A ~ C) Lenox Hill 抗旋转支具(Lenox Hill 支具中心,纽约,纽约州)。(待续)

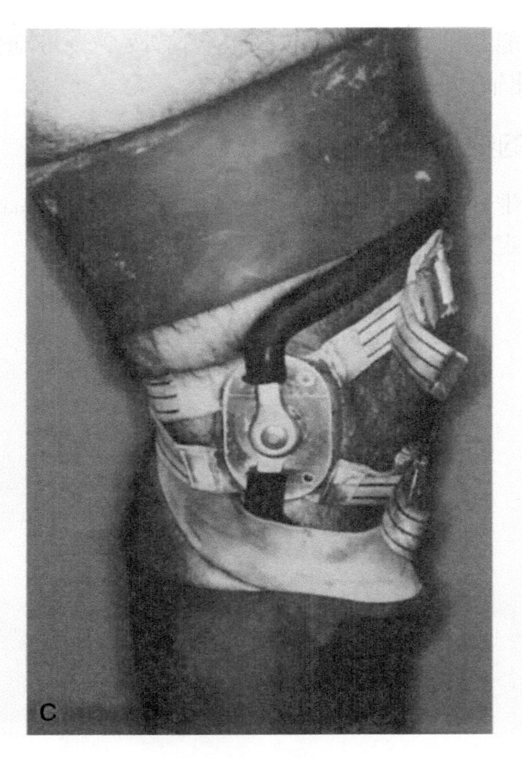

图 24－3(续)

2. 铰链后壳设计(图 24－4)

(1)半刚性塑料外壳包绕大腿和小腿。

(2)开发后改善了软组织接触区和支具的悬架系统。

(3)其他可能的好处:增加了支具的刚度和硬度。

支具的有效性

1. 体外研究:能有效控制在很低负荷时的前后位移,但在关节经受运动活动的强力压力时控制膝关节松弛的能力有限。

2. 支具不能使运动员恢复“正常”竞技,所以对于想保持最高功能水平的竞技运动员,不能替代重建手术。

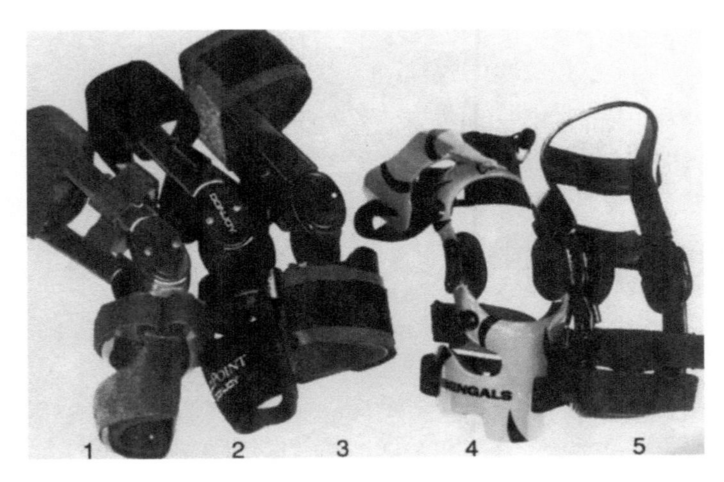

图 24－4　常见的膝关节功能性支具：(1)4 点支具(DonJoy, Carlsbad, 加州)；(2)金点(DonJoy)；(3)Bledsoe 强力支具(Medical Technology, 大草原城, 得克萨斯州)；(4)CTI 2(Innovation Sports, 尔湾, 加利福尼亚州)；(5)Defiance(DonJoy)。

3. 但是运动员有很高的满意度，主观感到不稳定的症状减少，疼痛减轻和佩戴支具有保护感。

4. 功能性支具能有效减少前交叉韧带重建术后对前交叉韧带移植物的重复载荷。

目前的适应证

1. 术后使用，用于外科替代手术和预防性使用。

2. 用于非手术治疗膝关节不稳定的患者，以减少不稳定的发作频率。

3. 用于继发神经肌肉疾病的不能进行外科手术固定的不稳定膝关节。

4. 膝关节韧带重建术后使用支具仍存在各种争议，包括：

(1) 在所有后续体育活动中都要戴支具。

(2) 只在手术后一年内佩戴，以使移植韧带成熟。

(3) 只有当手术效果不理想和有残余不稳定时才使用。

不足

1. 没有明确的证据表明支具能保护受伤或重建的膝关节，避免再次受伤或减少创伤后关节炎。

2. 现在的支具影响速度和灵活性，增加了能量消耗，这可能使膝关节更加容易受到进一步损伤。

3. 运动员经常抱怨支具移位，并在运动时松弛。

4. 其他问题：装配不当和悬挂松弛。

髌股支具

设计理念

1. 主要目标：通过机械控制髌骨外侧移位来减少有症状的髌骨外侧半脱位。

2. 其他潜在的好处：膝关节保暖，减少肿胀。

3. 大多数用合成橡胶或弹力套制作，经常结合支撑垫或扎带系统以加强支持（图 24－5）。

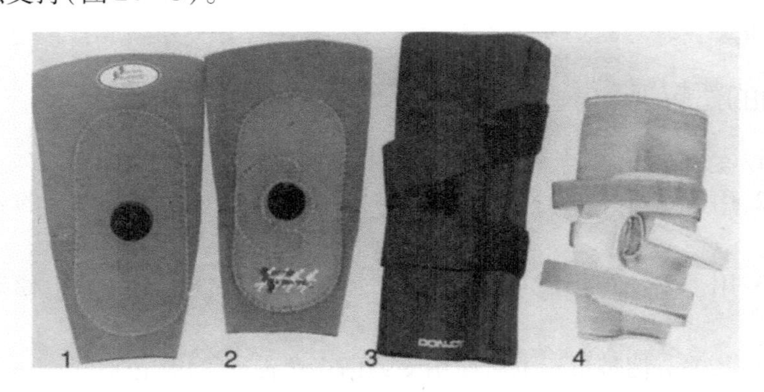

图 24－5　常见的髌骨支具：(1,2)有或无外侧支撑的运动支具(The Sports Medi-ine Co.,尔湾,得克萨斯州)；(3)外侧髌膝支具(DonJoy)；(4)Palumbo 髌骨固定支具(Dynorthotics,维也纳,奥地利)。

目前的适应证

仅用于辅助康复计划,包括力量和柔韧性训练。

胶带和绑带

一般原则

1. 剃须的位置用胶带保护以防止脱发和刺激皮肤。

2. 黏性胶带保证胶带贴附和保护皮肤。

3. 绑带内衬能减少柔软皮肤的摩擦,但可能会降低胶带的固定作用。

4. 如果绑带内衬不足,可用油脂垫或其他润滑剂,以防产生水疱。

肩

1. 锁骨骨折:用弹性绷带形成X形,并向后拉动双肩。

2. 肩锁关节扭伤:沿锁骨和肩锁关节重叠扎带,固定关节(在乳头处放置衬垫,以防止刺激性损伤)。

肘

1. 为防止过伸,在肘关节上方和下方放置锚带。

2. 屈肘限制活动的位置就是开始疼痛的位置。

3. 放置2~3条胶带(相互交叉或呈X形),顶端在末端,相互重叠绑扎(图24-6)。

腕、手和手指

1. 用胶带缠绕手腕、X形绑扎在手背或手掌侧,可以支持手腕。

2. 用好友胶带可以支持手指(胶带固定并拢的相邻手指)。

3. 8字形固定拇指,增加束带防止外展和内收。

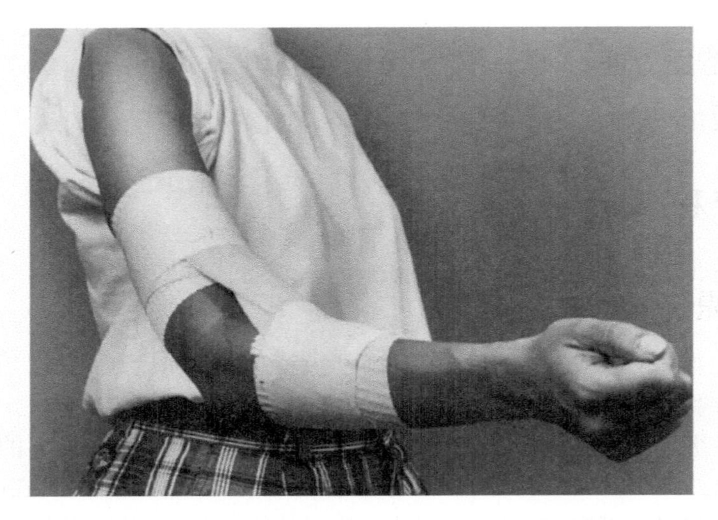

图 24－6 在上臂和前臂放置锚带能防止肘关节过伸，使用几条束带放在屈曲的肘关节前面作为控制缰。

髋部和大腿

1. 腘绳肌和股四头肌拉带：缠绕 6 英寸（1 英寸 =2.54cm）宽的大腿弹性绷带，以控制肿胀和提供支持。

2. 腹股沟拉带

（1）采用 6 英寸宽的弹力带包裹，从大腿远端开始向上缠绕，从内向外绕。

（2）继续包裹髋部，以确保适当的支持，防止束带从大腿松脱。

膝

1. 内侧和外侧扭伤

（1）将几个锚带放在关节的上方和下方；然后以 X 形从内侧交替固定胶带，以防止内翻和外翻的外力（图 24－7）。

（2）如果需要的话，可用旋转带，最后锚带彼此重叠以确保贴附。

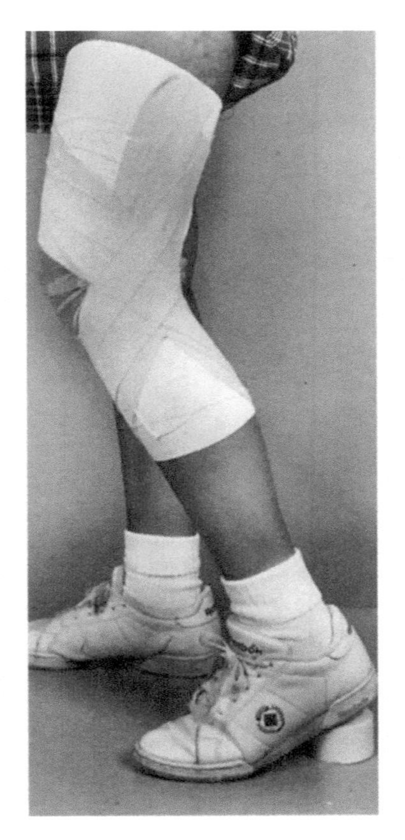

图 24 -7　胶带固定有内侧或外侧扭伤的膝关节,应包括几个束带形成一个 X 形在膝关节的侧方,以避免受内翻和外翻的外力。

2. 过伸

(1)在肘关节的上方和下方放置锚带。

(2)在腘窝区加衬垫,防止摩擦和刺激。

(3)然后在膝后 X 形交替缠带,再用锚带缠绕在膝关节的上方和下方,以加强贴附。

小腿、踝和足

1. 胫夹板:从远端开始,重叠缠绕胶带,从外向内缠绕小腿肌腹(弹力带最好:允许肌肉舒张)。

2. 踝关节扭伤

(1)在跟腱－腓肠肌结合部重叠缠绕3条锚带,然后用3个箍筋和3条Gibney带交替缠绕在外踝的后面和下面(图24－8)。

(2)脚跟锁(每侧一个)确保稳定。

(3)8字形固定,防止过度跖屈。

(4)用胶带覆盖箍筋。

3. 跟腱损伤

(1)将一个锚带固定在跟腱-腓肠肌结合部,沿着中足位置缠绕锚带。

(2)足部跖屈,防止肌腱过早拉伸。

(3)将2~3条弹力带置于足底,并有轻微的拉紧,另一端连接至小腿锚带(图24－9)。

(4)劈开从足跟到肌腱结合部顶点的胶带,防止末端缠绕到胫前。

(5)用几个锚带缠绕小腿和足部,以确保适当的贴附。

4. 纵弓

(1)足部远端缠绕锚带。

(2)在足部松弛位从内向外交替缠绕胶带(通常6~8条)。

(3)最后,沿足底从外向内放几个束带。

5. 草皮趾(足趾过伸伤)

(1)将锚带包绕前足和足踇趾。

(2)从足踇趾开始,前足缠绕锚带,每条相互重叠,直到足趾固定。

(3)最后,用额外的锚带缠绕固定足踇趾和前足(图24－10)。

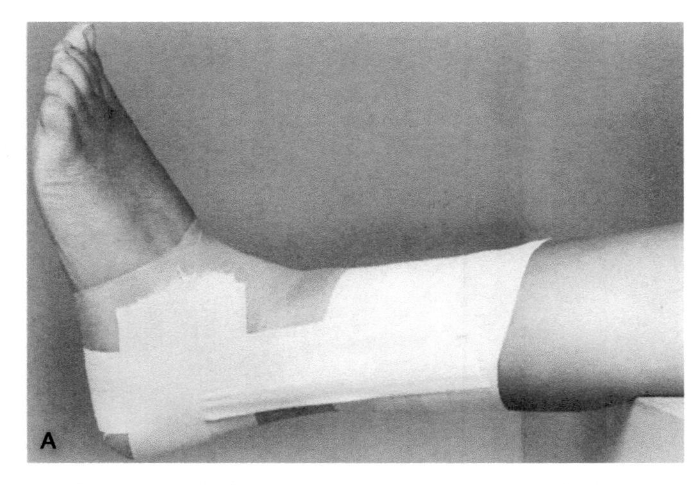

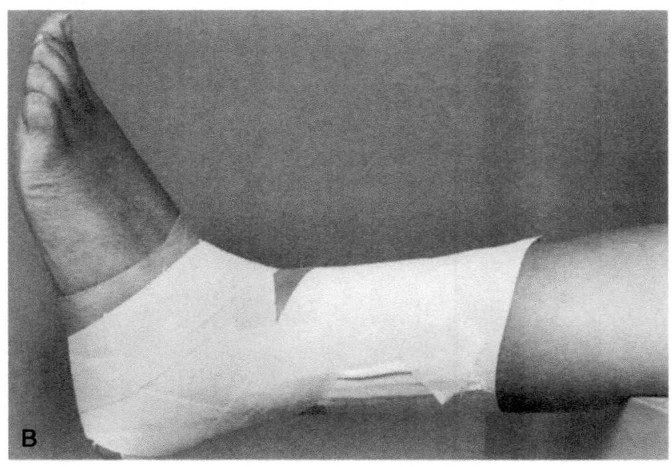

图 24-8　(A)支持踝关节的基本缠带,包括在跟腱-腓肠肌结合部的固定锚带,加 3 个箍筋和 3 条 Gibney 带。(B)加上足跟锁带后,8 字带固定,以防止过度跖屈。(待续)

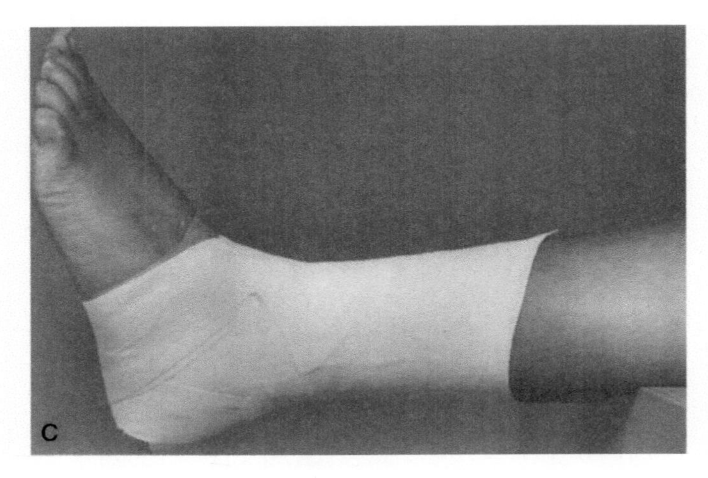

图 24 -8(续)　(C)最后,胶带必须覆盖箍筋,并帮助固定踝关节。

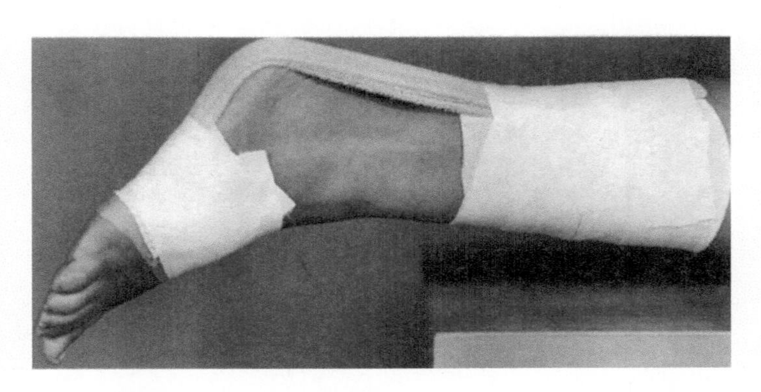

图 24 -9　对跟腱损伤的患者进行胶带固定时,应保持足部置于跖屈位,以防止肌腱过早拉伸。

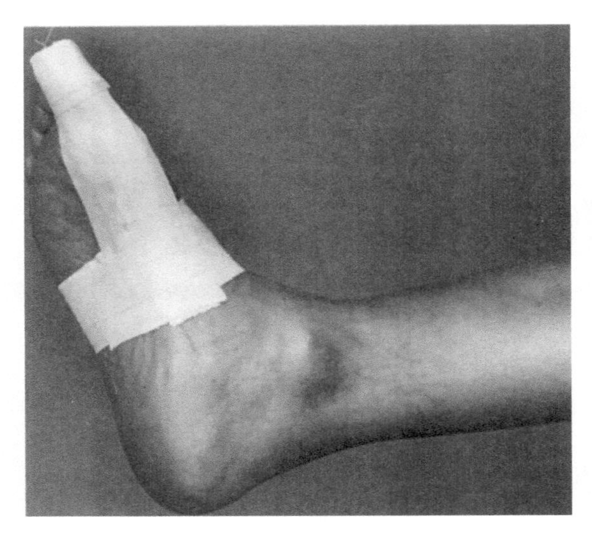

图 24 – 10　对于运动员的草皮趾,胶带应该固定踇趾以防止过度伸展。

（何涛 徐卫东　译）

第 25 章

运动损伤的康复

主要焦点

是功能结果(运动员快速恢复运动),而不是简单地缓解症状。

治疗方法

当与运动的康复计划相结合时最有效。

冷冻疗法(治疗性冷却)

1. 一般概念

(1)通过传导和蒸发发生。

(2)冰按摩比凝胶包冷却效果更好。

(3)皮肤和冷却源之间的温差越大,降温效果越明显。

(4)治疗时间越长,降温效果越明显。

2. 适应证:急慢性扭伤、拉伤、挫伤、骨折、轻微的烧伤和擦伤、发热性疾病、炎性滑囊炎、肌腱炎、腱鞘炎的急性期以及肌肉痉挛。

3. 治疗方式

(1)把冰袋或凝胶包直接贴在皮肤上 15 ~ 30 分钟,每隔 20 分钟检查皮肤，以防冻伤。

(2) 在有碎冰的冰水桶里浸透过的毛巾，但是必须每 4 ~5 分钟进行更换。

(3) 冰按摩

a. 用于冰敷小的、浅表的炎症（例如，肘关节外上髁、髌韧带、膝关节侧副韧带和踝关节韧带），以圆周运动按摩冰块 5 ~10 分钟，直到感觉麻木。

b. 亦可对肌肉进行冰按摩长达 15 分钟，包括挫伤和肌肉痉挛（例如，背部和腘绳肌）。

(4) 可用冷水桶和冰桶（温度范围 12.5℃ ~26℃）覆盖大片区域。

a. 10 ~20 分钟用以控制肿胀。

b. 对于缓解疼痛，直到产生麻醉效果。

4. 喷雾剂（氟甲烷、氯化物）

(1) 快速冷却患处以止痛。

(2) 对于急性肌肉痉挛使用方便。

a. 尽可能舒适地拉伸肌肉，单向喷雾。

b. 保持喷雾时距离肌肉 5cm，以 10cm/s 进行移动，肌肉覆盖至少 2 次。

c. 喷涂后，用外力轻轻地伸展肌肉。

d. 用手温暖皮肤，重复治疗达 3 次。

5. 注意事项

(1) 受伤后不要太快进行冷冻疗法（可加重肿胀）。

(2) 温度不宜太低。

(3) 冷疗时间不超过 30 分钟。

(4) 不要直接对浅表神经用冷冻疗法。

6. 禁忌证：心功能不全（包括心绞痛）；超过 48 ~72 小时的开放性伤口；动脉供血不足；冷超敏性；周围神经病变，包括糖尿病。

加压

1. 冰袋结合王牌绷带或图比带（图 25 -1）进行加压。

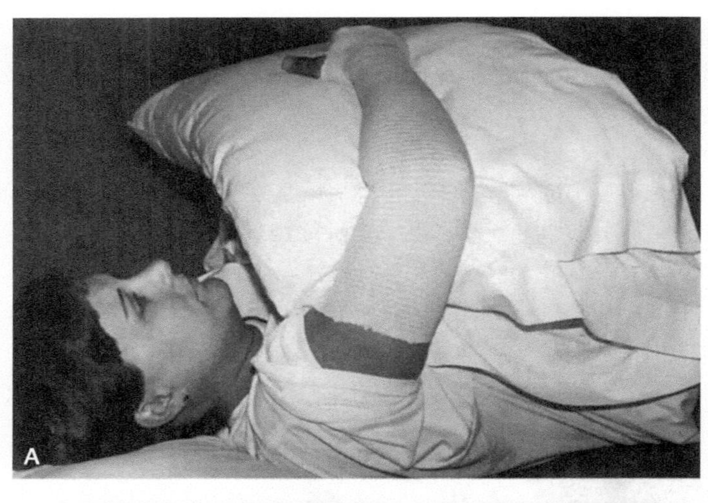

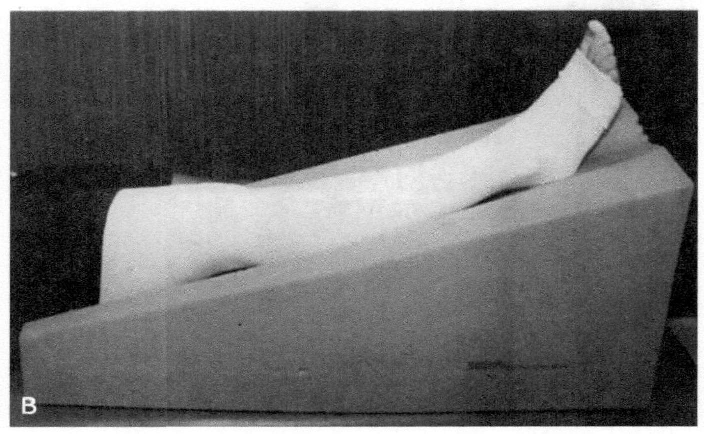

图 25 - 1 图比带，方便患者在家中使用，并有各种大小的尺寸以适应于（A）前臂或（B）腿部。

2. 最初几天要始终缠绕压力带，以控制肿胀，然后只在白天使用。
3. 加压和冷冻疗法的设备包括冷套袖（图 25 - 2）或冷温器。

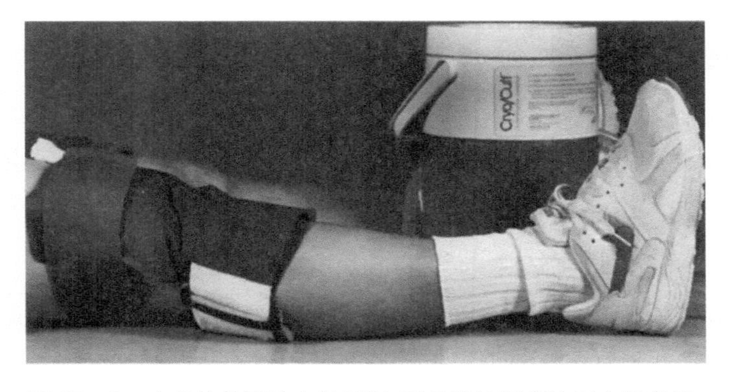

图 25－2　冷套袖使用冰水保温瓶，而且能控制套袖压力的高低。

超声

1. 脉冲式超声

(1)低强度脉冲超声适用于早期炎症禁忌热疗时。

(2)划分治疗区，测量 1.5 倍的有效辐射面积。

(3)对于急性损伤，每个区域治疗 1～2 分钟。

(4)频率：浅表组织 3MHz，深层组织 1MHz。

(5)缓慢移动拾声头，在受累区域重叠地圆形移动。

2. 持续式超声

(1)适于选择性组织(例如，肌腱、软骨、韧带、骨)的加热所需，以方便拉伸收缩的深层结缔组织。

(2)不要对血供丰富组织(如肌肉)加热。

a. 相反，循环会加快散热。

b. 局部血流显著增加，有助于组织愈合和治疗肌肉痉挛。

超声透入疗法

1. 局部应用抗炎药物联合超声来控制炎症。

2. 大部分是常用的药物：氢化可的松乳膏(0.5%、1%、5% 或 10% 的浓度)和水杨酸(Wyoflex 霜)。

离子透入疗法

1. 电流导入可溶性盐离子进入身体组织用于治疗。

2. 地塞米松磷酸钠(最常见的药物)用于急性炎症,但更常用于慢性炎症(表25-1示其他有用的药物)。

表25-1 目前使用的离子:性质和来源

氢化可的松:1%软膏,各种地方生产,正极;抗炎;避免药膏和"派热苯"防腐剂共用;用于关节炎,肌腱炎,肌炎滑囊炎

醋甲胆碱:醋甲胆碱软膏(Gordon实验室,上德比,宾夕法尼亚);正极;:血管扩张药,止痛药;用于神经炎,神经血管病变,扭伤,水肿

利多卡因:源自5%利多卡因(阿斯特拉制药有限公司,西布罗,麻省);正极:麻醉镇痛药;用于神经炎,滑囊炎,痛性活动度

乙酸:10%原液,稀释到2%;负极;用于钙化沉积,骨化性肌炎,关节冻僵

安尔碘:从安碘(含水杨酸甲酯)提取;负极;融瘢,杀菌,镇痛:用于瘢痕组织,粘连,纤维织炎

水杨酸:来自麦特莱克(Adria实验室,哥伦布,俄亥俄州)软膏,10%水杨酸制剂,或安碘加水杨酸甲酯(Medtech实验室有限公司,科迪,华盛顿);负极;抑制充血,镇痛;用于肌痛,类风湿性关节炎

镁:源自2%硫酸镁(泻盐);正极;解痉,止痛,血管扩张;用于骨关节炎,肌炎,神经炎

铜:2%的硫酸铜溶液;正极;烧碱,防腐剂,抗真菌;用于过敏性鼻炎,足癣(脚气)

锌:源于20%氧化锌软膏;正极;烧碱,防腐剂;促进愈合;用于中耳炎,溃疡,皮炎等开放性病变

钙:源自2%的氯化钙溶液;正极;镇静,抑制烦躁;用于肌痉挛,冰冻关节,扳机指,轻度震颤(非帕金森病)

氯:源自从食盐(氯化钠)2%的溶液;负极;融瘢;用于瘢痕组织,粘连

锂:源自氯化锂和碳酸锂的2%溶液;正极;专门用于痛风石

透明质酸:源自惠德酶(Wyeth,费城,宾州);PAL:按指示混合的小瓶溶液;正极:吸收剂;用于水肿,扭伤

(Kahn, J.: Principles and Practice of Electrotherapy. 3rd Ed. New York, Churchill Livingstone, 1994. p. 138.)

3. 更好地释放药物，给电极加入缓冲药物，提高了推进缓冲药物和电极材料的安全性（图 25 -3）。

4. 治疗方案

（1）可用于单次治疗，或者训练及带支具时治疗 4 ~6 次。

（2）电流依据患者对感觉刺激的耐受程度（基本设置：2.0mA）。

（3）根据用药剂量治疗 15 ~20 分钟。

（4）用酒精擦拭清洁用药和贴垫的皮肤区域。

（5）浸透的药垫加 1mL 地塞米松（根据机器型号使用）。

（6）开始治疗后患者会感觉到轻微的刺痛感；如果感觉太强烈，可减小电流。

电刺激

1. 应用高压脉冲电流，以 120 个脉冲/秒和 90% 的强度，以使受伤部位肌肉收缩，可以为 8 小时内的损伤治疗高达 4.5 小时。

2. 有利于膝关节损伤后的功能受限（尤其是髌骨脱位），或在膝关节术后。

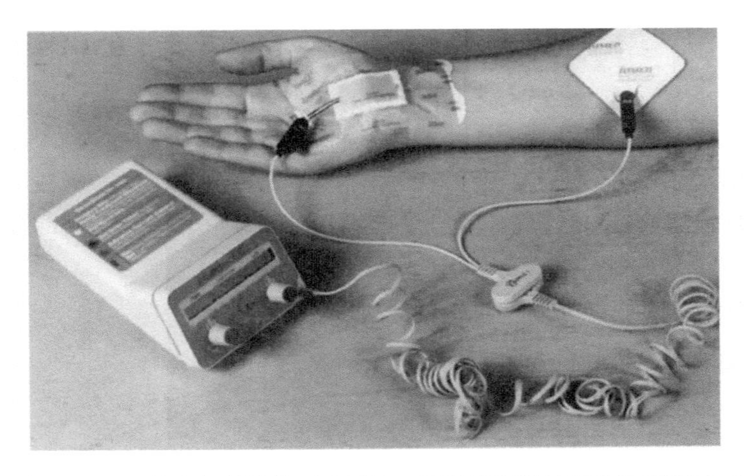

图 25 -3　TranscueⅡ型电刺激仪，电极通过 EMPI 能更好地释放治疗药物，比旧型的电极提高了安全性。

3. 对于缺乏主动肌肉收缩的建议治疗方案：

(1)使用肌肉刺激器，频率大约2500Hz，可调到50个脉冲/秒。

(2)使用强度应为能产生舒适但可见股四头肌肌肉收缩。

(3)开8秒，关20秒，总共治疗5～15分钟。

(4)当主动肌肉收缩恢复后(通常在5个疗程)停止治疗。

温差浴

1. 用于急性炎症期后。

2. 各种不同的原则，开始热，最后冷；重复循环数次。

3. 浴温和治疗时间取决于炎症程度。

(1)早期亚急性期：温热，持续时间短，浴后相当长的冷处理。

(2)后期亚急性期：热，更持久的初始浴；冷却期的长度不重要。

脊椎损伤

叮刺和灼痛

1. 立即冰敷斜角肌、斜方肌和肩胛提肌，以减少淤伤。

2. 72小时后，应用热疗：用湿热包或其他方式。

3. 活动度训练和轻度的拉伸训练，以恢复完全、无痛的颈椎和患肩的活动度。

4. 然后，慢慢地逐步加强力量训练，建立稳定颈部和肩胛骨的肌肉；后侧、外侧和颈前肌肉；斜方肌和三角肌。

5. 在赛季中和休赛期持续加强锻炼。

颈椎疾病

1. 每日加强(等长)和拉伸训练。

2. 调整体位(例如，下巴突出)来控制疼痛。

3. 当上肢根性疼痛开始缓解，疼痛更多是斜方肌和颈后椎旁肌肉的轴性痛时，应积极加强运动、拉伸训练和调整体位。

腰椎间盘突出症

1. 保守的非手术治疗

(1)一旦腿部放射痛“集中”,应进行脊髓条件反射训练。

(2)腰背的锻炼计划中,下肢拉伸和力量训练应超过 6 周。

2. 术后康复

(1)进行渐进性的运动计划。

a. 1 ~2 周:无剧烈活动。

b. 3 ~4 周:步行锻炼和进行大部分日常活动。

c. 4 周:开始固定自行车,或是踏步和游泳。

d. 6 周:开始腰背力量锻炼,加强之前的训练,达到更用力的水平。

e. 术后 2 ~3 个月才开始跑步。

(2)术后 6 个月联系运动员恢复运动,不过一些人术后 3 个月就已经恢复运动了。

肩部损伤

康复阶段

1. 第一阶段:急性,刚刚受伤或完成手术的阶段。

(1)主要目标:控制炎症和疼痛,保护受损或修复的组织,防止运动丢失,并尽量减少受伤部位和周围结构的力量丧失。

(2)控制疼痛的肩部体位:休息位是外展 55°,水平内收 30°和旋转 0°,并保持斜卧 30° ~45°。

(3)锻炼(表 25 –2)

a. 每次 10 ~50 遍,2 ~3 次/天。

b. 如果受伤严重,进行调整。

c. 锻炼后几个小时会有不适感,但如果 24 ~48 小时仍然存在,应调整或终止锻炼。

2. 第二阶段:亚急性,力量和耐力锻炼。

(1)主要目标:恢复完全的被动和主动活动度,肩部的正常力量,以及其他部位正常的有氧、力量和耐力水平。

(2)锻炼(表25-3)

a. 一般原则

a)根据自己的情况进行推进。

b)直到正确掌握了技术,再开始抵抗。

c)然后,进行高频率和低阻抗:10~50遍/次,1~2次/天,用1~3磅重量。

d)进展到第三阶段后,减少阻抗训练到2~3次/周。

b. 投掷运动员肩袖的核心训练

a)俯卧水平外展(冈上肌)(图25-4)。

b)俯卧在90°外展时外旋(冈下肌)(图25-5)。

c)俯卧外扩展(大圆肌)(图25-6)。

表25-2 第一阶段的锻炼

摆动
棒或T型杆训练(被动到主动的活动度训练)
屈曲
肩胛骨的平面外展
在0°和90°内旋
在0°和90°外旋
绳索和滑轮(被动到主动的活动度训练)
屈曲
肩胛骨的平面外展
外展
主动的活动度训练
肘/腕/手
肩部的等长训练(上臂0°,肘部90°)
屈曲伸直
外展内收
肩胛骨的收缩和靠拢

表 25－3　第二阶段锻炼

拉伸锻炼恢复终末活动度
棒或 T 型杆
仰卧外旋 135°到外展 180°
侧卧在 90°外展时内旋
向后拉手臂内旋
渐进性阻抗训练
“核心训练”
俯卧水平外展(冈上肌)
俯卧 90°外展时外旋(冈下肌)
俯卧伸展(小圆肌)
俯卧撑(前锯肌)
撑起(坐撑)(胸小肌)
划船(菱形肌)
耸肩(斜方肌)
补充肩部锻炼
站立
屈曲
外展
用滑轮或橡胶管从 0°到 90°内旋或外旋
用滑轮或橡胶管沿对角线进行:屈曲外展－外旋,伸展－内收－内旋
0°外旋时侧卧
俯卧屈曲
肘关节力量锻炼
二头肌隆起
肱三头肌扩展
举重室练习(调整活动度,不要让肘部超过肩部平面)

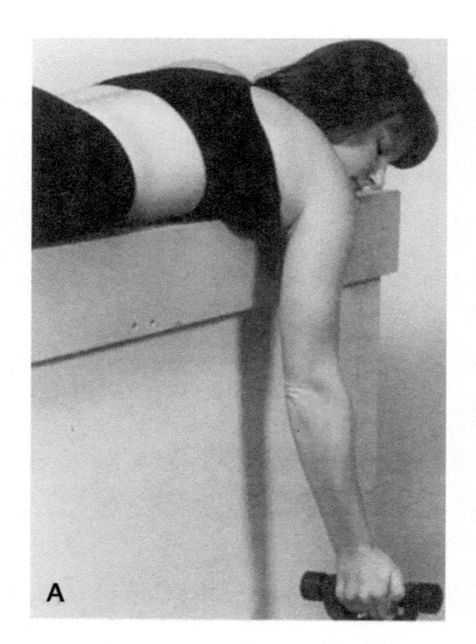

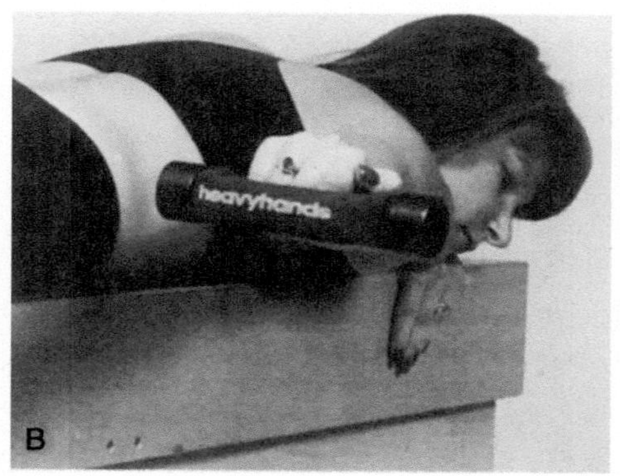

图25－4　(A)俯卧水平外展，是手臂外旋，使拇指指向远离身体。(B)手臂抬高到水平外展，直到与地面平行，在腋窝处与身体成90°～100°。手臂保持此位置3秒，然后返回到休息位置。

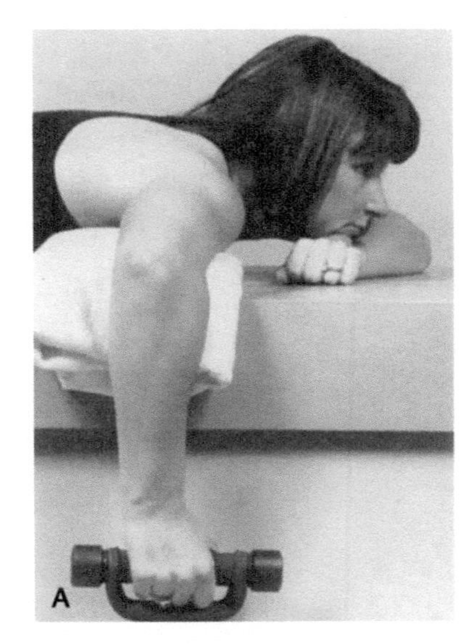

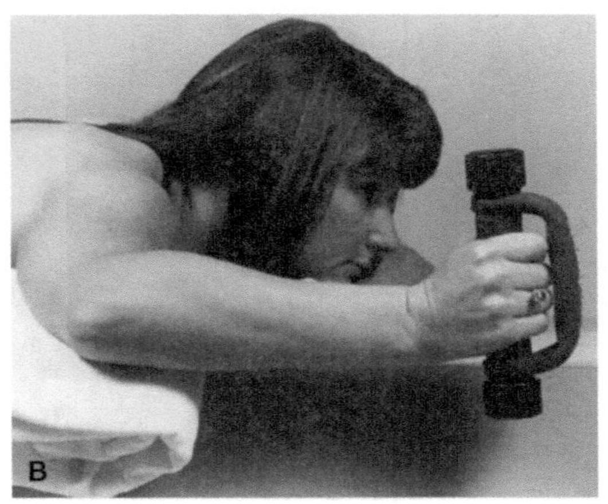

图 25－5　(A) 俯卧外旋，是用上部臂支撑在床面和肘关节在床边。(B) 前臂外旋，直到与地面平行。手臂保持在此位置 3 秒，然后返回到休息位置。

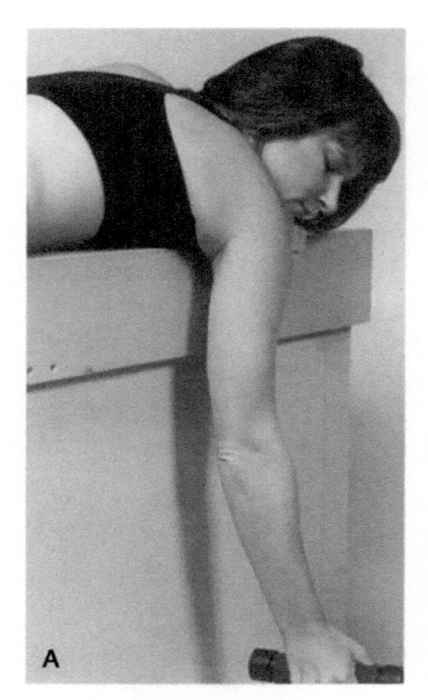

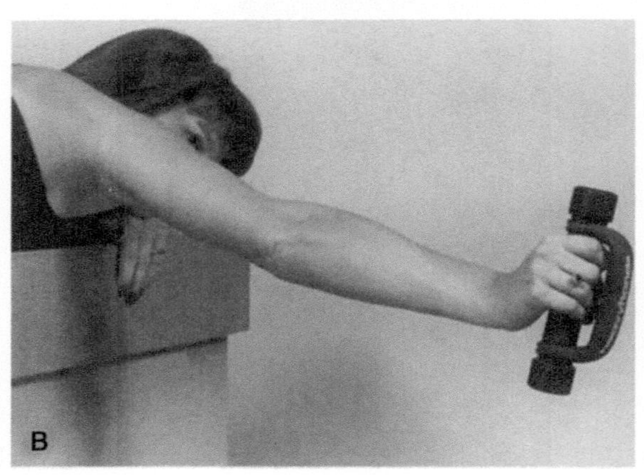

图25－6 （A）俯卧伸展，是手臂外旋，使拇指指向远离身体。（B）手臂伸展直到与地面平行，手臂保持在此位置3秒，然后返回到休息位置。

c. 加强肩胛肌力的核心训练

a) 俯卧撑：正常俯卧撑能使肩部和肩胛带最大程度牵伸，并且肘部完全伸直（前锯肌）。

b) 在肩胛平面手臂抬高，中立旋转（中斜方肌）。

c) 撑起（坐撑）：患者坐在桌子上，双手放在髋部两侧，抬高身体离开桌面（胸小肌）。

d) 划船动作：拉双臂对抗身体阻力和聚拢肩胛骨（菱形肌）。

3. 第三阶段：高级，运动型的具体阶段。

(1) 开始时要疼痛消失，有充分的肩部复合体的主动活动度训练，双侧肩袖和囊周肌肉的手法肌力检查差异非常微小（如果有的话）。

(2) 主要目标：准备肩部进行高速、抛物线性向心和离心应力，逐步恢复运动员的全部体育活动。

(3) 第三阶段重点：SAID 原则（specific activity to imposed demand），即根据特定要求进行专门运动。

(4) 渐进性增加肩部的向心和离心载荷能力。

(5) 训练

a. 振荡运动

a) 灵活性锻炼杆和锻炼仪，能方便进行肩部肌肉的协同收缩。

b) 活动时手臂可处于任何位置。

c) 每个位置或运动在 10～30 秒内进行 3～5 次。

b. 惯性锻炼

a) 脉冲装置有利于加强肌腱单元的向心和离心力训练。

b) 随着质量下降，速度回上升。

c) 开始用 10～15 磅的重量，向上用 1～2 磅，重复活动增加加速和减速的速度。

d) 每个动作 30 秒内进行 1～3 次。

c. 上身的增强训练

a) 使用加重 2～12 磅的治疗球。

b) 推进训练，从双手到单手，从简单、无痛的活动到功能性、困难的应力性运动。

c）重点：急速反转抓握到投掷；缩短这个阶段，进一步增加肩部肌肉的离心和向心力量。

d）每个动作3～5套，10～30次/套。

肩袖肌腱炎、滑囊炎和撞击综合征

1. 相对休息，停止加剧病情的活动2周，以控制急性炎症，然后是第一阶段练习，以及疼痛和炎症的控制。

2. 一旦恢复全部活动度，进行4周第二阶段的力量练习。

（1）调整俯卧外旋锻炼，改成侧卧外旋，手臂外旋外展≤20°，直至肩袖肌肉变得更有力。

（2）手臂小于90°的抬高活动，开始能很好地耐受，然后逐渐进行过头活动。

3. 第三阶段的活动在6周开始。

（1）目标：增加后部旋转袖和肩胛肌的离心力量，以及后部旋转袖的灵活性。

（2）内旋时被动伸展：患者朝向一侧肩部平躺，使患侧肩胛骨固定在床面上（图25－7）。

4. 术后（清创和减压）要求。

（1）开始被动和主动辅助活动度训练和其他第一阶段的练习，术后第1天开始，如果耐受可持续2～3周。

（2）第二阶段：肩袖和肩胛练习4～6周。

（3）只要运动员有完全的、无痛的、主动的活动度，即可进入第三阶段的练习。

（4）8～12周内恢复有调整的或完全的竞技运动。

肩袖撕裂

1. 对于所有的撕裂，先进行分阶段的康复6～12周。

2. 如果正常肌力没有恢复，且症状复发，需要手术治疗。

3. 对于部分撕裂（清创和减压），术后康复到之前的水平，恢复运动需要8～12周。

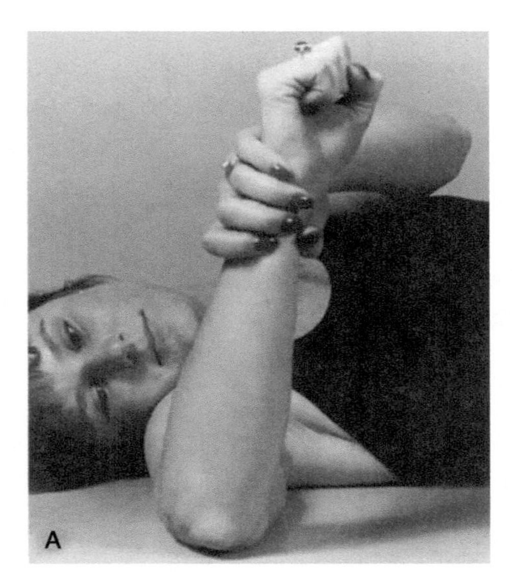

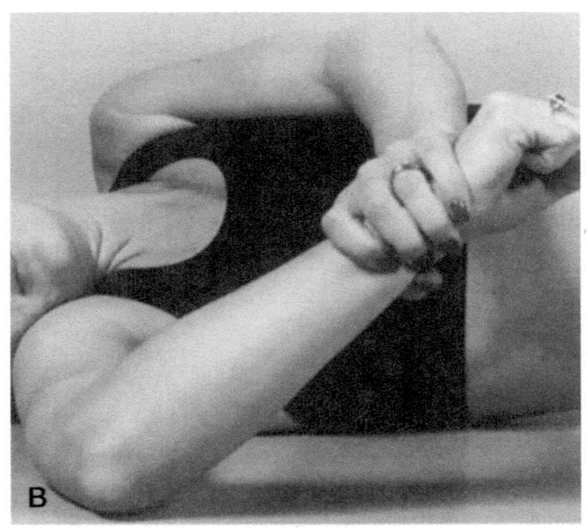

图 25－7　(A)侧卧内旋,是手臂外展 90°。(B)患者用另一只手握住伸展点,手臂轻轻内旋,但不痛。保持该位置 15～20 秒,然后手臂返回初始位置。

4. 对于完全性撕裂

(1)延长第一阶段的4～6周被动的辅助练习(如棍子、绳子和滑轮)。

(2)开始主动辅助练习,只要愈合允许,集中于技术,所以没有固定模式。

(3)在第6周开始第二阶段的低阻抗等长或等张练习,恢复正常的肩袖功能和力量。

(4)力量恢复后4～6周开始第三阶段的活动。

(5)恢复运动需要4～6个月或更长的时间。

盂唇撕裂

1. 保守治疗的关键:通过增强肩袖和肩胛肌的控制稳定盂肱关节。

2. 避免或尽量减少引起疼痛或压力的体位。

3. 盂唇清创(没有韧带或盂唇修复)的术后康复与肩袖清创后类似。

4. 在盂唇修复术后,肩关节固定于内旋位4～6周,因此重要的是恢复外旋。

5. 在SLAP损伤修复术后,限制主动和阻抗性屈肘锻炼,以及肩关节被动伸展锻炼4～6周。

6. 修复后,固定解除后的第一阶段康复需要2～4周,第二和第三阶段各需要6～8周。

肩关节不稳定

1. 非手术治疗的重点是第二和第三阶段练习:盂肱关节由肩袖和肩胛的肌肉保证动态稳定。

2. 术后康复

(1)肩部相对固定3～6周。

(2)在2～3周开始肩部等长练习。

(3)解除固定后开始第一阶段的主动辅助活动度练习,使肩部肌肉保护修复的关节囊组织。

(4)通常,逐渐恢复外旋和抬高的活动度练习要延长 3 个月以上。

(5)解除固定后 2 ~4 周,开始第二阶段练习;早期结合肩部的固定训练和正常的肩胛肱骨锻炼,减少畸形生物力学的发生。

(6)术后 3 ~4 个月加入第三阶段的训练,要进行 3 ~4 个月。

肱骨近端骨折

1. 在骨折或骨折修复稳定后,早期开始被动辅助练习。

2. 轻度移位骨折,如果耐受,在 7 ~10 天内开始活动度练习。

3. 温热受累部位,然后进行拉伸。

4. 早期康复:辅助肘关节屈伸,摆动练习和仰卧外旋训练。

5. 随着肌力增加,锻炼 3 ~4 次/天,以确保完全恢复外展、外旋及内旋活动。

6. 在 3 ~4 周开始等长练习。

7. 12 周即可用轻重物。

8. 如果锻炼或举重时疼痛,则减少或停止举重。

肘部损伤

肱骨外上髁炎

1. 主要目标:减轻疼痛和压痛,恢复肌力、耐力和肘部伸腕肌的灵活性。

2. 桡侧腕短伸肌抗力支具

(1)对肌腹产生压力,消散肌肉的负荷,消除对发炎肌腱的压力。

(2)护具戴在肘下 2.5cm,使肘部能充分屈曲。

(3)时刻佩戴支具,睡觉或洗澡除外。

3. 在急性期,戴护具,非负重锻炼,肘部休息。

4. 一旦急性症状消退,开始伸展和力量锻炼。

(1)“超级 7 法”练习:抓力锻炼,拉伸伸肌(图 25 –8),屈腕(图 25 –9),反屈,中立位屈腕,旋前和旋后(图 25 –10)。

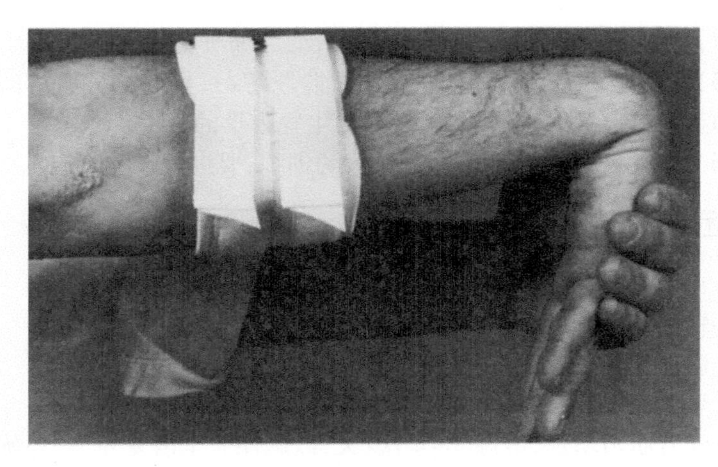

图 25-8 拉伸伸肌，是伸出手臂，手掌朝地，肘部伸展。患者用健侧手拉患手，使腕部屈曲。

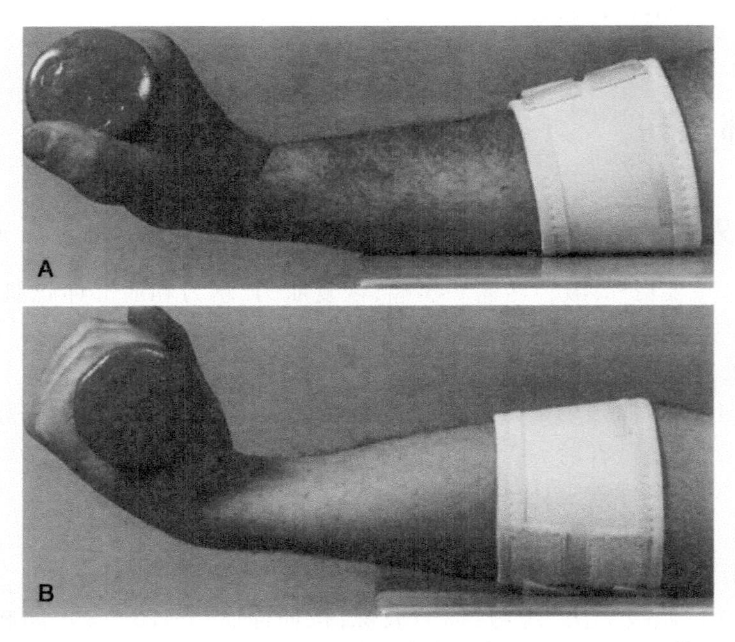

图 25-9 屈腕，是前臂支持下腕部的完全活动。(A)屈肌；(B)伸肌。

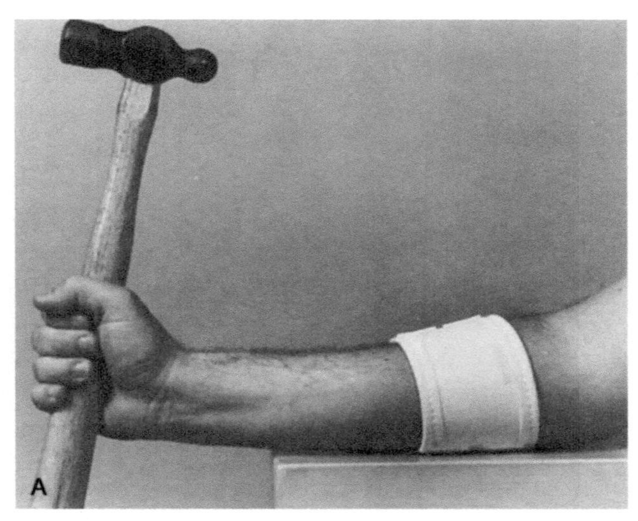

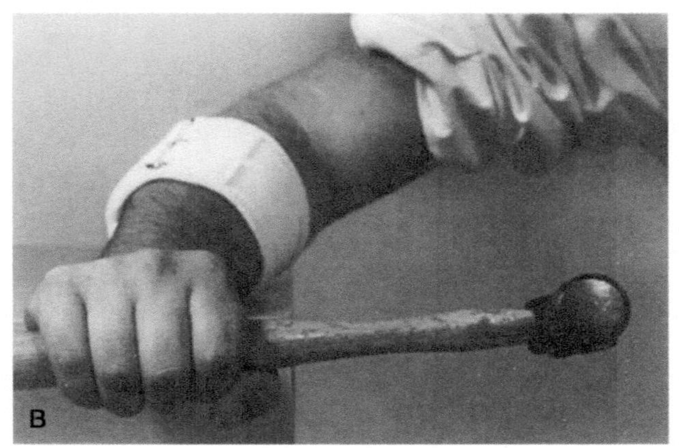

图 25－10　腕关节(A)中立位屈曲、(B)旋前和(C)旋后。(待续)

(2)进行深部摩擦按摩,3 次/天,3～5 分钟/次。

5. 治疗方法:运动前湿热,运动后冰敷,离子透入,超声透入疗法,电刺激。

6. 恢复运动需要 2～3 周。

7. 在竞技前后要进行拉伸活动,活动后冰敷。

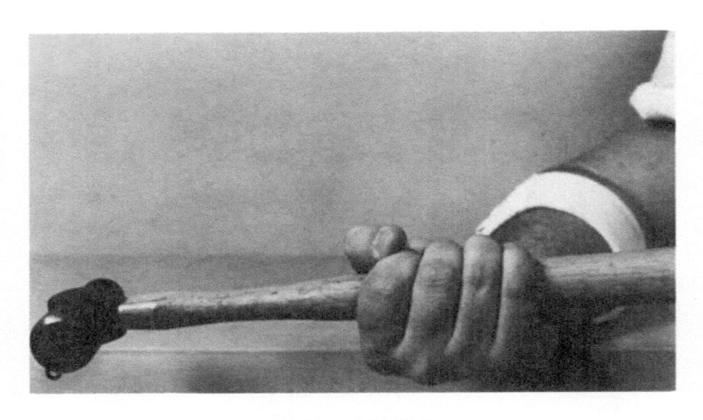

图 25 -10(续)

8. 如果需要手术,长臂夹板 90°屈曲位固定 1 周,然后开始轻柔的拉伸练习和积极的腕部活动度练习。

(1)2 ~3 周后开始主动肘关节活动度练习。

(2)3 ~4 周开始伸展和力量锻炼。

(3)持续练习,直到完全恢复肌力(在 4 ~5 个月)。

(4)可以在 6 周内恢复竞技运动,如果调整运动技术的话。

简单脱位

1. 脱位后,予后侧长臂夹板,肘关节屈曲 90°,前臂旋前位,固定 2 ~ 3 天。

2. 活动度练习

(1)避免早期被动活动度练习,因为会加剧组织损伤,并可能导致异位骨化。

(2)开始在无痛范围内进行抗重力位的主动活动度练习;到 2 周时,范围弧应该接近 80° ~100°。

(3)无需限制屈曲;开始仅在终末伸直有不稳定时限制伸展。

(4)如果运动恢复比预期慢,2 周后开始主动辅助练习。

(5)用冰冻疗法,电刺激消除水肿,帮助恢复早期活动。

3. 如果肘关节稳定,1 ~2 周内停用夹板;如果不稳定,夹板固定 4

周，根据耐受的程度和稳定性允许的程度，调整伸展练习；如果 4～6 周后，屈曲挛缩依然明显，拉伸矫形器可以帮助恢复充分伸展。

4. 使用外侧或内侧的铰链夹板，允许在保护范围的自由运动；佩戴 4 周，然后去除，进行充分活动，但在运动时用于支持。

5. 开始等长训练。

6. 获得全面、主动的活动度后，开始力量锻炼方案（在 6～8 周）。

（1）锻炼：手腕屈曲、旋后、旋前、肱二头肌和肱三头肌收缩，抓力锻炼。

（2）如果伸展受限，在加强伸展锻炼时，重点加强肱三头肌阻抗肘关节屈曲。

7. 延迟肘部的负荷，直到肌力恢复及活动度达到受伤前 30°（一般 2～3 个月）。

8. 如果有异位钙化迹象，停止所有力量锻炼，仅继续主动活动度锻炼。

9. 使用 Scotch 带（3M 公司生产），夹板固定肘部以恢复运动：防止过度伸展，但允许完全的活动度。

10. 当有完全的活动度、无痛而且稳定时，无限制的恢复运动（在3～6 个月）。

需要手术复位的脱位

1. 长臂石膏 90°屈曲位，前臂充分旋前位固定肘关节。

（1）石膏固定 4 周，然后铰链石膏固定，限制伸展 30°位 6 周。

（2）如果没有韧带松弛的证据，去除伸展限制；年轻患者或有广泛松弛者需要限制伸展的夹板固定长达 6 个月。

2. 持续夹板固定到术后 3 个月，然后进行前臂旋转的活动度锻炼。

3. 非负荷活动达到术后 6 个月以上，不要有过中线的伸展。

肱骨内上髁骨折

1. 无移位或轻度移位骨折

（1）起初用后侧夹板固定。

(2)伤后4~5天开始主动辅助活动度锻炼。

(3)肿胀和压痛不明显时去除夹板。

(4)恢复活动,需要活动度和力量的充分恢复。

2. 术后的康复

(1)只要能耐受,应尽快开始活动度练习(早到1周)。

(2)术后3周去除夹板。

(3)当有完全活动度时开始力量锻炼。

(4)6~8周内恢复渐进性投掷运动。

Ⅰ型冠突骨折

1. 固定肘关节3~4天,然后开始活动度锻炼。
2. 根据症状决定治疗进展和运动的恢复。
3. 比赛过程中无需保护。

无移位的桡骨头骨折

1. 手臂悬吊2~3天,然后开始屈伸锻炼,再增加旋前和旋后练习。
2. 只要能耐受,恢复日常活动。
3. 锻炼前对肘部进行湿热治疗,能放松组织,促进主动活动度恢复。
4. 完成主动抗重力锻炼或持续被动运动的机械锻炼。
5. 达到完全的活动度,可尽早减少对投掷运动的不利影响。
6. 无限制的恢复运动,需要完全的活动度和疼痛消失(一般2~3个月)。
7. 无需防护设备,但有铰链的肘部支具可能会有帮助。

扭伤

1. 初始治疗:冰冻疗法,持续正常的活动度锻炼。
2. 当活动度正常时,开始渐进性阻抗锻炼。
3. 逐步恢复运动;胶带保护,防止过度伸展和内侧应力。

挫伤

1. 采取休息和冰敷治疗。

2. 治疗滑囊炎，可压迫几天，避免加重病情的活动。

3. 治疗骨化性肌炎，可以保护受伤的手臂，早期开始主动活动度。

腕部和手部损伤

桡骨远端骨折

1. 去除石膏后，开始主动和被动的手腕和手指活动度锻炼。

2. 运动前暖热腕关节 15 ~ 20 分钟。

3. 治疗方法：水疗，水围（hydrocollators），石蜡。

4. 一旦恢复活动度，开始力量锻炼。

5. 可在 6 ~ 8 周内恢复运动，但要用夹板固定，并继续活动度和力量锻炼。

舟状骨骨折

1. 石膏固定或手术后，开始积极的活动度锻炼和治疗。

2. 在 2 个月内开始阻抗锻炼。

3. 恢复运动后，需要充分的愈合（2 ~ 6 周），并戴防护夹板。

掌骨骨折

1. 通常是石膏固定，但也可用 Galveston 掌骨支具（图 25 - 11）固定掌骨 2 ~ 4 周。

（1）3 点压力复位骨折，允许腕部掌指关节和指间关节运动。

（2）在骨折背侧顶部横行放置较大衬垫，调整横杆与 2 个小衬垫沿掌骨骨折的长轴安放，一个垫在骨折近端，另一个垫在骨折远端。

（3）监控背侧密封衬垫的压力；两种颜色的背垫复位后必须可视，压力须使运动员感到舒适。

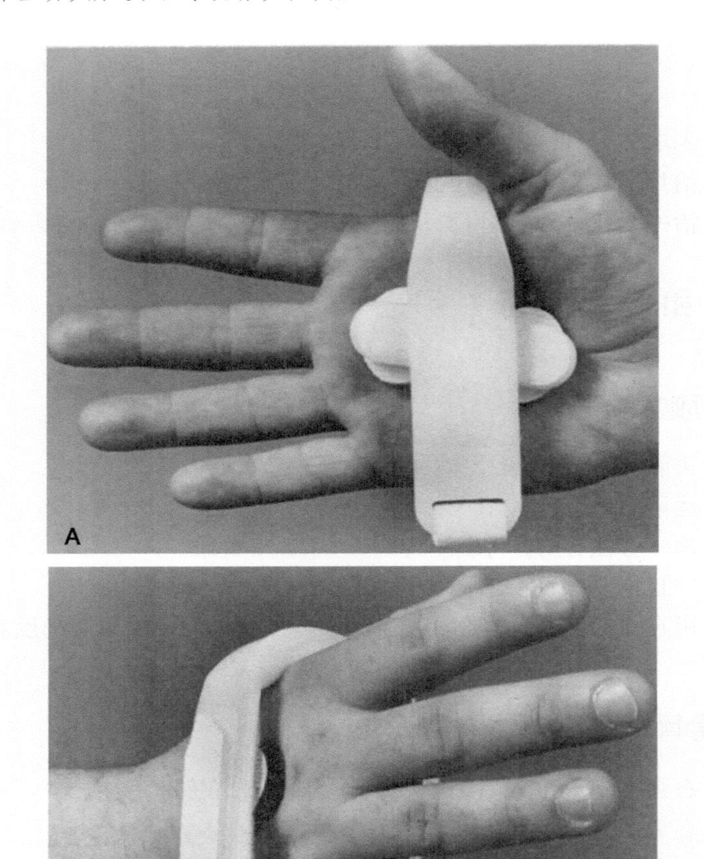

图 25－11 Galveston 掌骨支具,复位掌骨骨折。(A)掌侧观;(B)背侧观。

2. 如果病情允许可恢复运动,可佩戴保护性运动夹板。

槌状指

1. 夹板固定远侧指间关节于伸展位,其他关节自由活动,持续 6 ~ 9

周,然后开始主动屈曲练习。

2. 如果远侧指间关节不能主动伸直,则持续夹板固定达 12 周。

3. 伤后使用夹板可以继续运动。

指深屈肌腱撕脱

1. 手术后,戴背夹板 3 周,于腕部轻度屈曲,腕掌关节屈曲 60° ~ 70°,指间关节伸直位固定。

2. 3 周后,白天进行主动活动度锻炼(限制性和复合性)。

3. 到第 5 周,需要在受保护的位置进行全部锻炼,锻炼时去除夹板。

4. 去除夹板后开始轻度的日常活动;8 周时开始剧烈运动。

5. 3 周内恢复运动,可使用保护性硅胶运动夹板,直到恢复全部活动度才能停止保护。

近侧指间关节骨折

1. 开始康复需要骨折完全愈合。

2. 损伤或手术后 2 ~ 3 周去除夹板,保护性锻炼手指每日数次。

3. 第 4 周开始被动活动。

4. 保护夹板和好友胶带能允许提前恢复体育运动。

近侧指间关节骨折脱位

1. 手术后夹板固定手指于屈曲 25°位 2 ~ 3 周,然后开始轻柔的主动锻炼。

2. 直到手术后 4 周才能充分伸展;在过渡期,可使用伸展限制夹板。

钮孔指畸形

1. 固定指间关节于伸直位至少 6 ~ 8 周,远侧指间关节可自如主动屈伸。

2. 6 ~ 8 周后开始主动活动度练习,但夜间佩戴夹板。

3. 只要还有关节痛,继续好友胶带固定(辅助主动活动度练习)。

4. 如果保护手指,或许可以竞技。

指间关节脱位

1. 背侧脱位

(1)复位,然后夹板固定于屈曲30°位(防止完全伸直)3~4周。

(2)对于恢复运动,可用好友胶带和有衬垫的夹板保护受伤的手指。

2. 掌侧脱位

(1)手术修复和夹板固定指间关节于伸直0°位6周。

(2)如果症状允许,夹板固定手指,恢复运动。

"猎场看守人"(Gamekeeper)或"滑雪人(Skier)"拇指

1. 固定拇指于屈曲20°位,指间关节主动运动,防止伸肌装置粘连。

2. Ⅰ级损伤:夹板固定3周,然后主动和被动活动度练习,消除水肿和冷冻治疗。

3. Ⅱ级损伤:夹板固定5周(以手为基部的拇指人字托,防止关节的尺侧和桡侧偏移),然后康复训练,可在1~2周恢复运动,如果是非优势手,需要4~6周。

(1)如果需要手术,术后石膏固定4周,然后主动和被动活动度锻炼,消除水肿和胶带固定,以减少僵硬。

(2)6周开始力量锻炼。

(3)术后2~9周恢复运动,如果拇指需要保护,可用好友胶带外展位固定到示指,或使用硅胶夹板。

恢复运动用的腕部和手部夹板

1. 专业夹板可防止再损伤:重量轻,结构紧凑,干扰微小。

2. 对于竞技比赛,肘下夹板不能用抗屈材料制作。

3. GE公司RTV－Ⅱ硅胶夹板:使用时类似薄的"冰花"蛋糕。

4. 3M公司Scotch带夹板:弱刚性的玻璃纤维夹板,类似玻璃纤维石膏。

膝关节肌肉肌腱损伤

腘绳肌拉伤

1. 随着等长锻炼开始康复:收缩腘绳肌,不要活动髋或膝关节。

(1)以各种角度在无痛的范围内锻炼膝关节。

(2)每20°增加膝关节的活动角度。

2. 当等长锻炼无痛时开始等张锻炼。

(1)俯卧,屈膝抗重力。

(2)最初,只是腿部重量,1～2套,10次/套。

(3)增加等张锻炼,减少等长锻炼并停止。

a. 增加每套10次,直到3套/节,不超过3节/天。

b. 以疼痛为导向,以2～3磅为节点,逐渐增加重量,但要间隔2天。

c. 每次增加重量,再减少,然后逐渐增加疼痛许可的活动频率。

d. 当每次抬起15磅,3组10遍,3次/天时,开始等速锻炼。

3. 等速锻炼使用Biodex型机(控制运动速度)。

(1)进行向心(肌肉缩短)收缩。

(2)开始在240°/s,3组10遍。

(3)然后提高速度300°/s,2组30遍。

(4)如果进度允许,降低速度,加3组10遍。

(5)如果没有等速设备,可向后走路或跑步。

(6)如果向心训练不费力,开始离心(肌肉拉长)收缩锻炼。

(7)离心活动,启动速度在30°/s,再提高到更快的速度。

(8)向前跑步对于腘绳肌的离心训练是有用的。

股四头肌拉伤

1. 首先是等张锻炼:直腿抬高。

2. 然后进行其他坐位锻炼,大腿置于治疗台上,足跟置于不同高度的矮凳上以保持膝关节于无痛范围内。

(1)进行膝关节终末伸展。

(2)增加重量到20磅,每次增加2~3磅,增加频率不超过每2天一次。

(3)进行股四头肌等长和等张锻炼,推进腘绳肌锻炼。

3. 等速锻炼,类似腘绳肌锻炼,但向前跑时向心锻炼,向后跑时离心锻炼。

4. 俯卧位小心拉伸股四头肌,以防止进一步损伤。

5. 伤后2~3天开始一般康复计划,但是直到主动屈膝100°才能骑自行车。

肌肉拉伤后的恢复运动

1. 同等的灵活性和耐力。

2. 等速测试后的功能与健侧肢体相差小于10%。

3. 如果没有等速设备测试功能:如果没有不适,短跑15.24m/s,3次,或者全速跑3个4.572m的8字,恢复运动。

股四头肌挫伤

1. 初始阶段:恢复膝关节的活动,以每天的膝关节疼痛和活动度的程度作为指导。

(1)开始需要能够耐受,运动>90°时停用拐杖。

(2)千万不要使用热疗:会增加再出血的风险。

(3)进行屈伸抗重力锻炼时持续冰按摩。

(4)持续治疗,直至无痛屈膝>120°。

2. 进展到功能康复和恢复竞技。

(1)进行专门运动活动和敏捷性练习(如跑步、转身、跳跃),并提高速度。

(2)随着膝关节恢复完整活动度和功能测试成功,恢复运动,但还需要对大腿进行充分的保护。

大腿急性筋膜室综合征

1. 术后的康复依据筋膜切开伤口的大小和坏死量而有所不同。

(1)术后立即开始被动活动度和部分负重锻炼以减轻水肿。

(2)随着伤口愈合和负重增加,开始渐进性抗阻训练。

2. 如果能耐受,则增加活动度,肌力和轻的慢跑,直到开始功能活动。

3. 8～12 周内在大腿保护下,恢复运动。

伸膝装置损伤

加强股内侧肌斜部肌力的意义

1. 股内侧肌斜部是髌骨与股骨沟对线的内侧牵拉动力。

2. 在伸膝装置功能障碍中,康复训练股内侧肌斜部能对抗股外侧肌的牵拉,保证髌骨理想的位置。

3. 选择性股内侧肌斜部的肌力锻炼。

(1)直腿抬高与外旋扭曲。

(2)同时双侧足跟提起,而大腿远端之间挤压橡皮球或枕头以内收髋关节。

(3)侧卧髋内收,股内侧肌斜部保持抗重力位。

伸膝装置损伤的锻炼

1. 灵活性锻炼

(1)腘绳肌的灵活性非常重要:如果紧张,要拉伸锻炼。

(2)拉伸锻炼腓肠肌－比目鱼肌组、股四头肌和髂胫束。

2. 在器械上进行平衡锻炼,提高本体感觉功能,也改善敏捷性与协调性。

3. 当肌力、柔韧性和协调性恢复时,渐进进行跑步计划,使运动员恢复运动竞技。

(1)快走,然后交替直行和慢跑,再是直线跑,并延长距离。

（2）根据运动，遵循与短距离冲刺，以及不同的方向上各种转身技术。

锻炼的类型

1. 在伸膝装置功能障碍初始阶段，开始等长收缩锻炼［如股四头肌套件（图 25 – 12）和直腿提高］。

2. 隔离股四头肌（如让患者坐着）：如果有膝痛，通过腘绳肌和臀部伸肌收缩更容易触及。

3. 屈伸运动（开链：近段固定，远段活动），导致肌纤维的向心缩短和离心拉长。

4. 闭链运动（固定脚，近段活动）功能更强大。

5. 等速锻炼：运动员在高速运动中对抗不同阻力（闭链的方法），以避免进一步刺激。

6. 髌骨关节反应力的作用：屈膝时增加髌骨与股骨之间的压力。

（1）开链锻炼增加髌骨关节反应力，会通过髌骨的应力负荷进一步刺激关节。

（2）闭链锻炼也增加髌骨关节反应力，但分散髌股外力更均匀。

（3）等速锻炼降低髌骨关节反应力，近似运动中股四头肌的活动。

7. 负重锻炼时结合等长、向心和离心锻炼。

（1）从等长锻炼开始，进展到功能性锻炼［起坐、深蹲、弓步、滑动板（图 25 – 13）］和其他模仿运动的活动。

（2）闭链锻炼着重强调骨盆、膝关节和足部的控制，改善本体感觉和动觉意识。

膝前痛

1. 目标：获得最佳的髌骨位置，可以用胶带和拉伸紧张的软组织，再改善股内侧肌斜部的激发功能。

2. 渐进的康复，从 McConnell 胶带纠正髌骨位置（图 25 – 14）到改善下肢力学和运动控制能力。

（1）纠正异常的髌骨位置，保证理想的股内侧肌斜部的功能和无痛的锻炼。

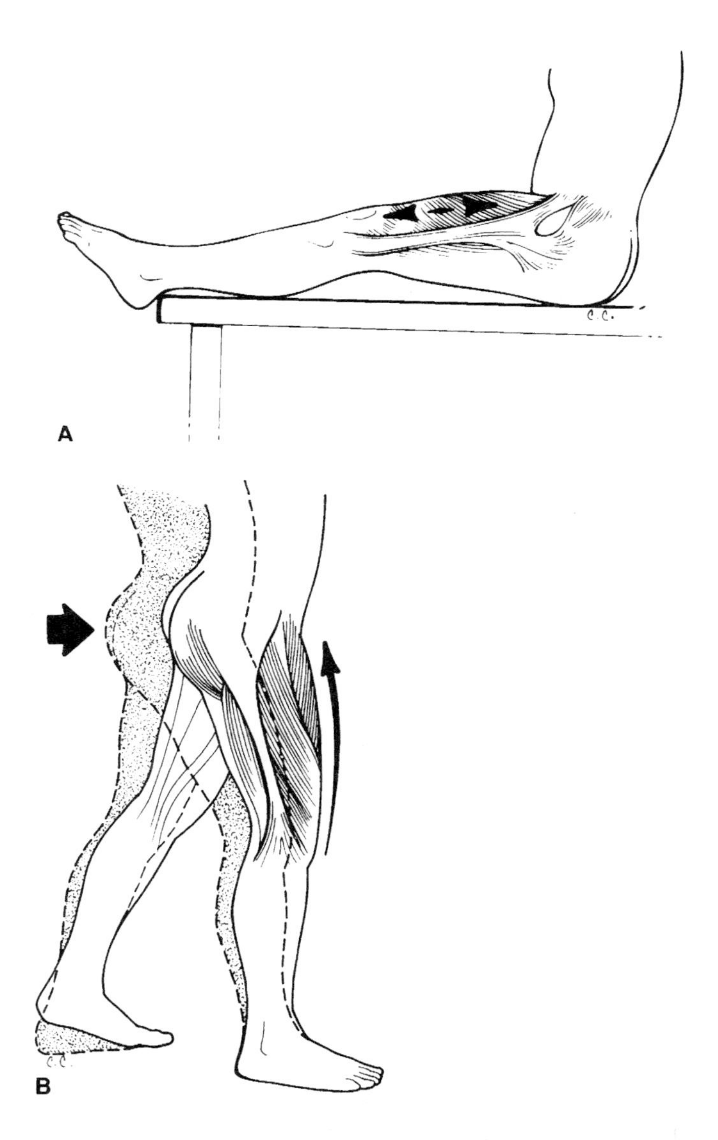

图 25－12　股四头肌组件：(A)坐位；(B)站立。

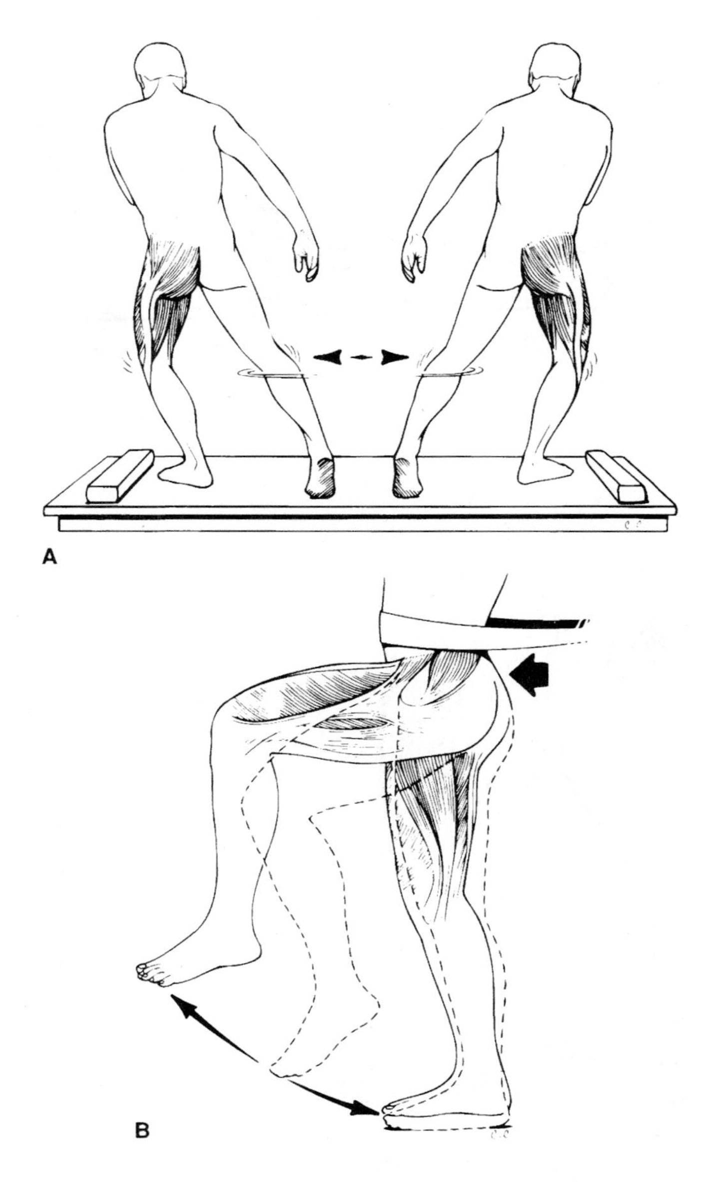

图 25-13 运动员模仿运动动作，如滑板(A)和抗阻下踏步走(B)。

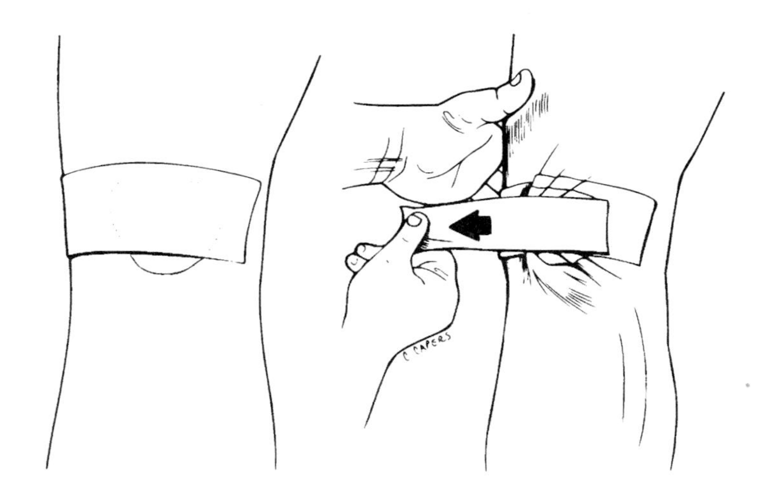

图 25－14　McConnell 胶带的用法，其中胶带用来纠正髌骨位置，并保证无痛锻炼。

（2）开始在非负重位锻炼，再进展到负重位、闭链锻炼（如立位股四头肌活动、上台阶、下台阶和 10°～15°下蹲），都是强调对骨盆－髋－膝的控制。

a. 所有锻炼都要在无疼痛范围内进行，随着股内侧肌斜部的起效和下肢控制功能的改善逐步进展。

b. 拉伸腓肠肌、腘绳肌、髂胫束和外侧支持带。

（3）然后调整康复向功能性运动训练，只要股内侧肌斜部功能改善和症状消退可逐渐停用胶带固定。

皱襞刺激

1. 治疗滑膜刺激和发炎，可用消肿疗法。

2. 加强腘绳肌灵活性和股四头肌肌力锻炼，可通过等长锻炼，股四头肌组件、直腿提高等；屈伸锻炼会加剧滑膜病变。

3. 胶带可能会加重炎症，因为压力过大。

4. 一旦疼痛和肿胀消除，渐进性康复锻炼，增加髌骨反应力。

髌骨不稳定

1. 治疗急性半脱位,用 RICE 和等长锻炼。

2. 膝套或外侧毛毡垫裹以 Ace 扎带支持 3 ~5 天,可促进内侧组织愈合。

3. 开始电刺激、生物反馈和 McConnell 胶带固定,尽快促进股内侧肌斜部功能恢复。

髌骨脱位

1. 康复旨在消除肿胀,促进内侧支持带在张力位的愈合和恢复股四头肌功能。

(1) 加压敷料,如横带、外侧 C 形垫、膝关节固定器等。

(2) 在固定保护下进行主动踝泵锻炼、股四头肌组件、股内侧肌斜部的专门锻炼和直腿抬高。

(3) 冷冻疗法和电刺激消肿。

2. 扶拐和触地式负重 2 ~3 周。

3. 2 ~3 周后去除夹板,适于合成橡胶套或 McConnell 胶带,只要能够耐受。

4. 逐步推进,从禁止负重到能耐受的闭链锻炼。

5. 屈曲锻炼:双腿坐在桌子上,主动对抗治疗师的手进行屈曲。

(1) 股四头肌反射性放松,允许腘绳肌屈膝。

(2) 屈曲锻炼 3 ~4 次/天,5 ~7 分钟/次,以防止肿胀。

6. 如果不做屈伸锻炼,保持伸膝促进内侧支持带在短缩位愈合。

7. 停止扶拐,需要负重时股四头肌控制明显改善。

(1) McConnell 胶带有用,只要肿胀消除,并且运动员逐渐开始功能性活动。

(2) 外部的胶带支持提供了闭链运动的安全性和股内侧肌斜部的本体感觉。

髌腱炎（“跳高膝”）

1. 初始治疗：休息，停止活动；冰敷，热疗，深部按摩，离子透入；腘绳肌、股四头肌和跟腱的灵活性训练程序。

2. 按照股四头肌等长收缩的肌力训练计划：从充分伸展开始，推进到负重时屈曲的闭链锻炼。

3. 然后是等张锻炼，加强腘绳肌、股四头肌和臀部的肌肉（每次锻炼的活动度必须是完全无痛的）。

4. 等速的离心锻炼逐渐加强髌腱的张力组件。

（1）闭链锻炼包括股四头肌的离心动作，较少产生髌骨关节反应力。

（2）快速伸展，单膝下蹲 15°～20°，侧步起坐和前弓步增加股四头肌离心力。

5. 在早期康复，跳跃运动员开始时要进行缓慢的运动（如骑自行车、慢跑、直腿屈伸髋关节）或是用深水中的漂浮装置，然后发展到在浅水中更加困难的锻炼。

6. “落停”技术也有利。

（1）经过热身，股四头肌和腘绳肌拉伸（静态或本体感觉的神经肌肉的恢复），可以增加半蹲锻炼到更大和更快的深蹲，再发展到负重。

（2）整个赛季要进行恢复性锻炼（拉伸）和局部冰敷。

7. 疼痛消除后恢复运动：可戴膝套或髌下带。

胫骨结节骨软骨病

1. 急性期过后，开始股四头肌和腘绳肌伸展和肌力锻炼，先进行等长收缩，然后是等张训练。

2. 在第二阶段开始向心锻炼。

3. 最后阶段的康复：离心锻炼。

髂胫束综合征

1. 伸展锻炼髂胫束、阔筋膜张肌、髋关节外旋肌和腘绳肌（图 25－15），并贯穿整个锻炼程序。

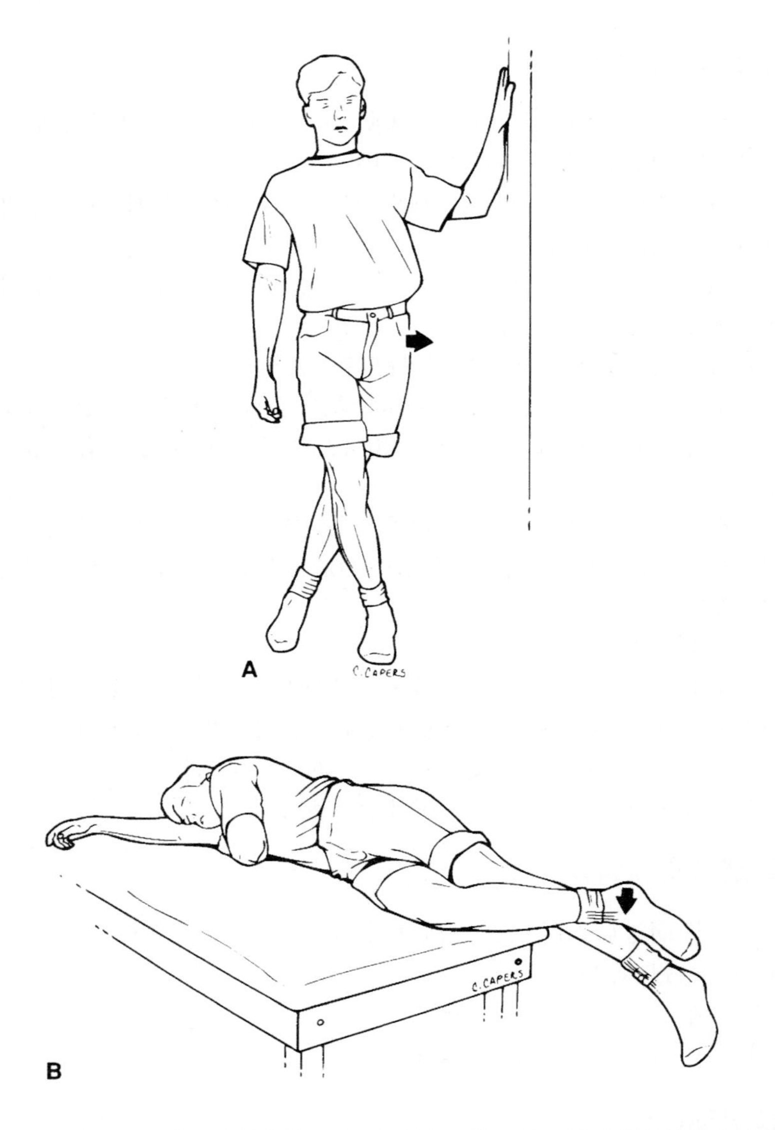

图 25－15　对(左)髂胫束的拉伸运动,(A)站立位。(B)用对侧足协助稳定并最大限度拉伸。(待续)

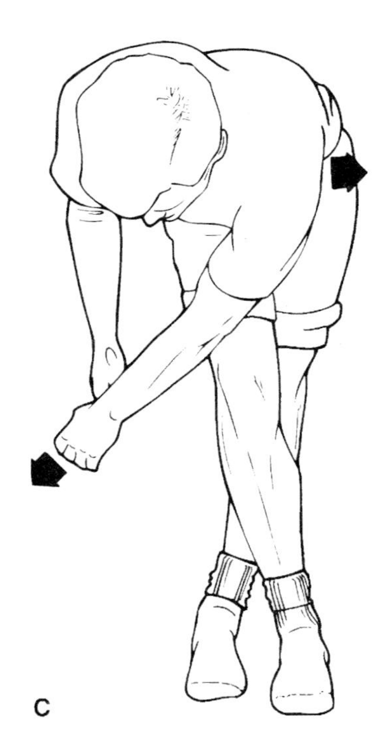

图 25－15(续)　(C)患者腰部可转向患侧。

2. 本体感觉性神经肌肉功能的恢复拉伸技术,在高级阶段进行,当停用支具时开始。

3. 直到股骨外侧髁疼痛消失才能开始跑步;如果外侧疼痛复发,则停止跑步。

4. 消除诱发因素

(1)耐力跑运动员可能需要减少里程数。

(2)短道或环路跑运动员,应该在不同地面上跑,或频繁改变跑步的路侧或方向。

(3)穿合适的跑鞋。

(4)戴专门的矫形器以控制过度外翻足的旋前,或膝内翻和下肢不对称。

腘肌腱炎

1. 拉伸和加强股四头肌、腘绳肌、腘肌肌力的锻炼。

2. 纠正训练的错误。

3. 逐渐正常训练，下坡训练放到最后的阶段。

股二头肌肌腱炎

1. 休息，停止活动，局部冰敷和功能性膝胶带固定。

2. 逐渐进行充分的拉伸锻炼（包括本体感觉性神经肌肉功能恢复）和腘绳肌肌力锻炼，可通过等长、等张及最后的离心锻炼完成。

膝关节韧带损伤

一般原则

1. 活动度

（1）关节外手术后，膝关节固定于屈曲 45° ~60°位 4 ~6 周。

a. 解除固定后，只能进行主动和渐进性的活动度锻炼恢复伸展：每周恢复 5°是可接受的。

b. 终末 5°的屈曲挛缩是可接受的。

c. 只能在 12 ~14 周后进行被动运动来获得伸展。

d. 去除石膏后，开始被动的渐进性的屈曲活动，目标是 12 周时完全屈曲。

（2）关节内手术后，用被动活动度锻炼对移植物施压，保持完全的伸展。

a. 脚踝或足跟撑着枕头或滚筒（图 25 －16）或俯卧腿部伸展离开台面，膝部悬空。

b. 3 ~4 周恢复完全的伸展。

c. 术后当天开始屈曲活动，4 ~5 天后达到 90°，4 ~6 周完全屈曲。

2. 持续被动锻炼

（1）关节外手术后无需持续被动锻炼。

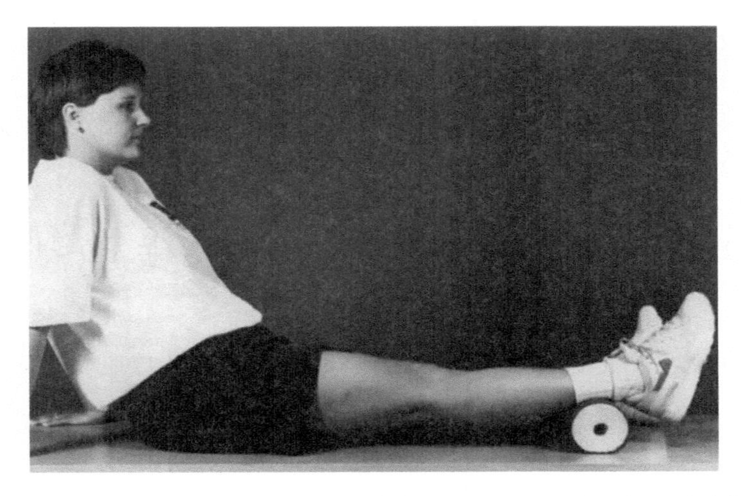

图 25 – 16　被动伸展,是患者用枕头或滚筒支撑脚踝或足跟,离开床面,膝关节悬空。

(2)关节内手术后,开始主动和被动的活动度锻炼,并立刻负重;因此,多数患者不需要持续被动锻炼。

(3)持续被动锻炼的缺点:

a. 设备轴不能按照膝关节进行充分的活动锻炼。

b. 可能会施加不恰当的外力。

3. 步态和负重

(1)尽快开始正常步态的负重。

(2)只有当膝关节必须限制运动时才改变步态(例如,急性损伤后或关节外手术后)。

a. 不要伸膝时足跟着地,足掌负重。

b. 扶拐、足掌踩下、收缩膝部肌肉以稳定膝关节并起步。

c. 一旦活动度和肌力改善,韧带的保护期结束后可尝试正常跟 – 趾步态。

(3)关节内手术后,尽快尝试正常的跟 – 趾步态。

4. 肌肉力量的恢复

(1)在固定后的愈合期,进行高重复性、轻重量的锻炼。

(2)初步方案:5～10 套 10 遍,2～3 次/天,使用重量≤10 磅。

(3)臀部肌肉和腘绳肌:5 套 10 遍,1～2 次/天。

(4)股四头肌:每天重复 2～3 次以上;抬腿时尽可能充分地伸膝。

(5)慢慢开始闭链活动,10～50 遍,根据活动情况而定。

5. 本体感觉

(1)为了改善平衡和动觉意识:单腿站立和平衡,足掌站起和平衡,闭眼。

(2)设备可用于训练和测试本体感觉和平衡。

(3)膝关节的本体感觉主要由膝部肌肉提供,所以肌肉是康复的核心。

6. 支具

(1)选择术后支具要准确符合活动度的变化,并允许根据需要限制屈伸。

(2)术后即刻消除功能性支具,终末 10°伸直限制,以减少屈曲挛缩。

(3)一旦运动员准备从事剧烈活动,则停用。

(4)10°限制对于保护未进行重建手术的膝关节是有益的。

非手术治疗的内侧间室损伤

1. 最好在活动度可控下治疗。

(1)铰链固定阻止终末 20°的伸展,提供保护性负重,控制关节囊压力。

(2)允许完全屈曲。

(3)扶拐保护性负重超过 3 周。

2. 开始股四头肌组件,末端伸膝,直腿抬高,腘绳肌收缩,立刻锻炼臀部屈肌、外展肌和伸肌。

(1)采用高重复性、轻重量的锻炼。

(2)只要能耐受,开始骑自行车。

3. 从部分负重到完全负重,接触固定逐渐推进(可能需要4～6 周)。

4. 一旦全部负重,开始闭链锻炼。

5. 一旦韧带愈合,开始等张和等速锻炼。

6. 逐渐进行功能性锻炼序列，只要能通过功能测试，恢复完全的运动。

手术治疗的内侧间室损伤

1. 强调早期运动恢复最佳的韧带力量。

2. 固定期间，保护膝关节，避免修复结构的破坏，保证愈合。

（1）采用石膏支具或康复支具进行保护（图 25 – 17）。

（2）康复支具通常有魔术贴或可调肩扎带，使周径可调，以适应术后肿胀。

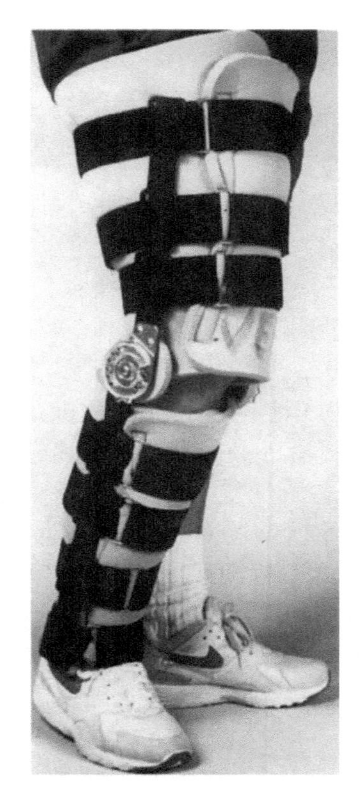

图 25 – 17　一种手术后使用的铰链固定支具，可防止不必要的伸展和屈曲，保证在允许的范围内活动。

(3)纵向的内侧和外侧支柱能防止外翻压力。

(4)可调节的铰链保护支具避免极度运动,而是在“安全范围”内活动。

3. 开始限制终末伸展,以避免后内侧角的压力。

内侧韧带复合体扭伤

1. Ⅰ级扭伤

(1)扶拐保护性负重。

(2)立即开始等长收缩锻炼,迅速进展为抗阻锻炼。

(3)随着不适减轻,停止扶拐,开始活动。

(4)进行更积极的锻炼计划,恢复体力、耐力、柔韧性以及活动度。

2. Ⅱ级扭伤

(1)康复支具能保证充分的活动,但防止外翻压力,通常更舒适。

(2)扶拐保护性负重。

(3)立刻开始等长收缩锻炼,快速推进渐进性、可耐受的抗阻锻炼。

(4)随着不适感的消失和稳定性的恢复,停用拐杖和支具。

3. Ⅲ级扭伤

(1)保持术后下肢使用限制运动的支具,限制终末30°的伸展。

(2)有人建议早期0°~90°的保护性运动。

(3)支具保护和扶拐行走,要在术后6周进行。

(4)等长锻炼和直腿抬高,在保护期内迅速进行渐进性抗阻练习。

(5)保护期结束后,全面恢复主动和被动活动度锻炼。

(6)渐进负重,只要恢复了稳定性、运动和肌力。

(7)增强肌肉力量、柔韧性和耐力,可采取积极的早期闭链锻炼。

(8)只要恢复了活动、灵活性、力量和耐力,即可开始功能强化、运动专项锻炼和敏捷性操练以及恢复运动。

急性前交叉韧带损伤伴前外侧旋转不稳定

1. 如果部分损伤的前交叉韧带需要保护,只能使用很轻的抗阻性股四头肌锻炼;限制更重的90°~45°的活动,以减少全弧伸展时前向位移的力量。

2. 铰链固定在20°保护关节囊韧带。

3. 扶拐控制负重与3点步态，进展性增加可耐受的负重；舒适走动，没有跛行时停用拐杖。

4. 股四头肌组件，终末伸膝，直腿抬高，腘绳肌的收缩和加强髋外展肌、内收肌和伸肌位肌力。

（1）进行初始屈曲，坐位，大腿支撑在板凳上，足离地面（图25－18）；用健侧腿辅助主动锻炼。

（2）俯卧位，腿悬在桌边使其更容易伸膝（图25－19）。

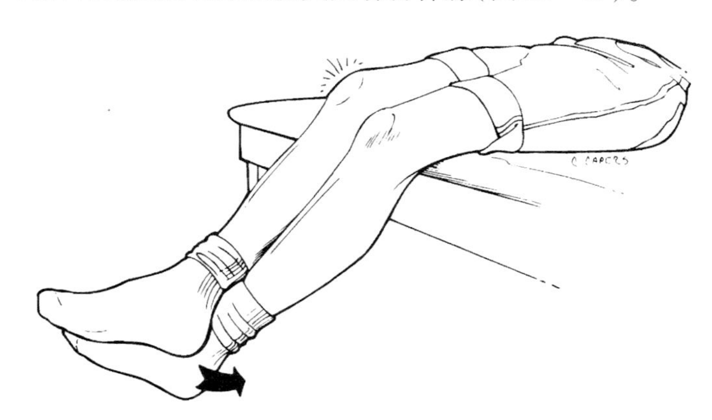

图25－18　坐位帮助恢复初始屈曲活动，健侧腿用来辅助主动锻炼。

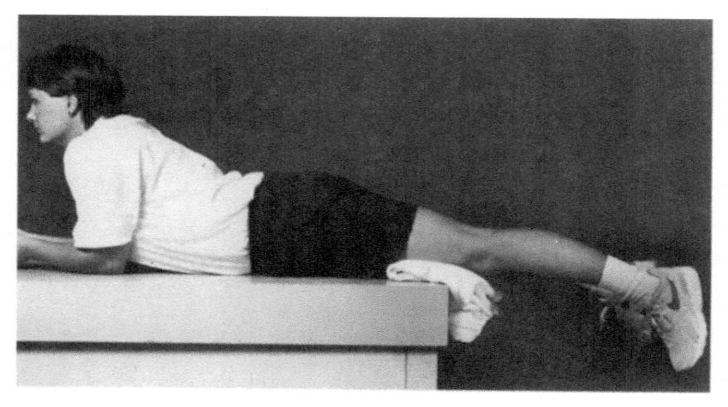

图25－19　俯卧位恢复伸展，这个位置能更完全地放松。

5. 渐进进行一般的闭链锻炼(例如,轻蹲、骑自行车、橡胶管蹲和轻压腿),以及更有力的锻炼(例如,半蹲、更重的压腿、爬楼梯)。

6. 根据愈合情况(恢复完全的伸直,屈曲接近正常,积液消除,腘绳肌肌力≥90%,股四头肌肌力≥70%),4~6 周内可进展到更多的功能性活动(表 25-4 和表 25-5),戴功能性支具。

表 25-4 功能锻炼系列

闭链系列
橡胶管压腿,进展到机器
滑墙、迷你蹲或迷你蹦床
单腿微蹲
绞腿蹲(Tubing squats),一腿压一腿
抬脚和侧面抬脚
侧面跳,双腿、单腿、单腿敏捷性和增强式训练
步行系列
非负重
部分负重
走 3.2 千米
大步/慢跑 3.2 千米
冲刺约 37 米
转身
减速
特定的运动
功能测试
一般跳试验:一跳、三跳、定时和左右摇摆
8 字跑
冲刺速度
耐力跑
敏捷跑行:T 型测试
本体测试
Carioca 舞
等速测试

7. 间断跑的程序：直行向前慢跑，然后加速，最后是灵活性锻炼。

8. 加平衡操练，提高本体感觉，增加运动专项训练并不断加强肌力锻炼。

9. 恢复运动，需要腘绳肌和股四头肌肌力达到健侧正常肌力 80% 以上。

表 25－5　对于急性非手术治疗的旋转（前内侧和前外侧）不稳定的康复方案

阶段或时期	活动
固定期	铰链支具允许 20°到完全伸展，3～6 周，依据韧带松弛试验
行走	双拐触地式负重
	单拐，只要股四头肌功能恢复
	完全负重，只要停用支具
	开始戴支具跑步，只要能耐受
锻炼	力量锻炼，5～10 组/天，重量不超过 10 磅
	股四头肌组件
	终末伸膝
	直腿抬高，伴终末伸膝
	髋关节屈曲
	髋关节后伸
	髋关节内收
	髋关节外展
	腘绳肌收缩
功能性进展	举重室和更积极的闭链活动

手术治疗的前内侧旋转不稳定

1. 开始用铰链固定器锁定 45°～60°（也有人认为要完全伸展）。

（1）股四头肌和腘绳肌组件，直腿抬高，加强髋外展肌、内收肌和伸肌的肌力锻炼。

（2）脚趾触地扶拐负重。

（3）在急性损伤，铰链锁定于 30°～70°。

2.6 周停用固定器,开始一般主动的活动度和肌力锻炼。

(1)通过主动活动恢复伸展,主动和被动活动恢复屈曲。

(2)进行闭链锻炼:股四头肌组件,终末伸膝,直腿抬高及髋部屈肌、内收肌、外展肌和伸肌的锻炼。

a. 开始渐进性抗阻练习,起初几周用轻重量(不超过 5 磅),只要能耐受。

b. 进行腘绳肌抗阻练习,且在整个活动弧中,股四头肌锻炼是在有限弧中(90°~60°)进行。

(3)部分负重是在第 6 周,进展到完全负重,只要伸膝和股四头肌恢复(10~12 周内)。

3. 恢复活动度,充足的肌肉控制和力量及消除肿胀之后,进展到功能性康复,然后是剧烈的等张和等速锻炼,只要能耐受。

4. 完全恢复运动,需要能满足功能要求。

(1)功能支具能有效阻抗内翻和外翻负荷和过伸。

(2)术后第一年的运动中使用支具;进一步使用取决于患者的情况。

手术治疗的前外侧－前内旋转不稳定

1. 关节外手术(表 25－6)

(1)膝关节铰链支具锁定在 45°。

(2)急性受伤的运动员,可能限定活动度在 30°~70°至 3 周后。

(3)慢性损伤固定 6 周。

a. 6 周才能开始触地负重,然后逐渐增加负重。

b. 6 周时去除固定器,尽管在睡眠期间可用于防止被动伸展。

(4)增加活动度可进行主动伸展和被动屈曲锻炼。

(5)至完全负重时,进行股四头肌组件,终末伸膝,直腿抬高,并加强髋内收肌、外展肌和伸肌的力量。

(6)一旦负重拐杖感到舒适,开始闭链锻炼。

(7)当进展到功能锻炼系列时,恢复专项体育运动(需要 6~8 个月)。

表 25-6　前外侧-前内旋转不稳定术后进展性锻炼程序

术后天数	
1 ~ 4	铰链术后护具(45°) 步态:最初不负重 经皮神经电刺激和冰敷 股四头肌组件 腘绳肌组件 踝泵 用铰链术后护具的直腿升高和屈伸 70° ~ 40°
4 ~ 5	更换敷料 固定限制在 90° ~ 40° 步态:触地负重 戴支具的锻炼,如上,加上终末伸膝,腘绳肌收缩,屈髋和伸髋
10 ~ 12	拆线 患者可以洗澡 固定限制在 90° ~ 40° 步态:触地负重 持续锻炼周一至周五
术后状态	
3 周	铰链术后支具限制在 90° ~ 20° 步态:部分负重 解除支具的锻炼 持续锻炼周一至周五,加上直腿抬高,终末伸膝和屈伸 90° ~ 0° 的锻炼
6 周	铰链术后支具限制在 90° ~ 10° 步态:部分负重到完全负重(2 ~ 4 周) 保持 10°屈曲挛缩 3 周时的锻炼 活动充分时骑自行车 充分的腿部和上身的锻炼程序
12 周	步态:完全负重,解除支具 6 周时的锻炼

(待续)

表 25 -6(续)

术后状态	
4 个月	侧向起步,游泳,行走程序,重量加至 10 磅,只要能耐受
	12 周时的锻炼,加举重室锻炼
	更加积极的闭链锻炼
5 ~7 个月	功能性活动
	持续负重
	举重训练
	进展性跑步和敏捷性的技巧训练
	当测试和功能活动正常时,可恢复运动

2. 关节内手术(表 25 -7)

表 25 -7　关节内髌腱移植术后的康复后

术后立即
敷料加压,冰敷
锁定铰链支具在 0°(关节内重建,或合并关节外或半月板修复时)
适当抬高
鼓励踝泵、肌肉刺激、生物反馈和股四头肌组件
持续被动锻炼
术后第 1 天
患者下床
步态:能耐受的负重踝泵
股四头肌组件,终末伸膝或足跟抬高
去除支具充分被动伸展
术后第 2 天
换药
去除支具屈膝 90°
患者舒适度增加时支具解锁
步态:能耐受的扶拐负重
刺激股四头肌训练

(待续)

表 25 -7(续)

锻炼(去除支具):股四头肌组件,足跟抬高,屈曲锻炼,直腿抬高伴足跟抬高,腘绳肌拉伸,被动伸展和充分屈曲,只要能耐受

术后 3 天

步态:扶拐进行可耐受的负重

锻炼(去除支具):股四头肌组件,足跟抬高,屈曲锻炼,直腿抬高伴足跟抬高,腘绳肌拉伸,被动伸展至 0°,屈髋、屈伸 90° ~45°,主动活动度只要能耐受超过 90°,以及腘绳肌收缩

功能锻炼,如开始微蹲,橡胶管压腿,并逐渐进展

术后状态 2 ~3 周至 6 周

支具:0°到完全屈曲,感到舒适则减少使用,如果有舒适感改成膝套

步态:扶拐可耐受的负重,到进展至完全负重,只要股四头肌功能恢复

锻炼:骑自行车,只要可耐受,30 ~60 分钟

逐渐增加抗阻锻炼,重量至 5 磅,如第 3 天的锻炼

90° ~45°股四头肌屈伸锻炼

下蹲,只要可耐受,起立抬脚,进展性屈膝,伸髋

髋关节外展和内收

橡胶管,下蹲(单腿、双腿),压腿

步行程序

安全的等速训练

本体感觉训练

持续锻炼,在 6 周时重量加至 10 磅

踏步

闭链锻炼

进展至适当的股四头肌肌力锻炼

等速测试

术后 12 周

等速测试

开始跑步程序,只要力量和膝关节的条件允许

术后 4 ~6 个月

必要时使用功能支具

敏捷性训练程序

专项运动训练

测试和功能符合正常要求时,恢复运动

(1)要求术后第1天即进行完全伸展。

a. 膝关节伸直位固定。

b. 可耐受的触地负重

c. 被动伸展时取出固定器,术后第1天开始主动辅助的屈曲锻炼。

d. 开始股四头肌组件,终末伸膝(辅以电刺激和生物反馈)和直腿抬高。

(2)鼓励5~7天之内屈曲至90°,只要能耐受,在7~10天推进活动。

(3)继续股四头肌组件,终末伸膝,直腿抬高,屈髋,腘绳肌收缩,积极的膝关节屈曲,以及出院时站立位最轻的屈膝;尽快启动其他可耐受的髋部锻炼。

(4)如果步态正常,停用固定器。

(5)使用拐杖,直到股四头肌力量适当,步态平稳。

(6)只要伤口愈合,活动度充分,开始骑自行车。

(7)使用轻抗阻锻炼,目标是6~10周时用10磅重量。

(8)4~6个月内避免高抗阻、等速和等张的开链伸展锻炼。

(9)完全恢复活动通常是6~7个月。

非手术治疗后交叉韧带损伤合并后外侧旋转不稳定

1. 低应力闭链锻炼,开始时进行股四头肌组件,终末伸膝,直腿抬高,以及髋部屈肌、内收肌、外展肌和伸肌的锻炼。

(1)避免从腘绳肌锻炼开始;如果韧带愈合,可进行。

(2)进行股四头肌60°~0°屈伸和直腿抬高的锻炼。

2. 开始扶拐负重,再进展到增加股四头肌控制。

(1)如果运动员感到舒适,停用支具。

(2)进展到能耐受的功能锻炼。

3. 对于急性损伤,伸直固定锁在20°,达6周;进行以上锻炼时不要完全伸膝。

4. 恢复运动需要恢复完全的活动度、肌力、体力和耐力与健侧膝相同。

手术治疗后交叉韧带损伤合并后外侧旋转不稳定

1. 直接修复后交叉韧带损伤

(1)术后石膏固定(包括足部)4～6 周,保持膝关节弯曲 60°～70°。

a. 当腿抬高时,小腿下要予支撑(而不是足跟),以免后交叉韧带的直接外力。

b. 一旦去除石膏,用长腿支具及足跟杯,使胫骨不需修复组织承重。

(2)不能负重,直到恢复股四头肌的控制能力(术后 8～10 周)。

(3)进行股四头肌锻炼,但要延迟腘绳肌锻炼,直到术后 3 个月。

(4)开始骑自行车和闭链锻炼,只要有舒适的活动度和允许负重。

2. 如果使用移植,保护移植物(尤其防止后部的剪切力),但立即开始运动(方法类似于前交叉韧带)。

3. 弓状复合体的复杂手术

(1)下肢石膏固定在屈曲 60°～70°位,并包括足部。

a. 骨盆带能防止腿的外旋及后外侧角的应力。

b. 胫骨必须有充分支持,仰卧时不能撑在足跟上。

c. 石膏固定时进行股四头肌组件和直腿抬高锻炼。

(2)在 6 周,改石膏固定为长腿支具,并有双侧链锁和足跟杯。

a. 恢复动辅助屈曲运动。

b. 逐渐恢复伸展,并缓慢主动收缩股四头肌。

c. 初步锁定支具在 60°,然后根据耐受程度减少锁定角度,但总是小于主动伸膝的程度,以免增加重建结构的应力。

(3)锻炼:终末伸膝,直腿抬高,有限的屈伸练习,加强髋部屈肌、内收肌、外展肌和伸肌的力量;通过支持后部胫骨近端保护膝关节,避免受到剪切应力。

(4)12 周开始腘绳肌锻炼。

(5)主动伸展达到 20°允许部分负重,伸展有恢复时可进行从趾－跟步态到跟－趾步态的进展锻炼。

(6)逐步加大伸展锻炼。

(7)一旦恢复良好的活动度和稳定性,进行功能锻炼系列。

4. 和非手术治疗一样,恢复运动需要充分的活动度、肌力、体力和耐力的恢复,并与健侧膝关节相同。

小腿损伤

胫骨纤维炎(胫骨痛)

1. 休息(对于消除疼痛很关键),持续时间取决于症状情况。

2. 拉伸锻炼,注意运动前的热身和恢复活动度的锻炼。

3. 纠正畸形生物力学。

(1)戴合适的矫形器能很容易地矫正过度旋前和跟骨外翻。

(2)胶带固定支持纵弓。

4. 适当的跑步鞋能够减震和稳定足跟。

5. 其他方法,在重要的比赛时用表面的冷热疗法和非甾体类抗炎药是有帮助的。

筋膜室综合征

1. 术后立刻开始膝、踝和足部的活动度锻炼。

2. 如果能耐受,予负重。

3. 恢复活动度、力量、耐力、本体感觉、体力、速度和敏捷性。

4. 一旦伤口愈合,快速恢复正常的运动。

腓肠肌-比目鱼肌复合体损伤

1. 立即部分负重或不负重。

2. 小腿扎带。

3. 扶拐负重,只要没有明显不舒服,但不是跛行:重要的是保持无痛步态。

4. 轻度损伤,扎带缠绕,足跟抬高,减少步行时被动背屈,常常就足够了。

5. 对于较严重的损伤,持续进行ISE(冰敷、拉伸、锻炼)。

(1)开始水池锻炼和倒走:在水池中行走压力减小,倒走时背伸减少。

(2)然后主动背伸(图25-20),需要轻轻拉伸小腿并有被动活动度的锻炼。

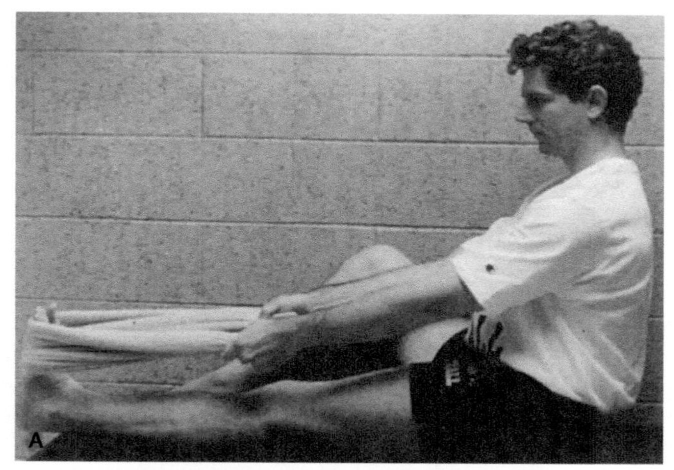

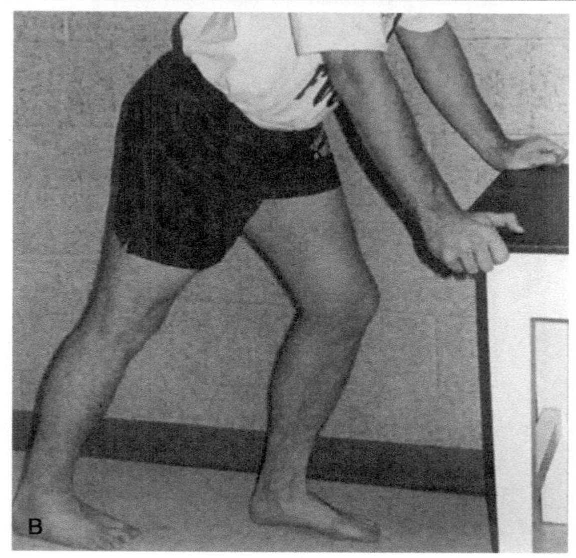

图25-20 (A,B)背伸锻炼的活动范围。

(3)用毛巾进行跖屈抗阻锻炼。

(4)开始站立位拉伸和平面提高足跟,进展到被动拉伸和抗阻落步,再到小腿机器锻炼(图 25 -21)。

6. 随着恢复,去除足跟垫高,适应平地和场地用鞋。

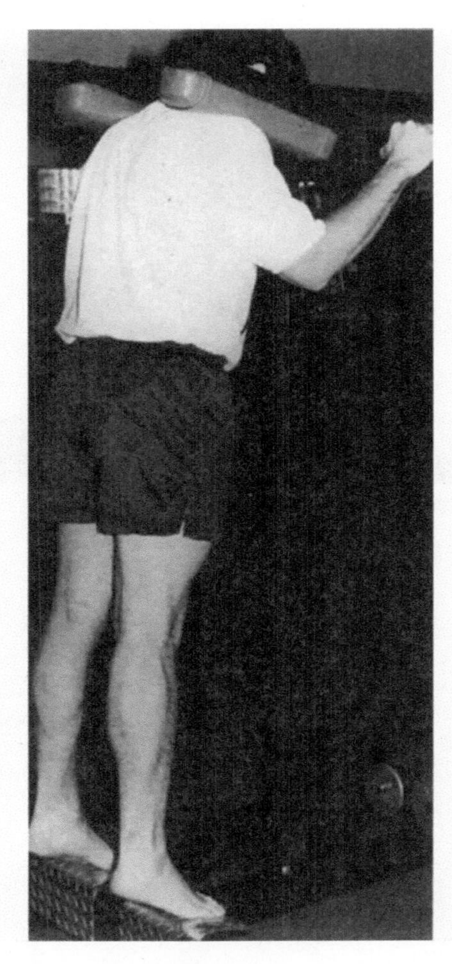

图 25 -21　小腿肌的腓肠肌 - 比目鱼肌力量锻炼。

跟腱炎

1. 康复与腓肠肌－比目鱼肌损伤类似。

2. 7 天的小腿机器治疗

(1)1～2 天:3 组 10 遍慢速、无痛活动。

(2)3～5 天:中等速度,无痛苦。

(3)6～7 天:快速,有轻微的不适感。

跟腱断裂

1. 固定 6～8 周,用背伸固定性夹板或可拆卸的保护支具,允许早期活动度锻炼。

2. 有时石膏固定保护 4～6 周是最佳的;石膏拆除后开始温柔的被动和主动活动度锻炼。

3. 在 3～4 周进行早期的、有限的触地负重,然后增加到石膏或支具固定时的完全负重。

4. 只要能耐受,开始渐进性的抗阻锻炼,并持续踝关节柔韧性锻炼。

5. 常规腓肠肌－比目鱼肌锻炼,加上早期水池行走锻炼(很好的锻炼,耐受性好)。

6. 增加强阻力,只要行走时无疼痛、无跛行。

7. 术后 4～6 个月恢复运动。

足踝损伤

轻度到中度的踝关节扭伤

1. 损伤后开始主动活动度锻炼,并使用冷冻疗法。

(1)只允许背伸和跖屈:不要内翻和外翻。

(2)全部程序中强调跟腱拉伸。

2. 推进拉伸，到用毛巾拉伸的背伸，然后是前壁拉伸，先是双腿，然后是单腿。

（1）膝关节弯曲，伸直达最大活动度的拉伸。

（2）足踝胶带固定到达最大背屈的拉伸。

（3）骑自行车和步行上下楼梯也有助于恢复正常的背伸。

3. 力量锻炼

（1）多个位置每天进行等长锻炼（每次 6 秒）；三种运动（即背伸、内翻、外翻）锻炼可用弹性管（图 25 – 22）。

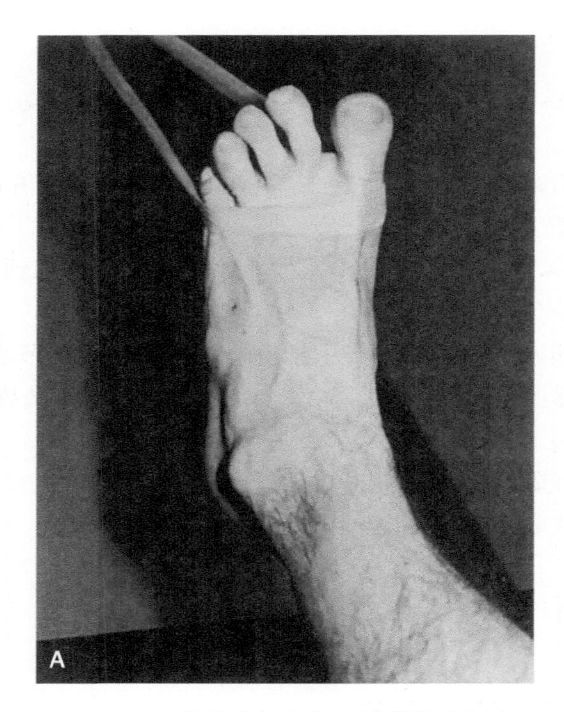

图 25 – 22　踝关节扭伤的力量锻炼：（A）加强背屈。（待续）

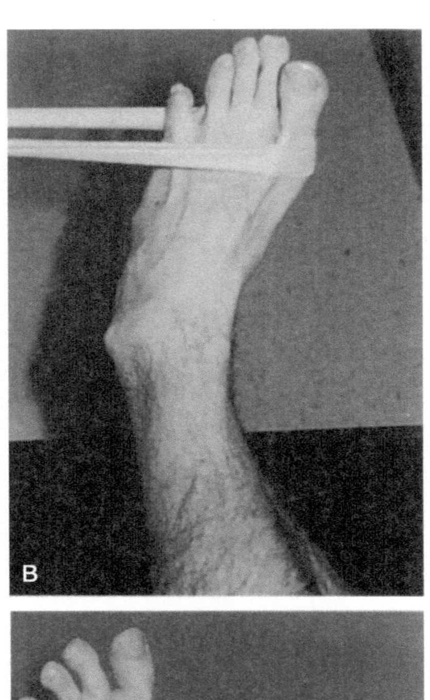

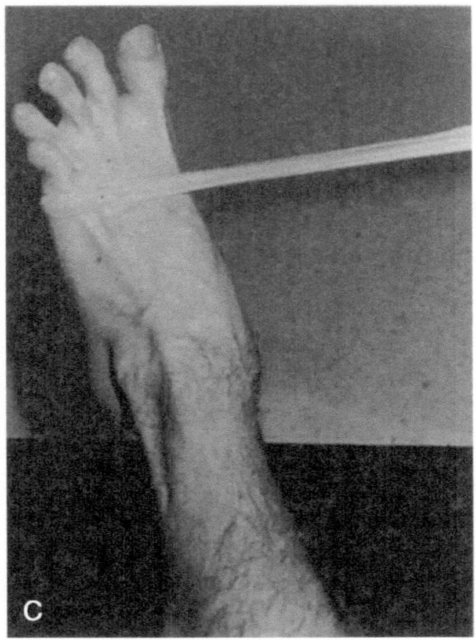

图 25－22(续)　(B)加强内翻。(C)加强外翻。

(2)渐进增加等张和等速的抗阻锻炼,只要能耐受。

(3)手法动态抗阻锻炼也很有帮助。

(4)跖屈需要更广泛的运动,以完全恢复力量;用重物和较少的重复次数(膝关节屈曲和伸展)恢复腓肠肌 - 比目鱼肌正常肌力。

4. 开始本体练习(例如,倾斜板和平衡盘)时,只要肌力允许。

5. 然后增加耐力、体力、速度和敏捷性锻炼。

6. 胶带绑扎并恢复运动,只要符合要求。

纵弓拉伤

1. 毛巾卷和内翻锻炼,加强趾屈肌和胫后肌肌力。

2. 跟腱拉伸很重要。

3. 胶带固定支持纵弓;缠胶带时,踝关节背伸和足趾屈曲,以提高足弓并缩短趾屈肌。

4. 如果锻炼和胶带固定效果不佳,可能需要半刚性矫形器,特别是扁平足。

跖骨弓拉伤

1. 趾屈肌锻炼和跖骨垫通常能缓解症状。

2. 把衬垫放在跖骨头附近进行支撑(通常需 2 或 3 片),不要垫压在疼痛的部位(图 25 - 23)。

3. 衬垫可粘在鞋上或固定在矫形器上。

足底筋膜炎

1. 最重要的是:消除致病因素,可以检查训练技术和穿的鞋子。

2. 休息,非甾体类抗炎药,温差治疗和超声进行止痛。

3. 隔日横向摩擦按摩 6 ~ 8 分钟,可促进愈合。

4. 跟腱拉伸。

5. 足弓胶带固定会有帮助,尤其是紧张的跖面后内侧的胶带固定。

6. 软的矫形鞋,带深的足跟杯(Tuli 鞋)和足跟内侧楔型垫(和扁平足的内侧足弓支撑垫)能减少压力,保证无痛步态。

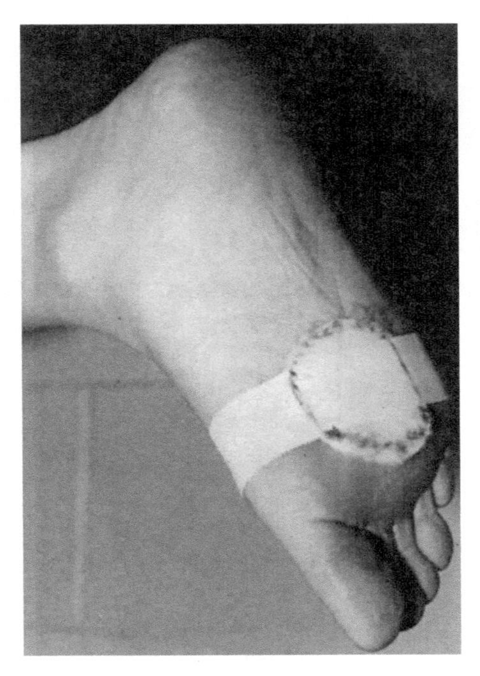

图 25－23　跖骨垫。

7. 踝足夜用矫形器，伴 5°背伸可以帮助治疗顽固性病例。

草皮趾

1. 在急性症状消退后，用热疗（如涡漩）拉伸，主动和被动的足趾运动锻炼以及足部力量锻炼是有益的。

2. 硬型（硬性钢质或塑料）矫形器能限制蹞趾背伸，保护关节。

（贾震宇　何涛　徐卫东　译）

推荐读物

第 1 章

Powell. J. : 636. 000 injuries annually in high school football. Athletic Training 22: 19. 1987.

第 2 章

American Academy of Pediatrics Committee on Sports Medicine: Atlantoaxial instability in Down syndrome. Pediatrics 74: 152. 1984.

American Academy of Pediatrics Committee on Sports Medicine: Recommendations for participation in competitive sports. Pediatrics, 81: 737, 1988.

Bergfeld, J. , et al. : Preparticipation Physical Evaluation Monograph. Kansas City, American Academy of Family Physicians, 1992.

Eichner, E. R. : Infection. immunity. and exercise. Physician Sportsmed. 21 (1): 125. 1993.

Feinstein, R. A. , Soileau, EJ. , and Daniel, W. A. Jr. : A national survey of preparticipation physical examination requirements. Physician Sportsmed. 16 (5): 51. 1988.

Foster. C. : Physiologic testing: Does it help the athlete? Physician Sportsmed. 17 (10): 103. 1989.

Kibler, W. B. , Chandler, T. J. , Uhl, T. , and Maddux, R. F. : A musculoskeletal approach to the preparticipation physical examination. Preventing injury and improving performance. Am J. Sports Med. 17: 525. 1989.

Lombardo, J. A . : Preparticipation evaluation. In The Pediatric Athlete. Edited by

J. A. Sullivan and W. A. Grana. Park Ridge, IL, American Academy of Orthopaedic Surgeons, 1988.

Magnes, S. A., Henderson, J. M., and Hunter, S. C.: What conditions limit sports participation?: Experience with 10540 athletes. Physician Sportsmed. 20(5): 113, 1992.

Mitchell, J. H., Maron, B. J., and Epstein, S. E.: 16th Bethesda Conference: Cardiovascular abnormalities in the athlete: Recommendations regarding eligibility for competition. J. Am Coll. Cardiol. 6: 1186, 1985.

第3章

Auerbach, P. S., and Geehr, E. C. (eds.): Management of Wilderness and Environmental Emergencies. 2nd Ed. St. Louis. C. V. Mosby, 1989.

Bracker, M. D.: Environmental and thermal injury. Clin. Sports Med. 11: 419, 1992.

Delaney, K. A.: Heatstroke: Underlying processes and lifesaving management. Postgrad. Med. 91: 379, 1992.

High altitude sickness. Med Lett. 30: 89, 1988.

Levine, B. D.: By what physiological mechanism is dexamethasone beneficial in the prevention of acute mountain sickness. West. J. Med. 4: 106, 1993.

Millard-Stafford, M.: Fluid replacement during exercise in the heat; review and recommendations. Sports Med. 13: 223, 1992.

Robinson, W.: Competing with the cold. Part Ⅱ. Hypothermia. Physician Sportsmed. 20(1): 61, 1992.

Robinson, W.: Competing with the cold: Part I. Frostbite. Physician Sportsmed. 19(12) 19, 1991.

Squire, D. L.: Heat illness: Fluid and electrolyte issues for pediatric and dolescent athletes. Pediatr. Clin. North Am. 37: 5, 1990.

Tso, F.: High altitude illness. Emerg. Med. Clin. North Am. 10: 231, 1992.

第4章

Bakland, L. K., and Boyne, P. J.: Trauma to the oral cavity. Clin. Sports Med. 8: 25, 1989.

Cantu, R. C.: When to return to contact sports after a cerebral concussion. Sports

Med. Digest. 10: 1, 1988.

Dempsey, R. J., and Schneider, R. C.: The management of head injuries in sports. In: Sports Injuries: Mechanisms, Prevention, and Treatment. Edited by R. C. Schneider, et al. Baltimore, Williams & Wilkins, 1985.

Dimeff, R. J., and Hough, D. O.: Preventing cauliflower ear with a modified tie-through technique. Physician Sportsmed. 17(3): 167, 1989.

Erie, J. C.: Eye injuries. Prevention, evaluation, and treatment. Physician Sportsmed. 19(11): 108, 1991.

Kelly, J. P., et al.: Concussion in sports: Guidelines for the prevention of catastrophic outcome. J. A. M. A. 266: 2867, 1991.

Schendel, S. A.: Sports-related nasal injuries. Physician Sportsmed. 18(10): 59, 1990.

Schultz, R. C., and de Camara, D. L.: Athletic facial injuries. J. A. M. A. 252: 3395, 1984.

Shell, D., Carico, G. A., and Patton, R. M.: Can subdural hematoma result from repeated minor head injury? Physician Sportsmed. 21(4): 74, 1993.

Wilberger, J. E., Jr., and Maroon, J. C.: Head injuries in athletes. Clin. Sports Med. 8: 1, 1989.

第5章

Bergqvist, D., Hedelin, H., Lindblad, B., and Mätzsch, T.: Abdominal injuries in children: an analysis of 348 cases. Injury 16: 217, 1985.

Diamond, D. L.: Sports-related abdominal trauma. J. Trauma 8: 91, 1989.

Espinosa, R., Badui, E., Castaño, R., and Madrid, R.: Acute posteroinferior wall myocardial infarction secondary to football chest trauma. Chest 88: 928, 1985.

Groskin, S.: The radiologic evaluation of chest pain in the athlete. Clin. Sports Med. 6: 845, 1987.

Kenney, P.: Abdominal pain in athletes. Clin. Sports Med. 6: 885, 1986.

Lehman, R. C.: Thoracoabdominal musculoskeletal injuries in racquet sports. Clin. Sports Med. 7: 267, 1988.

McEntire, J. E., Hess, W. E., and Coleman, S. S.: Rupture of the pectoralis major muscle. J. Bone Joint Surg. 54A: 1040, 1972.

Mellion, M. B., Walsh, W. M., and Shelton, G. L.: The Team Physician's Handbook. Philadelphia, Hanley & Belfus. 1990.

Rose, K. D. , Stone, F. , Fuenning, S. J . , and Williams, J. : Cardiac contusion resulting from "spearing" in football. Arch. Internal Med. 118: 129, 1966.

Scharplatz, D. , Thurleman, K. , and Enderlin, F. : Thoracoabdominal trauma in ski accidents. Injury 10: 86, 1978.

第6章

Bergfeld, W. F. : Dermatologic problems in athletes. Clin. Sports Med. 1: 419, 1982.

Conklin, R. J. : Common cutaneous disorders in athletes. Sports Med. 9: 100, 1990.

Garal, T. , Hrisonalost, and Rink, L. : Transmission of infectious agents during athletic competition, a report to all national government bodies by the U. S. Olympic Committee Sports Medicine and Science Committee. Colorado Springs. U. S. Olympic Committee, 1991.

Kantor, G. R. , and Bergfeld, W. F. : Common and uncommon dermatologic diseases related to sports activities. Dermatol. Dis. Sport 1: 225, 1990.

Kaplan, E. L. and Hill, H. R. : Return of rheumatic fever. Consequences. implications, and needs. J. Pediatr. 111: 244. 1987.

Laperiere, A. , Antoni, M. H. , and Fletcher, M. A. : Exercise and health maintenance in AIDS. In Clinical Assessment and Treatment in HIV. Rehabilitation of a Chronic Illness. Edited by M. L. Galantino. Thorofare. NJ. Charles B. Slack. 1992.

Ramsey, M. L. : Athlete's foot: Clinical update. Physician Sportsmed. 17 (10): 78, 1989.

Shepherd, R. J. , et al. : Physical activity and the immune system. Can. J. Sports Sci. 16: 163, 1991.

Steere, A. C. : Current understanding of Lyme disease. Hosp. Pract. 28 (4): 37, 1993.

Treatment of sexually transmitted diseases. Med. Lett. 32: 5, 1990.

第7章

AAP issues statement on exercise induced asthma in children. Am Fam. Physician. 40: 314, 1989.

Afrasiabi, R., and Spector, S. L.: Exercise-induced asthma. Physician Sportsmed. 19 (5): 49,1991.

Blackett, P. R.: Child and adolescent athletes with diabetes. Physician Sportsmed. 16 (3): 133,1988.

Drugs for ambulatory asthma. Med. Lett. 35: 11, 1993.

LaPorte, R. E., Dorman, J. S., Tajima, N., et al.: Pittsburgh Insulin-Dependent Diabetes Mellitus Morbidity and Mortality Study: Physical activity and diabetic complications. Pediatrics 78: 1027, 1986.

McCarthy, P.: Wheezing or breezing through exercise-induced asthma. Physician Sportsmed. 17(7): 125, 1989.

McFadden, E.: Fatal and near-fatal asthma. N. Engl. J. Med. 324: 409. 1991.

National Institutes of Health Consensus Development Conference on Diet and Exercise in Non-Insulin Dependent Diabetes Mellitus, draft statement. Bethesda, MD. National Institute of Diabetes and Digestive and Kidney Diseases and the National Institutes of Health Office of Medical Application of Research, 1986.

Robbins, D. C., and Carleton, S.: Managing the diabetic athlete. Physician Sportsmed. 17 (12): 45, 1989.

The Diabetes Control and Complications Trial Research Group: The effect of intensive treatment of diabetes on the development and progression of longterm complications in insulin-dependent diabetes mellitus. N. Engl. J. Med. 329: 977, 1993.

第8章

Buori, I., Makarainem, M., and Jaaskelainem, A.: Sudden death and physical activity. Cardiology 63: 287, 1987.

Cantu, R. C.: Congenital cardiovascular disease—the major cause for athletic death in high school and college. Med. Sci. Sports Exerc. 24: 279, 1992.

Davies, M. J.: Anatomic features in victims of sudden coronary death. Circulation 85 (Suppl. I): 1 – 19, 1992.

Frenneaux, M. P., et al.: Determinants of exercise capacity in hypertrophic cardiomyopathy. J. Am. Coll. Cardiol. 13: 1521, 1989.

Jeresaty, R. M.: Mitral valve prolapse: Implications for the athlete. In Cardiovascular Evaluation of Athletes. Edited by B. F. Waller and W. P. Harvey. Newton, NJ, Laennec, 1992.

Klitzner, T. S.: Sudden cardiac death in children. Circulation 82: 629, 1990.

Maron, B. J., et al.: Results of screening a large group of intercollegiate competitive athletes for cardiovascular disease. J. Am Coll. Cardiol. 10: 1214, 1987.

Mitchell, J. H., Maron, B. J., and Epstein, S. E.: 16th Bethesda Conference: Cardiovascular abnormalities in the athlete: Recommendations regarding eligibility for competition. J. Am. Coll. Cardiol. 6: 1186, 1985.

Neuspiel, D. R., and Kuller, L. H.: Sudden and unexpected natural death in childhood and adolescence. J. A. M. A. 254: 1321, 1985.

Phillips, M., et al.: Sudden cardiac death in air force recruits. J. A. M. A. 256: 2696, 1986.

第9章

Boxall, D., Bradford, D. S., Winter, R. B., and Moe, J. H.: Management of severe spondylolisthesis in children and adolescents. J. Bone Joint Surg. 61A: 479, 1979.

Burkus, J. K., and Denis, F.: Thoracic disc disease. In Chapman, M. W. (ed.): Operative Orthopaedics. 2nd Ed. Philadelphia, J. B. Lippincott, 1993.

Hershman, E. B.: Brachial plexus injuries. Clin. Sports Med. 9: 311, 1990.

Lowe, T. G.: Scheuermann disease. J. Bone Joint Surg. 72A: 940, 1990.

Micheli, L. J.: Low back pain in the adolescent: differential diagnosis. Am. J. Sports Med. 7: 362, 1979.

Speer, K. P., Bassett, F. H.: The prolonged burner syndrome. Am. J. Sports Med. 18: 591, 1990.

Torg, J. S. et al.: The National Football Head and Neck Injury Registry. Report and conclusion 1978. J. A. M. A. 241: 1477, 1979.

Torg, J. S., and Das, M.: Trampoline-related quadriplegia: Review of the literature and reflections on the American Academy of Pediatrics position statement. Pediatrics 74: 804, 1984.

Torg, J. S.: Epidemiology, pathomechanics, and prevention of athletic injuries to the cervical spine. Med. Sci. Sports Exerc. 17: 295, 1985.

Vereschagin, K. S., Wiens, J. J., Fanton, G. S., and Dillingham, M. F.: Burners, don't overlook or underestimate them. Physician Sportsmed. 19(9): 96, 1991.

第10章

Curtis, R. J. Jr.: Operative management of children's fractures of the shoulder region. Orthop. Clin. North Am. 21: 315, 1990.

Hagg, O., and Lundberg, B.: Aspects of prognostic factors in comminuted and dislocated proximal humeral fractures. In Surgery of the Shoulder. Edited by J. E. Bateman, and R. P. Welsh. Philadelphia, B. C. Decker, 1984.

Larsen, E., Bjerg-Nielsen, A., and Christensen, P.: Conservative or surgical treatment of acromioclavicular dislocation. J. Bone Joint Surg. 68A: 552, 1986.

Richards, R. R.: Acromioclavicular joint injuries. AAOS lnstr. Course Lecl. 42: 259, 1993.

Rockwood, C. A. Jr., and Matsen, F. A. Ⅲ (eds.): The Shoulder. Philadelphia, W. B. Saunders, 1990.

Rockwood, C. A. Jr., Wilkins, K. E., and King, R. E. (eds.): Fractures in Children. 3rd Ed. Philadelphia, J. B. Lippincott, 1991.

Silloway, K. A., et al.: Clavicular fractures and acromioclavicular joint injuries in lacrosse: Preventable injuries. J. Emerg. Med. 3: 117, 1985.

Thompson, D. A., Flynn, T. C., Miller, P. W., and Fischer, R. P.: The significance of scapular fractures. J. Trauma 25: 974, 1985.

Warren, R. F.: The acromioclavicular and sternoclavicular joints. In Surgery of the Musculoskeletal System. 2nd Ed. Edited by C. M. Evarts. New York, Churchill Livingstone, 1990.

Wojtys, E. M., and Nelson, G.: Conservative treatment of grade Ⅲ acromioclavicular dislocations. Clin. Orthop. 268: 112, 1991.

第11章

Andrews, J. R., Carson, W. G. Jr., and McLeod, W. D.: Glenoid labrum tears related to the long head of the biceps. Am. J. Sports Med. 13: 337, 1985.

Caspari, R. B., and Geissler, W. B.: Arthroscopic manifestations of shoulder subluxation and dislocation. Clin. Orthop. 291: 54, 1993.

Esch, J. C. Surgical arthroscopy of the shoulder: Anterior instability. In Arthroscopic Surgery. The Shoulder and Elbow. Edited by J. C. Esch and C. L. Baker. Philadelphia, J. B. Lippincott, 1993.

Jobe, F. W., and Kvitne, R. S.: Shoulder pain in the overhand or throwing athlete.

Orthop. Rev. 18：963,1989.

Matsen, F. A. Ⅲ(ed.)：The Shoulder. A Balance of Mobility and Stability. Rosemont, IL. American Academy of Orthopaedic Surgeons, 1993.

Mellion, M. B., Walsh, W. M., and Shelton, G. L.：The Team Physician's Handbook. Philadelphia, Hanley & Belfus, 1990.

Pappas, A. M., Goss, T. P., and Kleinman, P. K.：Symptomatic shoulder instability due to lesions of the glenoid labrum. Am. J. Sports Med. 11：279, 1983.

Rockwood, C. A. Jr., and Matsen, F. A. Ⅲ (eds.)：The Shoulder. Philadelphia, W. B. Saunders, 1990.

Snyder, S. J., et al.：SLAP lesions of the shoulder. Arthroscopy 6：274, 1990.

Turkel, S. J., Panio, M. W., Marshall, J. L., and Girgis, F. G.：Stabilizing mechanisms preventing anterior dislocation of the glenohumeral joint. J. Bone Joint Surg. 63A：120, 1981.

第12章

Apoil, A., and Augerean, B.：Anterosuperior arthrolysis of the shoulder for rotatory cuff degenerative lesions. In Surgery of the Shoulder. Edited by M. Post, B. F. Morrey, and R. J. Hawkins. St. Louis, Mosby-Year Book, 1990.

Bigliani, L. U., Morrison, D., and April, E. W.：The morphology of the acromion and its relationship to rotator cuff tears. Orthop. Trans. 10：228, 1986.

Fukuda, H., et al.：The partial thickness tear of the rotator cuff. Orthop. Trans. 7：137, 1983.

Hawkins, R. J., Misamore, G. W., and Hobeika, P. E.：Surgery for full-thickness rotator-cuff tears. J. Bone Joint Surg. 67A：1349, 1985.

Matsen, F. A. Ⅲ, and Arntz, C. T.：Rotator cuff tendon failure. In The Shoulder. Edited by C. A. Rockwood Jr., and F. A. Matsen III. Philadelphia, W. B. Saunders, 1990.

Neer, C. S. Ⅱ：Anterior acromioplasty for the chronic impingement syndrome in the shoulder. A preliminary report. J. Bone Joint Surg. 54A：41, 1972.

Neer, C. S. Ⅱ：Impingement lesions. Clin. Orthop. 173：30, 1983.

Rockwood, C. A., and Lyons, F. R.：Shoulder impingement syndrome. Diagnosis. radiographic evaluation. and treatment with a modified Neer acromioplasty. J. Bone Joint Surg. 75A：409, 1993.

Watson, M.: Major ruptures of the rotator cuff: The results of surgical repair in 89 patients. J. Bone Joint Surg. 67B: 618, 1985.

Yamanaka, K., Fukuda, H., Hamada, K., and Mikasa, M.: Incomplete thickness tears of the rotation cuff. Orthop. Traumatol. Surg. 26: 713, 1983.

第13章

Bernstein, S. M., King, J. D., and Sanderson, R. A.: Fractures of the medial epicondyle of the humerus. Contemp. Orthop. 3: 637, 1981.

Mehlhoff, T. I., Noble, P. C., Bennett, J. B., and Tullos, H. S.: Simple dislocation of the elbow in the adult. J. Bone Joint Surg. 70A: 244, 1988.

Morrey, B. F., An, K. N., and Stormont, T. J.: Force transmission through the radial head. J. Bone Joint Surg. 70A: 250, 1988.

Morrey, B. F., and An, K. N.: Articular and ligamentous contributions to the stability of the elbow joint. Am. J. Sports Med. 11: 315, 1983.

Morrey, B. F., and An, K. N.: Functional anatomy of the ligaments of the elbow. Clin. Orthop. 201: 84, 1985.

Morrey, B. F., Tanaka, S., and An, K. N.: Valgus stability of the elbow. Clin. Orthop. 265: 187, 1991.

O'Driscoll, S. W., Bell, D. F., and Morrey, B. F.: Posterolateral rotatory instability of the elbow. J. Bone Joint Surg. 73A: 440, 1991.

Schwab, G. H., Bennett, J. B., Woods, G. W., and Tullos, H. S.: Biomechanics of elbow instability. The role of the medial collateral ligament. Clin. Orthop. 146: 42, 1980.

Wilson, N. I. L., Ingram, R., Rymaszewski, L., and Miller, J. H.: Treatment of fractures of the medial epicondyle of the humerus. Injury 19: 342, 1988.

Woods, G. W., and Tullos, H. S.: Elbow instability and medial epicondyle fractures. Am. J. Sports Med. 5: 23, 1977.

第14章

Andrews, J. R., and Wilson, F.: Valgus extension overload in the pitching elbow. In Injuries to the Throwing Arm. Edited by B. Zarins, J. R. Andrews, and W. G. Carson Jr. Philadelphia, W. E. Saunders. 1985.

Berkeley, M. E., Bennett, J. B., and Woods, G. W.: Surgical management of acute and chronic elbow problems. In Injuries to the Throwing Arm. Edited by B. Zarins. J. R. Andrews, and W. G. Carson Jr. Philadelphia, W. B. Saunders, 1985.

Cabrera, J. M., and McCue, F. C. Ⅲ: Nonosseous athletic injuries of the elbow, forearm, and hand. Clin. Sports Med. 5: 681, 1986.

Carson, W. G. Jr.: Arthroscopy of the elbow. Instr. Course Lect. 37:195, 1988.

Jobe, F. W., and Nuber, G.: Throwing injuries of the elbow. Clin. Sports Med. 5: 621, 1986.

Morrey, B. F., An, K. N., and Chao, E. Y. S.: Functional evaluation of the elbow. In The Elbow and Its Disorders. Edited by B. F. Morrey. Philadelphia, W. B. Saunders, 1985.

Nirschl, R. P.: Elbow tendinosis/tennis elbow. Clin. Sports Med. 11: 851, 1992.

Posner, M. A.: Compressive neuropathies of the median and radial nerves at the elbow. Clin. Sports Med. 9: 343, 1990.

Singer, K. M., and Roy, S. P.: Osteochondrosis of the humeral capitellum. Am. J. Sports Med. 12: 351, 1984.

Wilson, F. D., Andrews, J. R., Blackburn, T. A., and McCluskey, G.: Valgus extension overload in the pitching elbow. Am. J. Sports Med. 11: 83, 1983.

第15章

Kahler, D. M., and McCue, F. C. Ⅲ: Metacarpophalangeal and proximal interphalangeal joint injuries of the hand, including the thumb. Clin. Sports Med. 11: 57, 1992.

Linscheid, R. L., and Dobyns, J. H.: Athletic injuries of the wrist. Clin. Orthop. 198: 141, 1985.

McCue, F. C., et al.: The coach's finger. J. Sports Med. 2: 270, 1974.

McCue, F. C., et al.: Ulnar collateral ligament injuries of the thumb in athletes. J. Sports Med. 2: 70, 1974.

Rodriguez, A. L.: Injuries to the collateral ligaments of the proximal interphalangeal joints. Hand 5: 66, 1990.

Taleisnik, J.: The ligaments of the wrist. J. Hand Surg. 1: 110, 1976.

Taleisnik, J.: Wrist: Anatomy, function and injury. Course Lect. 27: 61, 1978.

Terzis, J. K., and Smith, K. L.: The Peripheral Nerve: Structure, Function, and Reconstruction. New York, Raven Press, 1990.

Whipple, T. L.: The role of arthroscopy in the treatment of wrist injuries in the athlete. Clin. Sports Med. 11: 227, 1992.

Zemel, N. P., and Stark, H. H.: Fractures and dislocations of the carpal bones. Clin. Sports Med. 5: 709, 1986.

第16章

Cooper, D. E., Warren, R. F., and Barnes, R.: Traumatic subluxation of the hip resulting in aseptic necrosis and chondrolysis in a professional football player. Am. J. Sports Med. 19: 322, 1991.

Frost, A., and Bauer, M.: Skier's hip—a new clinical entity? J. Orthop. Trauma 5: 47, 1991.

Fullerton, L. R. Jr., and Snowdy, H. A.: Femoral neck stress fractures. Am. J. Sports Med. 16: 365, 1988.

Mandell, G. A., Keret, D., Harcke, T., and Bowen, J. R.: Chondrolysis: detection by bone scintigraphy. J. Pediatr. Orthop. 12: 80, 1992.

Offierski, C. M.: Traumatic dislocation of the hip in children. J. Bone Joint Surg. 63B: 194, 1981.

Pavlov, H., Nelson, T. L., and Warren, R. F.: Stress fracture s of the pubic ramus. A report of twelve cases. J. Bone Joint Surg. 64A: 1020, 1982.

Pavlov, H.: Roentgen examination of groin and hip pain in the athlete. Clin. Sports Med. 6: 829, 1987.

Renstrom, P., and Peterson, L.: Groin injuries in athletes. Br. J. Sports Med. 14: 30, 1980.

Rosenthal, R. E., and Coker, W. L.: Posterior fracture-dislocation of the hip: An epidemiologic review. J. Trauma 19: 572, 1979.

Waters, P. M., and Millis, M. B.: Hip and pelvic injuries in the young athlete. Clin. Sports Med. 7: 513, 1988.

第17章

Cook, S. D., Kester, M. A., Brunet, M. E., and Haddal, R. J. Jr.: Biomechanics of running shoe performance. Clin. Sports Med. 4: 619, 1985.

Cox, J. S.: Patellofemoral problems in runners. Clin. Sports Med. 4: 699, 1985.

Curwin, S., and Stanish, W. D.: Tendinitis: Its Etiology and Treatment. Lexington, MA, Collamore Press, 1984.

Ferretti, A, Puddu, G. , Mariani, P. P. , and Neri, M. : Jumper's knee: An epidemiological study of volleyball players. Physician Sportsmed. 12 (10): 97, 1984.

Garrett, W. E. Jr. , et al. : The effect of muscle architecture on the biomechanical failure properties of skeletal muscle under passive extension. Am. J. Sports Med. 16: 7, 1988.

Haas, S. B. , and Callaway, H. : Disruptions of the extensor mechanism. Orthop. Clin. North Am. 23: 687, 1992.

Ishikawa, K. , Kai, K. , and Mizuta, H. : Avulsion of the hamstring muscles from the ischial tuberosity: A report of two cases. Clin. Orthop. 232: 153, 1988.

Martinez, S. F. , Steingard, M. A. , and Steingard, P. M. : Thigh compartment syndrome—a limb-threatening emergency. Physician Sportsmed. 21 (3): 94,1993.

Rupani, H. D. , Holder, L. E. , Espinola, D. A. , and Engin, S. L. : Three-phase radionuclide bone imaging in sports medicine. Radiology 156: 187, 1985.

Sommer, H. M. : Patellar chondropathy and apicitis, and muscle imbalances of the lower extremities in competitive sports. Sports Med. 5: 386: 1988.

第18章

Hughston, J. C. , and Walsh, W. M. : Proximal and distal reconstruction of the extensor mechanism for patellar subluxation. Clin. Orthop. 144: 36, 1979.

Hughston, J. C. , Walsh, W. M. , and Puddu, G. : Patellar Subluxation and Dislocation. Philadelphia, W. B. Saunders, 1984.

Hughston, J. C. : Subluxation of the patella. J. Bone Joint Surg. 50A: 1003,1968.

Kolowich, P. A. , Paulos, L. E. , Rosenberg, T. D. , and Famsworth, S. : Lateral release of the patella: Indications and contraindications. Am. J. Sports Med. 18: 359, 1990.

McConnell, J. : The management of chondromalacia patellae: A long term solution. Austr. J. Physiother. 2: 215, 1986.

Minkoff, J. , and Fein, L. : The role of radiography in the evaluation and treatment of common anarthrotic disorders of the patellofemoral joint. Clin. Sports Med. 8: 203, 1989.

Shelton, G. L. , and Thigpen, L. K. : Rehabilitation of patellofemoral dysfunction: A review of the literature. J. Orthop. Sports Phys. Ther. 14: 243, 1991.

Turba, J. E. , Walsh, W. M. , and McLeod, W. D. : Long-term results of extensor mechanism reconstruction. A standard for evaluation. Am. J. Sports Med. 7: 91,1979.

Vainionpaa, S., et al.: Acute dislocation of the patella. A prospective review of operative treatment. J. Bone Joint Surg. 72B: 366, 1990.

Walsh, W. M.: The patellofemoral joint. In Orthopaedic Sports Medicine: Principles and Practice. Edited by J. C. DeLee and D. Drez. Philadelphia, W. B. Saunders, 1994.

第19章

Amoczky, S., et al.: Meniscus. In Injury and Repair of the Musculoskeletal Soft Tissues. Edited by S. L. Woo and J. A. Buckwalter. Park Ridge, IL, American Academy of Orthopaedic Surgeons, 1988.

Dandy, D. J.: Chondral and osteochondral lesions of the femoral condyles. In Knee Surgery: Current Practice. Edited by P. M. Aichroth and W. D. Cannon. New York, Raven Press, 1992.

DeHaven, K, E., Black, K. P., and Griffiths, H. J.: Open meniscus repair technique and two to nine year results. Am. J. Sports Med. 17: 788, 1989.

Hughston, J. C., Hergenroder, P. T., and Courtenay, B. G.: Osteochondritis dissecans of the femoral condyles. J. Bone Joint Surg. 66A: 1340, 1984.

Mankin, H. J.: The reaction of articular cartilage to injury and osteoarthritis. Part I. N. Engl. J. Med. 291: 1285, 1974.

Mankin, H. J.: The reaction of articular cartilage to injury and osteoarthritis. Part Ⅱ. N. Engl. J. Med. 291: 1335, 1974.

Poehling, G. G., Ruch, D. S., and Chabon, S. J: The landscape of meniscal injuries. Clin. Sports Med. 9: 539, 1990.

Renstrom, P., and Johnson, R. J.: Anatomy and biomechanics of the menisci. Clin. Sports Med. 9: 523, 1990.

Selesnick, F. H., et al.: Internal derangement of the knee: Diagnosis by arthrography, arthroscopy, and arthrotomy. Clin. Orthop. 198: 26, 1985.

Terry, G. C., Flandry, F., VanManen, J. W., and Norwood, L. A.: Isolated chondral fractures of the knee. Clin. Orthop. 234: 170, 1988.

第20章

Barrett, G. R., and Savoie, F. Ⅱ: Operative management of acute PCL injuries with associated pathology: Long-term results. Orthopedics 14: 687, 1991.

Clancy, W. G. Jr., Ray, J. M., and Zoltan, D. J.: Acute tears of the anterior cruciate ligament: Surgical versus conservative treatment. J. Bone Joint Surg. 70A: 1483, 1988.

Cross, M. J., and Powell, J. F.: Longterm followup of a posterior cruciate ligament rupture: A study of 116 cases. Am. J. Sports Med. 12: 292, 1984.

Hughston, J. C., Andrews, J. R., Cross, M. J., and Moschi, A.: Classification of knee ligamentous instabilities. Part I. The medial compartment and cruciate ligaments. J. Bone Joint Surg. 58A: 159, 1976.

Hughston, J. C., Andrews, J. R., Cross, M. J., and Moschi, A.: Classification of knee ligament instabilities. Part Ⅱ. The lateral compartment. J. Bone Joint Surg. 58A: 173, 1976.

Jackson, R. W.: The torn ACL: Natural history of untreated lesions and rationale for selective treatment. In The Crucial Ligaments. Edited by J. A. Feagin Jr. New York, Churchill Livingstone, 1988.

Johnson, R. J., Beynnon, B. D., Nichols, C. E., and Renstrom, P. A.: Current concepts review—the treatment of injuries of the anterior cruciate ligament. J. Bone Joint Surg. 74A: 140, 1992.

Kurosaka, M., Yoshiya, S., and Andrish, J. T.: A biomechanical comparison of different surgical techniques of graft fixation in anterior cruciate ligament reconstruction. Am. J. Sports Med. 15: 225, 1987.

Noyes, F. R., Matthews, D. S., Mooar, P. A., and Grood, E. S.: The symptomatic anterior cruciate-deficient knee. Part Ⅱ: The results of rehabilitation, activity modification, and counseling on functional disability. J. Bone Joint Surg. 65A: 163, 1983.

Noyes, F. R., Mooar, P. A., Matthews, D. S., and Butler, D. L.: The symptomatic anterior cruciate-deficient knee. Part I: The long-term functional disability in athletically active individuals. J. Bone Joint Surg. 65A: 154, 1983.

第21章

Baker, C. L., Norwood, L. A., and Hughston, J. C.: Acute posterolateral rotatory instability of the knee. J. Bone Joint Surg. 65A: 614, 1983.

Clancy, W. G. Jr.: Repair and reconstruction of the posterior cruciate ligament. In Operative Orthopaedics. 2nd Ed. Edited by M. W. Chapman. Philadelphia, J. B. Lippincott, 1993.

Gollehon, D. L., Torzilli, P. A., and Warren, R. F.: The role of the posterolateral and cruciate ligaments in the stability of the human knee. J. Bone Joint Surg. 69A: 233, 1987.

Hughston, J. C., Andrews, J. R., Cross, M. J., and Moschi, A.: Classification of knee ligament instabilities. Parts I and Ⅱ. J. Bone Joint Surg. 58A: 159, 1976.

Hughston, J. C.: Knee Ligaments: Injury and Repair. St. Louis, Mosby-Year Book, 1993.

Indelicato, P. A., Hermansdorfer, J., and Huegel, M.: Nonoperative management of complete tears of the medial collateral ligament of the knee in intercollegiate football players. Clin. Orthop. 256: 174, 1990.

Müller, W.: The Knee: Form, Function and Ligament Reconstruction. New York, Springer-Verlag, 1983.

Seebacher, J. R., et al.: The structure and function of the posterolateral aspect of the knee. J. Bone Joint Surg. 64A: 536, 1982.

Woo, S. L. Y., et al.: The biomechanical and morphological changes in the medial collateral ligament of the rabbit after immobilization and remobilization. J. Bone Joint Surg. 69A: 1200, 1987.

第22章

Bleichrodt, R. P., Kingma, L. M., Binnendijk, B., and Klein, J. P.: Injuries of the lateral ankle ligaments: Classification with tenography and arthrography. Radiology 173: 347, 1989.

Cass, J. R., and Morrey, B. F.: Ankle instability: Current concepts, diagnosis, and treatment. Mayo Clin. Proc. 59: 165, 1984.

Clanton, T. O., Butler, J. E., and Eggert, A.: Injuries to the metatarsophalangeal joints in athletes. Foot Ankle 7: 162, 1986.

DeLee, J. C.: Fractures and dislocations of the foot. In Surgery of the Foot and Ankle. 6th Ed. Edited by R. A. Mann and M. J. Coughlin. St. Louis, C. V. Mosby, 1993.

Hopkinson, W. J., et al.: Syndesmosis sprains of the ankle. Foot Ankle 10: 325,

1990.

Kannus, P., and Renstrom, P.: Treatment for acute tears of the lateral ligaments of the ankle joint. J. Bone Joint Surg. 73A: 305, 1991.

Mann, R. A.: Biomechanics of the foot and ankle. In Surgery of the Foot and Ankle. 6th Ed. Edited by R. A. Mann and M. J. Coughlin. St. Louis, C. V. Mosby, 1993.

Rijke, A. M., Jones, B., and Vierhout, P. A. M.: Stress examination of traumatized lateral ligaments of the ankle. Clin. Orthop. 210: 143, 1986.

Rockwood, C. A., Green, D. P., and Bucholz, R. W.: Fractures in Adults. 3rd Ed. Philadelphia, J. B. Lippincott, 1991.

Storemont, D. M., Morrey, B. F., An, K. N., and Cass, J . R.: Stability of the loaded ankle: Relation between articular restraint and primary and secondary static restraints. Am. J. Sports Med. 13: 295, 1985.

第23章

Alexander, I. J., Johnson, K. A., and Parr, J. W.: Morton's neuroma: A review of recent concepts. Orthopedics 10: 103, 1987.

Bordelon, R. L.: Management of disorders of the forefoot and toenails associated with running. Clin. Sports Med. 4: 717, 1985.

Carter, T. R., Fowler, P. J., and Blockker, C.: Functional postoperative treatment of Achilles tendon repair. Am. J. Sports Med. 20: 459, 1992.

Crosby, L., and McMullen, S.: Heel pain in an active adolescent? Consider calcaneal apophysitis. Physician Sportsmed. 21(4): 89, 1993.

Galloway, M. T., Jokl, P., and Dayton, O. W.: Achilles tendon overuse injuries. Clin. Sports Med. 11: 771,1992.

Jackson, D. L., and Haglund, B.: Tarsal tunnel syndrome in athletes. Am. J. Sports Med. 19: 61, 1991.

Mannarino, F., and Sexson, S.: The significance of intracompartmental pressures in the diagnosis of chronic exertional compartment syndrome. Orthopedics 12: 1415, 1989.

Rorabeck, C. H., Fowler, P. J., and Nott, L.: The results of fasciotomy in the management of chronic exertional compartment syndrome. Am. J. Sports Med. 16: 224, 1988.

Sammarco, G. J.: Turf toe. Instr. Course Lect. 42: 207, 1993.

Schepsis, A., Leach, R. E., and Gorzyca, J.: Plantar fasciitis. Etiology, treatment, surgical results, and review of the literature. Clin. Orthop. 266: 185, 1991.

第24章

Beck, C., Drez, D. Jr., et al.: Instrumented testing of functional knee braces. Am. J. Sports Med. 14: 253, 1986.

Drez, D. J. Jr. (Ed.): American Academy of Orthopaedic Surgeons: Knee Braces-Seminar Report. Chicago, IL, American Academy of Orthopaedic Surgeons, 1984.

Erie. J. C.: Eye injuries-prevention, evaluation, and treatment. Physician Sportsmed. 19(11) 108, 1991.

France, E. P., et al.: The biomechanics of lateral knee bracing. Part Ⅱ. Impact response of the braced knee. Am. J. Sports Med. 15: 430, 1987.

Grace, T. G., et al.: Prophylactic knee braces and injury to the lower extremity. J. Bone Joint Surg. 70A: 422, 198H.

Houston, M. E., and Goemans, P. H.: Leg muscle performance of athletes with and without knee support braces. Arch. Phys. Med. Rehabil. 63: 431, 1982.

Mellion, M. B., Walsh, W. M., and Shelton, G. L.: The Team Physician's Handbook. Philadelphia, Hanley & Belfus, 1990.

Paulos, L. E., et al.: Biomechanics of lateral knee bracing. Part I. Response of the valgus restraints to loading. Am. J. Sports Med. 15: 419, 1987.

Smith, C. R.: Mouth guards take a bite out of injuries. Physician Sportsmed. 20(7): 23, 1992.

Steele, B. E.: Protective pads for athletes. Physician Sportsmed. 13(3): 179, 1985.

第25章

Andrews, J. R., and Harrelson, G. L.: Physical Rehabilitation of the Injured Athlete. Philadelphia, W. B. Saunders, 1991.

Gieck, J. H, and Saliba, E. N.: Application of modalities in overuse syndromes. Clin. Sports Med. 6: 127, 1987.

Hungerford, D. S., and Lennox, D. W.: Rehabilitation of the knee in disorders of the patellofemoral joint: Relevant biomechanics. Orthop. Clin. North Am. 14: 397,

1983.

Leadbetter, W. B., Buckwalter, J. A., and Gordon, S. L. (eds.): Sports-Induced Inflammation: Clinical and Basic Science Concepts. Park Ridge, IL, American Academy of Orthopaedic Surgeons, 1990.

McCue, F. C. Ⅲ, and Mayer, V.: Rehabilitation of common athletic injuries of the hand and wrist. Clin. Sports Med. 8: 731, 1989.

Noyes, F. R., Butler, D. L., Paulos, L. E., and Grood, E. S.: Intra-articular cruciate reconstruction. I. Perspectives on graft strength, vascularization and immediate motion after replacement. Clin. Orthop. 172: 71, 1983.

Paulos, L. E.: Knee rehabilitation after anterior cruciate ligament reconstruction and repair. J. Orthop. Sports Phys. Ther. 13: 2, 1991.

Prentice, W. E.: Rehabilitation Techniques in Sports Medicine. St. Louis, Mosby College, 1990.

Reed, B., and Zarro, Y.: Inflammation and repair and the use of thermal agents. In Thermal Agents in Rehabilitation. 2nd Ed. Edited by S. L. Michlovitz. Philadelphia, F. A. Davis, 1990.

Wright, C. S.: Tendon injuries in the hand and wrist. In Current Therapy in Sports Medicine, 2. Edited by J. S. Torg, R. P. Welsh, and R. J. Shephard. Philadelphia, B. C. Decker, 1990.

索引

G

H

J

Q

R

S

T

W

X